ESSAI
SUR
LES MALADIES
DES YEUX.

ESSAI
SUR
LES MALADIES DES YEUX,

DANS LEQUEL L'AUTEUR, après avoir exposé les différentes méthodes de faire l'opération de la Cataracte, propose un instrument nouveau qui fixe l'œil tout à la fois & opere la section de la cornée.

Par Mr. GUERIN, Gradué, de l'Académie Royale des Sciences de Montpellier, ancien Chirurgien en chef du Grand Hôtel-Dieu de Lyon, & Démonstrateur des opérations au College de Chirurgie de la même ville.

A LYON,

Chez LOUIS-JOSEPH BERTHOUD, Libraire, rue Malpertuis, près la place de l'Herberie, à la Minerve.

M. DCC. LXIX.

Avec Approbation & Privilege du Roi.

A

L'ACADÉMIE ROYALE DES SCIENCES DE MONTPELLIER.

MESSIEURS,

Depuis que la sagesse des Princes a établi des

Académies , les découvertes utiles se sont multipliées chaque jour : à cette époque les Sciences ont été d'un pas égal à leur perfection. Ce sont les Académies qui apprécient les Ouvrages des Particuliers & les mettent à leur juste valeur.

Sous ce point de vue j'aurois dû craindre & me trouver bien éloigné de soumettre cet essai à la rigueur de votre jugement : mais vous ſavez, M*ESSIEURS, que pour protéger les ſciences, il faut encourager ceux qui s'en occupent.*

C'eſt d'après cette loi que vous vous êtes ſi généreuſement impoſée, que j'ai pris la liberté de vous préſenter cet Eſſai ſur les maladies des Yeux. *Que je ſerois heureux d'obtenir vos ſuffrages ! je le ſerois bien plus ſi vous êtiez contents de me les avoir accordés.*

J'ai l'honneur d'être avec un très-profond reſpect,

MESSIEURS,

Votre très-humble & très-obéiſſant ſerviteur,
GUERIN.

PRÉFACE.

C'EST au flambeau de l'obſervation à éclairer les routes obſcures & tortueuſes de l'art de guérir.

Ce n'eſt que dans les Hôpitaux que l'on peut faire une moiſſon abondante de ces obſervations; c'eſt-là qu'elles ſe préſentent de toute part, on les y cueille de toute main.

Chirurgien en chef de l'Hôtel-Dieu de Lyon pendant pluſieurs années, j'ai pu raſſembler beaucoup de faits de pratique *; je me

* Cet Hôpital ſi connu juſqu'à préſent par la ſageſſe de ſon adminiſtration, eſt un des

diſpoſois à les donner au Public, lorſque je m'apperçus que mes obſervations ſur les maladies des Yeux étoient aſſez multipliées pour former un corps d'Ouvrage. Je me livrai d'autant plus volontiers à cette idée, que cette partie de la Chirurgie m'avoit toujours paru un champ vaſte & fécond, mais peu cultivé.

En effet, outre les entraves que cette partie de l'art de guérir a pu rencontrer, comme les autres ſciences, & qui ſe ſont oppoſées à ſes progrès, elle a été, par une

---

plus vaſtes & des plus étendus de l'Europe. Il ſert d'aſyle à un grand nombre de malades : il eſt placé au milieu de beaucoup d'autres Hôpitaux : ceux-ci ſe débarraſſent aſſez communément, en faveur de celui de Lyon, des malades dont l'état exige quelque opérations, c'eſt ce qui augmente dans ce dernier le nombre des maladies intéreſſantes & curieuſes pour un Chirurgien attentif à les obſerver.

fatalité dont il ſeroit difficile de rendre raiſon, preſque toujours livrée à des empyriques dépourvus des connoiſſances néceſſaires. " Celui qui ſe deſtine aux
„ maladies des yeux, dit Mr.
„ Louis, devroit avoir toutes les
„ connoiſſances qu'on exige dans
„ les autres Chirurgiens, car les
„ maladies ſont preſque toutes
„ les mêmes ; c'eſt le lieu qu'elles
„ occupent qui en fait toute la
„ différence..... Le Public qui
„ n'eſt pas au fait des choſes,
„ croit aiſément qu'un homme
„ qui s'applique uniquement à
„ la connoiſſance des maladies
„ d'un organe, doit avoir des
„ lumieres ſupérieures à un au-
„ tre. * Il eſt certain que les

* J'ai vu mourir quelques ſujets à la ſuite de l'opération de la Cataracte, faite par quelqu'un uniquement occupé des maladies des yeux. Cet oculiſte privé des

„ Auteurs qui ont le mieux traité „ des maladies des yeux, étoient „ des Chirurgiens également ver- „ ſés dans la connoiſſance de tou- „ tes les maladies, & qu'ils prati- „ quoient indiſtinctement toutes „ les grandes opérations de la „ Chirurgie. Parmi les anciens, „ Guillemeau, éleve d'Ambroiſe „ Paré, & premier Chirurgien du „ Roi après ſon maître : au com- „ mencement de ce ſiecle, An- „ toine Maître-Jean, Chirurgien „ à Mery ſur Seine, ont été ex- „ cellents Oculiſtes, parce qu'ils „ étoient très-bons Chirurgiens ; „ & perſonne n'ignore que les

---

connoiſſances qui l'auroient mis à même de parer à des accidents auſſi funeſtes, ſe repoſoit avec ſécurité ſur ſa dextérité prétendue, tandis que les malades, dont il ne connoiſſoit pas le danger, périſſoient d'une opération qui n'a jamais de ſuite auſſi funeſte entre les mains d'un vrai Chirurgien.

„ opérations les mieux concer-
„ tées de la Chirurgie oculaire,
„ ſont dûes à des Chirurgiens qui
„ n'en ont point fait leur capi-
„ tal.

Mais de tels hommes ſont rares : & il n'a été juſqu'à préſent que trop ordinaire, d'abandonner le traitement des maladies des yeux, à ce que l'on appelle oculiſte. Il ſemble cependant, que depuis le milieu de ce ſiecle la Chirurgie fait des efforts utiles pour joindre à ſon domaine une partie qui en avoit été démembrée ſi mal à propos. Auſſi venons-nous de voir entrer en lice des Chirurgiens de beaucoup de réputation, les Petit, les Lecat, les Méjan, les Laforeſt, les Louis, les Bordenave, les Lafaye, les Daviel, les Pouteau, & tant d'autres dont les noms font honneur à la Chirurgie. Ils ont fait des découvertes utiles, nous venons de voir ſortir de leurs plumes ſavantes des productions précieuſes ſur les maladies des yeux.

C'eſt depuis ce temps que la Chirurgie oculaire a fait des progrès, & qu'elle marche, preſque à pas égal, à ſa perfection avec les autres parties de la Chirurgie. Juſqu'alors dépourvus d'obſervations ſur leſquelles l'on pût compter, & dont on pût faire une collection utile, nous n'avions preſque que celles dont parle le Docteur Savary : * „ celles de ces empyriques enhar„ dis par l'impunité & ſoutenus „ par la crédulité, à la honte „ du ſiecle & du pays où nous „ vivons, qui inondent la Ville

* Collection Académique. Préface, pag. XXIV.

„ & les Provinces de certificats, „ & de brochures remplies de „ cures merveilleuſes.

„ Les affiches de ces hommes „ vils, également dépourvus des „ lumieres de l'eſprit & des ſen„ timents du cœur, ne méritent „ pas d'être comptées parmi les „ monuments de la Médecine. „ J'ajoute qu'elles lui nuiſent & qu'elles ſont capables d'en arrêter les progrès.

Animé d'une juſte émulation à l'exemple de ces Chirurgiens diſtingués, j'ai cru pouvoir faire des efforts pour marcher ſur leur trace : ces efforts ſont peut-être la ſeule choſe que je puiſſe offrir.

Les obſervations qui ont ſervi de baſe à cet Eſſai, préſentent quelques vues particulieres, que j'ai cherché à ſaiſir : heureux ſi j'ai ſu en tirer avantage dans l'occaſion. J'ai omis celles qui n'annonçoient que des cures heureuſes ſans aucunes particularités. *

---

* C'eſt pour cette raiſon, par exemple, que je ne donnerai pas le détail du traitement des fiſtules lacrymales, dont je viens de guérir ſucceſſivement Mademoiſelle Sainſon l'aînée, Madame Raire, Mademoiſelle Lambert, Meſdames de St. Didier, Gautier, &c. Les opérations en ont été ſimples, quoique la plupart euſſent éprouvé des traitements infructueux.

ESSAI

Y

ESSAI
SUR
LES MALADIES
DES YEUX.

QUE la vue soit le plus précieux des sens dont la main bienfaisante du Créateur a pourvu l'homme, il suffit d'en jouir pour en être convaincu. Nous sommes environnés de corps utiles ou nuisibles, dangereux ou attrayants : c'est par la vue que nous sommes guidés vers les uns, que nous jugeons du danger des autres, ou que nous sentons la beauté qui résulte de leur combinaison. Toutes les parties de l'univers, soumises à l'étendue de ce sens fécond en merveilles, franchissent l'intervalle qui les sépare de nous, & viennent offrir à notre ame un spectacle tantôt frappant, tantôt gracieux, & toujours utile; aussi la nature semble-t-elle s'anéantir pour nous, dès que nous cessons de voir.

L'œil est l'organe de la vue. On le compare avec raison à une chambre obscure; il est composé de plusieurs membranes, qui en forment comme l'écorce, & qui le constituent essentiellement: la premiere & la plus externe est la cornée, dont une portion qui est opaque retient le nom de *Sclérotique*; & l'autre qui est transparente, celui de cornée transparente. Les autres membranes sont la coroïde & la rétine: la coroïde parvenue à la cornée transparente, y devient adhérente, & se replie pour former ce voile flottant qui est coloré diversement, tantôt en gris, en noir, ou en bleu, &c. Cette portion de la coroïde est connue sous le nom d'iris. L'iris est percée dans son milieu par un trou nommé pupille ou prunelle: la rétine, qui est la troisieme membrane finit à la cornée transparente, où elle forme adhérence; conjointement avec la coroïde. Ces trois membranes sont jointes ensemble par un tissu cellulaire très-délicat, & par des vaisseaux de tout genre qui les traversent pour entrer dans le corps de l'œil.

Cette structure nous donne jusqu'à présent l'idée parfaite d'une chambre obscure, percée d'une ouverture, qui est la pupille, destinée à recevoir l'impression des objets extérieurs : ajoutons & disons que cette poche membraneuse, que cette petite chambre obscure recele dans son intérieur des pieces essentielles & nécessaires pour rendre cette impression plus parfaite.

La premiere de ces choses essentielles est l'humeur aqueuse ; au-delà se rencontre une lentille où le crystallin renfermé dans une capsule, & une humeur gélatineuse qui remplit la cornée opaque.

1°. L'humeur aqueuse & la cornée transparente qui la recouvre, prises ensemble, représentent un corps transparent, d'une surface convexe, & d'une densité plus grande que celle de l'air : c'est relativement à cette surface convexe & à son pouvoir refringent, qu'il entre dans la prunelle une grande quantité de rayons qui n'y entreroient point, si elle étoit de toute autre forme ; car si la cornée eût été plane & à fleur de l'orbite, l'animal ne verroit que les objets placés directement devant lui.

L'usage de l'iris est essentiel ; le trou dont elle est percée laisse passer les rayons lumineux, & en mesure la quantité selon le besoin : s'ils eussent été trop abondants, ils auroient blessé l'organe ; trop foibles, la vue auroit été imparfaite : il importoit donc que l'iris fût pourvue de petits muscles, capables d'opérer tantôt le rétrécissement, tantôt l'élargissement de la prunelle ; les uns sont circulaires, & les autres placés en forme de rayons. Lorsque ces petits muscles ne nous servent pas promptement & à propos, nous en sommes incommodés ; ce qui arrive lorsque nous passons tout à coup d'un lieu fort obscur dans un autre très-éclairé, ou lorsque d'un lieu fort éclairé, nous passons dans un qui est fort obscur : dans le premier cas nous sommes éblouis ; dans le second nous sommes quelque temps sans voir les objets, & nous ne les appercevons que lorsque la prunelle suffisamment dilatée laisse passer un plus grand nombre de rayons.

Au-delà de la prunelle est placé le crystallin : on conçoit combien il importoit qu'il y eût là une lentille qui pût rassembler les rayons lumineux. La dioptrique nous en apprend l'utilité; sans le crystallin les objets auroient été peints avec confusion.

C'est au moyen de l'humeur vitrée que les rayons lumineux subissent une nouvelle réfraction qui les détermine à se peindre en un seul point : c'est sur la rétine, expension du nerf optique, placée au fond de l'œil, que se fait cette peinture ; & la coroïde, placée derriere la rétine, absorbe, au moyen d'un duvet noir dont elle est revêtue, les rayons lumineux qui, par leur retour, en se réfléchissant du fond de l'œil, auroient pu troubler ceux qui y abordent sans cesse.

C'est ainsi que l'œil reçoit les impressions des images extérieurs ; c'est ainsi qu'il donne à ces images les conditions requises à une sensation parfaite ; cette double fonction est distribuée, comme nous venons de voir aux différentes parties qui composent ce morceau surprenant de méchanisme que nous devons regarder comme l'instrument d'optique le plus parfait.

C'est à cette idée superficielle de l'œil que je viens de donner, que je me bornerai : il faudroit des volumes entiers pour en développer le méchanisme : on peut consulter l'ouvrage de Mr. Zinn *, où l'on admire tout à la fois la délicatesse du burin, la beauté du style, l'exactitude des recherches : ceux du sçavant Boerhaave, du scrupuleux Winslow, & de l'ingénieux Mr. le Cat : ce sont des sources pures.

L'œil composé de muscles, de vaisseaux, d'arteres, de veines & de nerfs, est sujet à toutes les maladies des parties molles : il a de plus des membranes & des humeurs dont la transparence nécessaire à ses fonctions peut être troublée ; ce qui constitue alors des genres de maladie qui exigent un traitement particulier.

Pour suivre dans cet Essai l'ordre que présente la situation des parties, je commencerai par les plus externes, & le diviserai en deux parties : dans la premiere, il sera question des maladies des paupieres ; dans la seconde, de celles du globe de l'œil.

---

* Descriptio anatomica oculi humani, iconibus illustrata, &c. Gottingæ, 1755.

PREMIERE PARTIE.

MALADIES
DES PAUPIERES.

LEs paupieres ſont affectées, ou dans leur corps, ou ſur leur bord, ou dans leurs angles : je ſuivrai cet ordre *.

ARTICLE PREMIER.

MALADIES
DU CORPS DES PAUPIERES.

LA paupiere eſt compoſée de muſcles, de la peau & d'une membrane connue ſous le nom de conjonctive : outre les

* Rien ne prouve autant l'utilité des paupieres faites pour garantir les yeux des impreſſions de la lumiere, dans ces moments où l'ame tranquille cherche à éviter les ſenſations des objets extérieurs, que le parti que prenoient les Tyrans, de les faire couper à leurs criminels. Ces malheureux, en cet état, accablés de ſommeil, ne pouvoient dormir. L'inventeur du thé,

tumeurs & les ſolutions de continuité auxquelles elle eſt ſujette, ainſi que toutes les autres parties, elle eſt encore ſuſceptible de quelques indiſpoſitions; tel eſt ſon cillement involontaire & précépité, ſon renverſement, ſa rétraction & ſa paralyſie.

Les tumeurs des paupieres ſont l'inflammation, les varices, les puſtules, les contuſions, l'œdeme, les tumeurs ſquirreuſes & enkyſtées, le ptérigium & l'enchantis.

Je ne m'arrêterai en général qu'aux différences que la nature de la partie peut apporter dans le traitement des maladies des yeux.

§. 1. L'inflammation de la paupiere n'eſt point différente de celle qui attaque les autres parties du corps: les cauſes & les ſymptomes en ſont les mêmes, mais celle de la conjonctive mérite des égards & un traitement particulier.

Cette mince membrane eſt compoſée

---

un Chinois, pour veiller plus sûrement aux tréſors que lui avoit valu ſa découverte, ſe fit faire cette opération. Il n'avoit ſans doute pas mis en parallele les agréments de la beauté avec les avantages des richeſſes.

de follicules celluleux & très-délicats : comme après avoir tapiſſé la partie interne de la paupiere, elle vient recouvrir la partie antérieure de l'œil jusqu'à la cornée tranſparente, ſon inflammation peut ſe communiquer à cette partie, l'obſcurcir, & par là devenir de conſéquence.

C'eſt à l'inflammation de la conjonctive, que l'on a donné le nom d'ophtalmie ; elle s'annonce par la rougeur, la chaleur, la tenſion, le gonflement & la douleur : lorſque ces ſymptomes ſont légers, on nomme cette ophtalmie fauſſe ou taraxis, & vraie ſi la douleur, la rougeur & la tenſion ſont portées à un certain point ; mais lorſque ces ſymptomes ſont à leur dernier période, & que le gonflement de la conjonctive ſe trouve aſſez conſidérable pour renverſer la paupiere, ou pour effacer la cornée qui paroît au moins très-enfoncée, cette ophtalmie eſt connue ſous le nom de chemoſis : c'eſt ſur-tout à ces différents dégrés d'accidents, qu'il paroît qu'on doit avoir égard dans le traitement de cette maladie.

Dans le commencement de l'ophtalmie, il faut uſer, ſous la forme de collire, des répercuſſifs mêlés avec quelques résolutifs, & bannir ceux qui sont stiptiques, stimulants & astringents, parce qu'ils resserrent trop les vaisseaux. On doit commencer par les répercussifs les plus doux, comme l'eau fraîche *, l'eau de laitue, de bourrache, de buglose.

L'eau végéto-minérale de Monsieur Goulard ** réussit singuliérement dans les inflammations de la conjonctive : ce remede, selon ce grand Chirurgien (& l'expérience le prouve) a la vertu de pénétrer dans les vaisseaux sanguins

* Le Journal d'Allemagne, Déc. 1, an. 10, obs. 96, pag. 166, fait l'éloge de l'application de la neige sur les yeux, & y fait mention d'une ophtalmie violente, que les ophtalmiques ordinaires ne faisoient qu'augmenter, & qui fut guérie par l'application de la neige.

** Conseiller du Roi, Maire de la ville d'Aleth, Professeur, Démonstrateur royal en Chirurgie, démonstrateur royal d'Anatomie au College de Médecine, Membre des Académies royales des Sciences de Montpellier, Toulouse, Lyon, & de l'Académie royale de Chirurgie de Paris, Pensionnaire du Roi & de la Province du Languedoc pour la Lithotomie, & Chirurgien-Major de l'Hôpital Royal & Militaire de Montpellier.

& lymphatiques obstrués, pour y fondre les engorgements qui s'y sont formés. On trouve dans ce topique une vertu rafraîchissante, capable d'abattre la chaleur la plus ardente, une vertu anodine qui calme les plus violentes douleurs, & une vertu attenuante résolutive qui dissipe les engorgements les plus décidés.

Monsieur Goulard rapporte plusieurs observations qui lui ont été communiquées, & bien d'autres qu'il a faites lui-même; elles prouvent d'une façon incontestable la bonté de l'eau végéto-minérale dans les ophtalmies: qu'il me soit permis d'en citer quelques-uns, & j'y joindrai les miennes.

OBSERVATION

Communiquée par Mr. Gautier, Me. en Chirurgie.

Je voyois une personne attaquée d'une ophtalmie si violente, que l'inflammation s'étendoit sur toutes les parties voisines de l'œil: il y avoit aussi des phlictaines, une gangrene prochaine. Cette maladie, qui résistoit depuis long-temps à toute sorte de remedes, céda en fort peu de temps à l'usage de l'eau végéto-minérale.

Mr. Constriti, Chirurgien de Cette, avoit une fille attaquée d'une ophtalmie aux deux yeux. Les larmes chaudes & âcres qui en couloient, irritoient & occasionnoient des inflammations aux parties voisines. Il écrivit à Mr. Goulard à ce sujet, qui lui conseilla l'eau végéto-minérale : quelque temps après, il instruisit Mr. Goulard de son effet, & lui écrivit en ces termes :

" Votre extrait a produit, Monsieur, de grands effets à la face & aux yeux de ma fille depuis avant-hier. Il faut convenir que c'est un excellent remede ; ma fille ouvre les yeux depuis l'usage de la liqueur végéto-minérale, ce qu'elle ne pouvoit faire auparavant, & j'espere que le remede pourra dissiper la taie qu'elle y a. "

Observation de Mr. Goulard.

Un enfant de cette ville étoit attaqué depuis huit mois d'une ophtalmie avec une petite taie sur la cornée transparente qui l'empêchoit de regarder le jour. On fit inutilement, pour le soulager, toutes sortes de remedes ; l'application continue de l'eau végéto-minérale le guérit en moins de huit jours.

Observation par le même.

La fille de Mr. Rivat, Négociant de Montpellier, avoit une ophtalmie invétérée, qui lui rendoit la vue du jour insupportable. : elle fut promptement guérie par le moyen de ce topique.

Observation par le même.

Le sieur Henri, étudiant en Chirurgie, neveu de Mr. Roger, premier Chirurgien de S. A. R. l'Infant Don Philippe, étoit attaquée d'une ophtalmie aux deux yeux, qui, de temps en temps devenoit très-violente, & l'empêchoit d'étudier. Il avoit fait sans succès quantité de remedes, ce qui détermina le jeune homme à aller voir Mr. Goulard : il fit usage du topique, qui réussit comme le malade le desiroit.

Il seroit difficile de rapporter ici toutes les observations que Mr. Goulard a rassemblées, & qui prouve d'une façon incontestable la bonté de l'eau végéto-minérale. Mr. Saint-Paul, Chirurgien-Major de l'Hôpital d'Ostende, a avoué que c'étoit avec le plus grand avantage qu'il avoit fait usage de ce remede. Le Chirurgien-Major de Brabant a écrit d'Espagne à Mr. Goulard, qu'il n'y avoit point d'ophtalmie qu'il ne vînt à bout de guérir, par le moyen de l'eau végéto-minérale.

Voici une obſervation communiquée par un homme intelligent : elle prouve tout-à-la-fois que l'eau végéto-minérale eſt capable de diſſiper l'inflammation, & d'appaiſer les douleurs les plus vives ; elle eſt de Mr. Coulas, Docteur en Médecine, de la Société royale des Sciences de Montpellier : c'eſt lui qui parle.

Je ſus attaqué d'une ophtalmie très-fâcheuſe : les ſymptomes de l'inflammation étoient des plus violents, & les douleurs que j'éprouvois tellement vives, que les meilleurs anodins auxquels j'eus recours, ne purent les calmer. Le mucilage des ſemences de pſilium extrait dans l'eau-roſe, la pomme reinette cuite dans du lait, le blanc d'œuf battu avec l'alun, le ſafran oriental, rien ne fut capable de me procurer le moindre ſoulagement. Les anodins ne pouvant adoucir la violence de mon mal, je me tournai du côté des aſtringents & des réſolutifs ; mais ce fut inutilement. Inſtruit par ma propre expérience du peu de fond que je devois faire ſur les ophtalmiques les plus vantés, j'eus recours enfin à l'extrait de Saturne de Mr. Goulard. A peine eus-je fait usage de la liqueur végéto-minerale, que je me sentis tout-à-coup soulagé. La douleur qui me tourmentoit si fort, diminua très-considérablement : la rougeur ne fut plus si grande, & les vaisseaux gorgés de la cornée prirent un moindre volume. Surpris de l'efficacité du remede dont j'éprouvois de si heureux effets, & ne pouvant qu'à peine l'en croire capable, je m'avisai d'en discontinuer l'usage pour voir ce qu'il en arriveroit, mais je ne fus pas long-temps sans être obligé d'y revenir ; car, à peine eus-je cessé de l'employer, que les symptomes de l'inflammation reparurent avec le même dégré de violence. Je tâchai d'abord de l'appaiser par l'application des topiques qui avoient précédé celle du remede de Mr. Goulard ; mais je ne m'en trouvai pas mieux que la premiere fois, ce qui me fit revenir enfin à l'eau végéto-minérale, qui continua à me soulager. J'ai réitéré plusieurs fois les mêmes épreuves, & le résultat a été toujours le même. Ce topique enfin a opéré ma guérison, conjointement avec les remedes généraux.

Un de mes freres, continue le même Auteur, ayant été attaqué du même mal, j'eus recours aux mêmes remedes. Je ne m'amusai point à préluder par les autres ophtalmiques, & fis d'abord usage de celui auquel je devois ma guérison. Je voulus néanmoins, par une épreuve, m'assurer toujours de plus en plus de son efficacité; mon frere avoit les deux yeux fort enflammés, mais l'un l'étoit beaucoup moins que l'autre : je fis appliquer sur celui-ci une compresse trempée dans l'eau-rose & l'eau de plantin, & sur l'autre la liqueur végéto-minérale. Au bout de trois jours, l'œil traité avec l'extrait de Saturne, quoique le plus malade, fût parfaitement guéri; mais il n'en fut pas ainsi de l'autre, qui persista dans son mauvais état jusqu'au moment où j'eus recours au même topique : ainsi il est très-clair que c'est à ce remede que mon frere doit sa guérison, ainsi que je lui dois la mienne.

Il est assez surprenant que, sans avoir égard aux temps que parcourent les inflammations, l'on puisse employer l'eau végéto-minérale avec le succès qu'annoncent les observations que je viens de citer. C'est accorder à ce topique une sorte d'intelligence (qu'on me passe le terme) qui choque les préceptes de la saine pratique, & rien ne paroît d'abord plus contraire aux dogmes reçus.

N'est-ce pas en effet un usage adopté par tous les Praticiens, d'user des anodins relâchants, tels que le lait, le mucilage de psillium, d'employer en fomentations la décoction d'althæa, de fleurs de mauve, les cataplasmes de mie de pain, lorsque l'inflammation augmente, de même que les symptomes qui ont coutume de l'accompagner? Si j'avois pu révoquer en doute les expériences des autres, il auroit fallu au moins m'en rapporter à ce que j'ai vu par moi-même, pour me convaincre des effets avantageux de l'eau végéto-minérale, dans presque tous les dégrés d'inflammation de la conjonctive.

Mademoiselle ... avoit été sujette de temps à autre à des attaques d'ophtalmie qui furent d'abord négligées, qui devinrent plus sérieuses avec le temps, & assez pour que la maladie pût être regardée comme habituelle. On venoit d'essayer pendant près de deux mois beaucoup de remedes, lorsqu'elle me fut présentée, de tous les secours qu'indique la pratique chirurgicale: je conseillai l'usage de l'extrait de Saturne; & la malade, par ses soins seuls, vint à bout de se guérir parfaitement.

Un jeune homme fut attaqué d'un ophtalmie si cruelle, que l'inflammation intéressoit les parties voisines de l'œil ; elle duroit depuis quelque temps, parce qu'elle avoit été négligée, & un peu parce que les remedes administrés ne paroissoient pas convenables : l'usage de l'eau végéto-minérale que je lui conseillai vint à bout de le guérir dans peu.

Je ne rapporterai pas ici un nombre considérable de cures surprenantes, faites sous mes yeux à l'Hôpital de Lyon, lorsque j'y exerçois la place de Chirurgien principal. Elles m'avoient donné assez de confiance en ce remede pour m'avoir engagé à en rendre l'usage très-fréquent, dans les différents dégrés d'inflammations.

Monsieur Coulas, persuadé de l'excellence de ce remede, employé dans les différents temps de l'ophtalmie, lut à la Société royale des Sciences, le 14 Août 1760, un Mémoire dont je donne l'extrait. Il est fondé sur les observations qu'il a faites lui-même, & que j'ai rapportées.

Extrait du Mémoire.

En rapportant une observation détaillée sur une ophtalmie dont je me ſuis guéri par le moyen de l'eau végéto-minérale, j'ai fait remarquer que l'uſage des topiques émolliens, bien loin de calmer la violente douleur de mon ophtalmie, n'avoit fait au contraire que l'aigrir. Ce phénomene mérite bien d'être remarqué; & cela d'autant plus qu'il tend à établir un fait dont la connoiſſance mérite à ſon Auteur les plus grands éloges, tant parce qu'elle détruit un préjugé dont les plus habiles maîtres dans l'art de guérir n'ont pu ſe défendre, que parce qu'elle fait une des plus importantes découvertes dont la Chirurgie puiſſe ſe glorifier. L'Académie inſtruite des idées d'un des plus zélés de ſes Membres, s'attend déjà à ce que je vais dire. Mr. Goulard dont il s'agit ici, ne craint pas d'avancer qu'il n'eſt rien de plus pernicieux que l'uſage des topiques émolliēnts dans la cure des tumeurs inflammatoires. Une foule d'obſervations que lui a fourni une pratique non moins heureuſe que ſage, ſont les preuves ſur leſquelles il appuie ſa prétention: plus une découverte eſt importante, plus elle mérite qu'on s'attache à l'établir ſolidement. Bien que Mr. Goulard s'y ſoit pris de maniere à y réuſſir, comme il n'eſt jamais inutile d'accumuler des faits, ſur-tout lorſque la matiere l'exige par ſon importance, je ne regarderai point comme hors de propos de joindre ici quelques-unes de mes obſervations à celles de ce célebre Chirurgien.

Rien ne peut mieux, à mon avis, confirmer la prétention de Mr. Goulard, que les mauvais effets qui ſuivirent l'application des topiques émollients auxquels la violence de mon ophtalmie me fit avoir recours. Si les topiques de ce genre pouvoient jamais être employés avec ſuccès, j'oſe avancer que j'aurois dû en éprouver les plus heureux effets. A ſuivre aveuglément les idées de preſque tous les Auteurs qui les recommandent, ils ne pouvoient être mieux indiqués. Mon ophtalmie étoit pouſſée au plus haut point de violence; je ſouffrois les douleurs les plus aiguës; il y avoit dans mon œil une telle ſéchereſſe, qu'il ne m'arrivoit jamais de verſer une larme, & je ſentois comme des eſpeces de reſſerrement dans l'étendue de la partie enflammée: qui ſe ſeroit imaginé que, dans de telles circonſtances, les topiques émollients ajouteroient quelque choſe à la violence de mon mal? Tel fut néanmoins l'effet qu'ils produiſirent.

Qu'on ne dise point qu'il y avoit en moi quelque cause cachée, qui me rendoit l'usage de ces topiques pernicieux: je ne craindrai pas d'avancer qu'ils ne réussissent gueres mieux chez les autres. En effet, j'ai eu très-souvent occasion d'observer que leur application n'a pas été suivie d'un plus heureux succès; je connois un grand nombre de personnes qui se sont mal trouvées du cataplasme de pomme cuite sous les cendres ou dans du lait. J'en ai vu d'autres à qui une tranche de veau a causé des douleurs assez vives; j'ai enfin observé sur un de mes freres, que les vaisseaux de la conjonctive prenoient un plus grand volume après l'application du lait & du mucilage de graine de coin, de lin & d'herbes aux puces. Bien plus, je me suis apperçu que ces sortes de topiques ne nuisoient jamais plus que lorsqu'ils paroissoient les mieux indiqués; enfin dans le fort de mon ophtalmie, les émollients m'ont été plus contraires que lorsque le mal étoit dans un moindre dégré de violence. J'ai fait sur d'autres la même observation.

L'expérience ne se déclare pas seule contre les émollients: la théorie vient à son secours, & en désapprouve l'uſage : voyons ſi par le raiſonnement on peut en découvrir les mauvais effets. Dans l'ophtalmie, les vaiſſeaux lymphatiques de la conjonctive ſe trouvent gorgés de ſang. Ce liquide ne s'introduit dans leur cavité qu'autant que, pouſſé par une plus grande force, il eſt en état de ſurmonter la réſiſtance que ces vaiſſeaux oppoſent à ſon paſſage. La cauſe de l'inflammation eſt la force avec laquelle le ſang eſt lancé & choqué dans les vaiſſeaux d'une partie, ainſi que la définit Mr. de Sauvages. Ces principes poſés, voyons ce qui doit réſulter de l'application des topiques émollients. La partie qui les reçoit ſe relâche ; le diametre des vaiſſeaux lymphatiques devient en conſéquence plus grand. Qu'en arrivera-t-il ? Les globules ſanguins qui ſe préſentent continuellement à leur embouchure, y pénétreront en plus grand nombre ; la partie affectée prendra donc un plus grand volume : voilà déjà un des ſymptomes de l'inflammation devenu plus conſidérable ; nous allons voir les autres augmenter dans la même proportion. L'excès du ſang qui pénetre dans la partie enflammée, jouiſſant du même dégré de vîteſſe que celui qui avoit été pouſſé avant l'effet des topiques susdits, les vaisseaux de la conjonctive auront à soutenir une action bien plus vive qu'auparavant, puisqu'outre la force du liquide qui les engorgeoit d'abord, ils essuieront encore toutes celles des globules sanguins qu'ils ont reçus en conséquence de leur dilatation. Mais l'effet du sang ne peut augmenter dans la partie affectée, que les symptomes de l'ophtalmie ne deviennent plus violents, attendu que toute inflammation n'étant produite que par l'impétuosité du sang, il est nécessaire que les phénomenes qui l'accompagnent, soient proportionnés à cette impétuosité. Donc, en conséquence de l'application des topiques émollients, la violence de l'ophthalmie qu'on a en vue de combattre par leur moyen, doit être portée à un plus haut point : or c'est ce qui arrive, ainsi qu'il résulte des observations de Mr. Goulard & de celles qui font ici le sujet de mes réflexions.

L'inflammation n'augmente pas seulement, parce que le sang, à raison de sa plus grande masse, agit avec plus de force ; mais encore par une autre raison que je vais exposer. La nouvelle quantité de globules sanguins qui se sont insinués dans la partie, jointe à celle qui s'engorgeoit auparavant, oppose une plus grande résistance au sang que la circulation pousse continuellement dans les vaisseaux de la conjonctive. Mais cet excès de résistance doit nécessairement occasionner une augmentation dans les symptomes de l'ophtalmie. Pour le prouver, il n'y a qu'à faire voir que par là le choc de la colonne du sang qui suit, sur celle qui précede, doit être plus violent, & que les parois des vaisseaux éprouvent en même temps un effort plus considérable ; or c'est ce qu'on peut démontrer clairement. On sçait par expérience qu'un corps reçoit d'autant mieux l'action d'un autre qui le frappe, qu'il lui présente un obstacle plus grand. Une mouche qui vole, élude l'action la plus vive ; mais la plus petite force suffit pour l'écraser, lorsqu'à l'aide d'un corps qui résiste, elle fait effort contre la puissance qui l'exerce sur elle : donc, puisque le sang qui est lancé dans la partie enflammée y trouve une plus grande résistance, il doit se faire un choc plus violent. L'expérience fait voir que l'effort des liquides, sur les parois de leurs vaisseaux, est non-seulement proportionné à la force qui les pousse, mais

mais encore à la résistance qu'ils rencontrent dans leurs cours. Donc, par la même raison que le sang poussé dans les vaisseaux de la conjonctive agira avec plus de force sur celui qu'il trouve dans cette partie, il doit heurter avec plus de violence les parois des canaux qui le reçoivent. Mais, puisque la grandeur de l'inflammation répond à l'impétuosité avec laquelle le sang agit dans la partie affectée, tous les symptomes de l'ophtalmie doivent augmenter; & comme tout ceci n'est que l'effet d'une résistance plus grande dans la partie enflammée, il s'ensuit que l'excès du sang qui se porte dans celle-ci, en conséquence de l'application des topiques émollients, ne peut manquer de rendre l'ophtalmie plus violente: ce qui étoit à prouver. Que les topiques mentionnés causent les désordres que je viens de faire remarquer; qu'ils agissent de la façon qui vient d'être notée, on peut en tirer une preuve, non-seulement de ce qui a été dit plus haut, mais encore de l'augmentation des symptomes qui suit l'application des topiques relâchants sur les tumeurs éréſipélateuses.

Les observations sont trop en faveur de l'extrait de Saturne, pour que je n'en donne pas ici la composition.

Extrait de Saturne.

Il faut autant de pintes de vinaigre que de livres de litharge d'or : on fait bouillir le tout pendant une heure au moins, en remuant toujours avec une spatule de bois. On laisse reposer la matiere après l'avoir ôtée de dessus le feu ; & on vuide par inclination la liqueur qui surnage, qui est l'extrait de Saturne.

On fait l'eau végéto-minérale, en mettant une cuillerée à café d'extrait de Saturne sur une bouteille d'eau commune, avec deux cuillerées à café d'eau-de-vie.

On sera moins surpris des bons effets que produit l'eau végéto-minérale dans les différents temps & périodes des inflammations, lorsque l'on fera attention que la plus ou moins grande dose de l'extrait de Saturne, sur une même quantité d'eau, donne à ce remede plus ou moins d'activité, de force & d'action. Mr. Goulard recommande de ne mettre dans les commencements d'ophtalmie qu'une petite dose d'extrait, par exemple dix à douze gouttes ſur un verre d'eau commune : on en augmente la quantité ſelon le beſoin & les indications que préſente l'état de la maladie.

Nous avons beaucoup de remedes vantés pour la cure de l'inflammation des yeux. Valentin * donne l'hiſtoire d'un Berger qui fit l'application de la bouſe de vache ſur les yeux de ſa femme, qui étoient attaqués d'inflammation : le remede réuſſit, & fut en vogue dans tout le Palatinat. Il vante encore l'uſage intérieur du trefle d'eau pour l'inflammation des yeux ; il en fait auſſi appliquer ſous la forme de collyre ; ** il y joint l'alun.

La fleur de bluet, écraſée avec ſon enveloppe, & trempée pendant vingt-quatre heures dans la neige ou l'eau de neige, diſtillée enſuite au feu de ſable, paſſe pour très-recommandable pour les inflammations des yeux.

Gerbezius rapporte qu'il avoit combattu inutilement une ophtalmie qui lui étoit ſurvenue, par les topiques ordinaires & par les ſaignées, les évacuants, les réſolutifs, les ſcarifica-

* Eph. germ. dec. 2, an. 3, obſervation 85, page 186.

** Actes de Copenhague.

tions, les véficatoires & autres remedes. Sur le rapport de la femme de fon voifin, il employa un onguent dont il fit une application fur l'œil, qui le mit dans un très-bon état fous peu de jours. Cet onguent étoit compofé de trois livres de beure frais, de lait de chevre, de quatre poignées de la plante du lotier odorant en fleurs, d'une demi-poignée de l'herbe de la rue en fleurs; le tout cuit dans une poële de fer, à feu lent, jufqu'à ce que toute l'humidité des plantes fût confumée. Gerbezius finit la cure de fon ophtalmie par l'ufage de l'eau ophtalmique fuivante.

Eau-rofe, dix-huit onces; vitriol blanc, cinq drachmes; fel commun, demi-drachme. On fait bouillir le tout jufqu'à confommation de la moitié; on ajoute alors une demi-poignée de rue; on couvre le tout; on le met dans un lieu frais; on en fait la coulature; on y mêle feize onces d'eau-rofe, une demi-drachme d'eau-de vie camphrée.

Lanzonus * dit qu'un homme fe guérit

* Act. Phyf. Med. ger. vol. 1, obferv. 65, pag. 118.

d'une ophtalmie violente avec des fomentations de son urine.

Schroder a tiré un avantage précieux de l'usage du café dans certaines ophtalmies * : on lit dans le Journal d'Allemagne ** qu'un homme septuagénaire avoit été guéri d'une opthalmie rebelle par l'application du remede suivant sur les paupieres : eau de fenouil, deux onces ; de grande chélidoine, de fraises, de roses blanches, une drachme de chaque ; esprit de valériane, de sel ammoniac, demi-drachme de chaque, mêlés ensemble.

Frandorff a guéri par une application extérieure une ophtalmie qui avoit résisté à tout autre remede : c'étoit un composé d'une once & demie de beure frais lavé dans l'eau d'euphraise ; d'une drachme & demie de nitre préparé, & d'une drachme de camphre. Mizaldus dit qu'un morceau de succin, lié au col, guérit les ophtalmies.

On peut prétendre guérir certaines inflammations qui auroient résisté à

* Act. Haff. dec. 2, an. 7, obs. 152, pag. 294.

** Dec. 3, an. 7, obs. 185, pag. 304.

bien des moyens, par l'application de l'emplâtre céphalique décrit dans la pratique de Riviere *de intemp. cap. frigid.* Bonet rapporte * avoir guéri un ophtalmie qui duroit depuis quatre mois, par l'application de cet emplâtre. Jean-Valentin Willius** nous rapporte la guérison d'une ophtalmie qu'avoit eu son pere, lorsqu'il étudioit à Basle. Elle fut considérable & accompagnée de douleurs horribles ; ce ne fut qu'après avoir épuisé la ressource que lui présentoit la Médecine, qu'il fit usage de l'emplâtre suivant : onguent de pompholix & de tuthie, deux gros de chaque ; perles, corail rouge, tuthie, un scrupule de chacune de ces drogues préparées ; camphre, six grains ; feuilles d'or & feuilles d'argent, quatre de chacune, le tout mêlé selon l'art ***. Cet onguent fut appliqué gros comme une lentille sur le grand angle de l'œil.

---

* Med. t. 2, obs. 10, p. 425.
** Actes de Copenhague.
*** C'est pour plus grande fidélité que j'ai répété la tuthie : il me semble qu'il est inutile de mettre deux préparations de cette drogue dans cet onguent ; on pourroit augmenter alors l'onguent de thutie qui y entre.

& ſous les paupieres : il eſt difficile de croire combien le calme ſuccéda promptement aux douleurs vives dont ſe plaignoit le malade. L'inflammation ſe diſſipa, & la vue devint fort nette. Jean-Valentin Willius a eſſayé de doubler la doſe du camphre, & d'ajouter un ſcrupule de ſucre de Saturne, & le ſuccès de cet onguent avec cette addition lui a paru beaucoup plus prompt : il en a fait un uſage aſſez étendu dans les maladies des yeux, avec beaucoup de ſuccès. Il rapporte particuliérement l'hiſtoire d'une petite fille de trois ans, qui avoit une fluxion conſidérable ſur l'œil droit & ſes paupieres, avec des douleurs inſupportables : on avoit à craindre pour la perte de ſa vue ; on avoit employé tous les remedes poſſibles, mais ſans ſuccès. L'application de l'onguent ophtalmique ſur les paupieres diſſipa l'inflammation très-promptement.

Je ne ſaurois omettre que Willius fit tirer par les narines de l'eau de marjolaine fraîche ; & que dès le lendemain l'inflammation de l'œil commença à ſe diſſiper : les humeurs qui coulerent par les narines étoient ſi âcres, qu'elles excorioient la peau des levres. Il ſe félicite même d'avoir mis ſouvent en usage les moyens qui décident cette sorte d'évacuation : il avoue que c'est à son illustre maître, Stenon, qu'il doit cette connoissance.

J'ai employé plusieurs fois avec succès les errhins * ; celui qui m'a réussi le plus constamment est un mélange de sucre & de mercure doux : ce remede procure une fonte d'humeur dans toute l'etendue de la membrane pituitaire, qui prouve assez l'effet auquel on doit s'attendre. J'ai vu ceder, par l'usage de cette seule poudre, des ophtalmies rebelles & très-opiniâtres.

On trouve plusieurs lettres de Thomas Bartholin où sont vantes les effets

* Un Villageois, âgé de seize ans, s'étant introduit violemment dans la narine droite une paille, sentit tout-a-coup la sensation d'un grand bruit, suivie d'une douleur locale très-vive, qui occupa bientôt toute la tête : depuis ce temps son œil droit s'est affoibli peu à peu ; & au bout d'un an, il fut aveugle. Cette observation que l'on lit dans les éphemérides des curieux de la nature, & qui est de George Hannæus, prouve le rapport que peuvent avoir les errhins avec les maladies des yeux ; prouve encore le danger de ces mêmes remedes lorsqu'ils sont trop violents, comme je vais encore le faire observer.

des errinhs : il faiſoit mêler enſemble une once de tabac, deux gros de marjolaine, un gros d'euphraiſe, autant de ſemence de fenouil, & un ſcrupule d'agaric en trochiſques, le tout humecté avec un peu d'eau de fenouil.

Thomas Bartholin, en recommandant les errhins, fait obſerver que ceux qui ſont ſternutatoires peuvent être dangereux par les ſecouſſes qu'ils donnent à la tête, & parce qu'ils peuvent attirer ſur les yeux une plus grande quantité d'humeurs qu'ils n'en évacuent. Il donne l'exemple d'un Capitaine de vaiſſeaux, à qui les ſternutatoires cauſerent une inflammation du cerveau; il dit qu'un empirique, au moyen d'une poudre, faiſoit couler par le nez de ceux qui en uſoient, aſſez de ſéroſités pour remplir une meſure de ſon pays.

Je ferai obſerver que la ſenſibilité de la membrane pituitaire ſur laquelle s'exercent les errhins, n'étant pas la même chez tous les ſujets, il faut commencer d'abord à petite doſe : le ſucre en poudre fait éternuer une partie de ceux à qui je le conſeille; & ce n'eſt qu'avec le temps, que j'y mêle le mercure doux en petite quantité, & dont j'augmente la doſe peu à peu, jusqu'à ce que l'évacuation soit aussi abondante que l'exige l'indisposition que je cherche à guérir.

L'usage de la plupart de ces remedes qu'a accrédité l'événement, doit être désigné par la nature de l'inflammation, & quelquefois par la cause qui la détermine. Nos succès sont si souvent traversés par l'usage même de ceux qui sont généralement reconnus pour bons, qu'il ne faut en rejeter aucun, & croire qu'il est des cas où chacun en particulier peut convenir exclusivement à tout autre.

L'inflammation portée à son dernier dégré * exige de prompts secours ; les collyres & les cataplasmes pourroient n'être d'aucune utilité ; les scarifications plus ou moins profondes, dans la conjonctive boursouflée produisent toujours un dégorgement prompt & favorable ** : je ne crains pas d'emporter

* J'entends cet état où les paupieres sont renversées, où la conjonctive est prête à éclater, & qui ne donneroit pas le temps d'employer un remede dont le succès pourroit être eloigné.

** Les saignées locales ont paru de tout temps fort avantageuses, même pour des cas moins urgents que celui dont il s'agit.

même une partie de la conjonctive ; le dégorgement en est plus complet : je ne crains pas de répéter cette opération dans le traitement d'une même

---

On peut voir là-dessus les dissertations savantes & critiques de Mr. Woolhouse, pag. 311 ; un Ouvrage intitulé : dissert. Ophtalm., pag. 244 par le même. Mauchart, *dissert. de Ophtalmoxysi*, pag. 18. Platener *de scarificatione oculorum recto usu, & ophtalmiæ optima curatione*. Severinus *de efficaci Medicinâ*. Heister *institutiones Chirurgicæ*. St. Yves, traité des maladies des yeux, page 195. La lancette est l'instrument le plus propre à faire ces sortes de saignées : il est cependant des Praticiens qui se servent à cet effet d'un assemblage de barbes d'épis d'avoine qu'ils passent rudement sur la conjonctive ; mais ce moyen ne paroît tout au plus convenir que lorsque l'inflammation est légere, encore ne seroit-il pas préférable à la lancette qui ouvre les vaisseaux engorgés sans les déchirer. D'autres passent une éguille enfilée sous les vaisseaux enflammés pour ensuite les couper. On ne peut guere se servir de ce moyen que lorsqu'il n'y a que quelques vaisseaux isolés enflammés, & que l'on craint de ne pas les atteindre avec la pointe de la lancette, ou lorsqu'il ne suffit pas de les ouvrir, mais qu'il convient encore de les détruire.

maladie, quand après les premieres incisions, la conjonctive se gonfle de nouveau. L'expérience apprend que cette membrane n'est point altérée par cette manœuvre : la conjonctive est si ample ; elle prête si volontiers à l'abord des liqueurs qui l'engorgent, qu'après que l'inflammation est tombée, les différentes incisions & les pertes de substance qu'elle a souffertes ne sont point sensibles : on lave la partie avec quelque infusion émolliente, afin de favoriser le dégorgement des vaisseaux.

Le dégré d'inflammation détermine le nombre des saignées qui sont toujours d'un grand secours ; elles se font au bras, au pied, à la jugulaire, successivement, & à la préparatte * : les bains de pied sont un remede auquel on doit avoir souvent recours ; ils déterminent une plus grande quantité de sang du côté des parties inférieures. Le régime doit être humectant, rafraîchissant, délayant, celui que l'on

* L'artériotomie, lorsque l'on a fait précéder les saignées dont je viens de parler, présente des ressources à ne pas négliger : je l'ai faite deux fois en semblable cas, & je me suis apperçu d'un changement favorable.

conseille dans toutes les inflammations avec plus ou moins de sévérité, selon la force des symptomes *.

Il faut avoir encore beaucoup d'égard dans le traitement de l'ophtalmie, à la cause qui l'a déterminée: elle peut dépendre d'une constitution pituiteuse, écrouelleuse; d'un vice vérolique, scorbutique, cancéreux, dartreux; d'un reste de levain de la petite vérole. L'ophtalmie, provenant de ces différentes causes, si l'on en excepte la vérolique, se porte rarement au dernier période; ce sont pour l'ordinaire des maladies chroniques comme celles dont elles dépendent: l'ophtalmie vérolique, qui fait même ici une exception, n'est guere formidable, que lorsqu'elle est l'effet d'un écoulement supprimé tout-à-coup;

---

* Il est de la prudence de veiller au régime de ceux que l'on traite d'une ophtalmie. La moindre négligence pourroit occasionner un transport d'humeur sur les poumons, parties encore plus nécessaires à la vie que les yeux. Wesemius, Médecin de Francfort, a observé très-fréquemment que les ophtalmies répercutées occasionnoient la pulmonie.

auſſi dans ce cas ne laiſſe-t-elle pas grande reſſource. *

Je dis donc que ces ophtalmies ſont pour l'ordinaire chroniques : conſidérées ſous ce point de vue, elles doivent être traitées avec les diſcuſſifs plus ou moins forts, ſelon le dégré de la douleur : on peut ſe ſervir en collyre, du fenouil, de l'euphraiſe, de la chélidoine, du cumen, de l'hyſope ; & s'il n'y a pas de douleur, on emploiera la ſarcocolle, la myrrhe, l'aloès, la pierre médicamenteuſe de Crolius : voici une formule. Myrrhe & aloès, ana gra. *x* ; eau de fenouil diſtillé ℥ *v*. J'ai employé avec ſuccès dans les inflammations anciennes ſans douleur, provenant de quelque vice écrouelleux ou pituiteux, la diſſolution de mercure dans l'eſprit de nitre, à la doſe de deux gouttes ſur chaque

* On lit dans les actes de Copenhague qu'une Dame qui avoit pour ſymptome de vérole des ulceres au fond de la gorge, devint aveugle tout-à-coup, malgré les ſoins des plus habiles Oculiſtes, par l'uſage imprudent de l'eau mercurielle dont on touchoit ces ulceres ; la ſuppuration ſe ſupprima, & ſe porta ſur les yeux où elle fit beaucoup de ravage.

once d'eau-roſe ; il faut faire ſuccéder à l'uſage des collyres diſcuſſifs, les aſtringents faits avec l'alun, le vitriol, &c. Ceux-ci donnent du ton aux ſolides, en diſſipant les humeurs qui les abreuvent *.

Les véſicatoires aux épaules, derriere les oreilles, les cauteres, les ſetons ſont d'une grande utilité pour évacuer & détourner les humeurs qui ſe jettent ſur les yeux, & encore pour irriter les fibres & leur donner de l'énergie : il eſt peu d'ophtalmie ancienne où ces remedes ne produiſent de grands effets. Grammius prouve par quelques obſervations ** l'utilité des cauteres pratiqués dans l'endroit où la ſuture coronale s'unit à la ſagittale, ſur-tout dans les maux de tête invétérés ſcorbutiques. Ces évacuations peuvent être nuiſibles dans un tempérament ſec & bilieux : ils augmentent la rigidité de la fibre déjà trop tendue, & ils dépouillent

---

* J'ai donné des obſervations qui prouvent que l'eau végéto-minérale convient auſſi dans ces inflammations anciennes ; il eſt queſtion dans ces cas d'augmenter la quantité de l'extrait.

** Ephémérides d'Allemagne, t. 3, obſ. 81, page 138.

le sang de son humide radical *. Une Servante, dit Hanneman, se fit appliquer les vésicatoires pour une ophtalmie, & devint aveugle. Tous ces moyens employés avec la plus grande sagacité sont bien foibles lorsqu'ils ne sont pas étayés par les remedes internes, capables de combattre la cause de l'ophtalmie ; mais leur détail n'est pas de mon sujet.

Les causes externes peuvent aussi déterminer une ophtalmie ; le froid ou le chaud extérieur des corps étrangers placés entre le globe & la paupiere **, la piquure de quelque animal sont capables de causer une inflammation.

---

* Ephémérides Germ. dec. 3, an. 3, obs. 66, p. 80.

** C'est dans ce lieu que s'engendroient les pierres que l'on a vu sortir de l'œil d'une petite fille âgée de dix ans. On lit dans le Journal des Savants, qu'il en est sorti en différentes fois des pierres de plusieurs grosseurs, dont une s'est trouvée du volume d'une feve. Cette histoire qui parut suspecte, fut vérifiée dans le temps d'abord par une Dame qui prenoit soin de cet enfant, & ensuite par Mr. d'Emery, par MM. Scorbiac & Van-helmont, fameux Médecins ; ils furent étonnés & convaincus de ce fait qui leur parut prodigieux.

Lorſque le froid eſt reconnu pour la cauſe de cette maladie, comme il a condenſé les humeurs & reſſerré les fibres, on emploiera les légers réſolutifs, tels que l'urine chaude, le ſel ammoniac & un mélange d'eau-de-vie & d'eau commune. Si c'eſt au contraire la chaleur ou l'ardeur du ſoleil qui en ſoit la cauſe, il faut employer les collyres rafraîchiſſants, comme l'eau de plantin, l'eau légérement nitrée *.

Quand l'ophtalmie vient de la préſence de quelques petits corps irritants, on en fait l'extraction Les moyens dont on ſe ſert ſont différents, ſelon l'eſpece des corps étrangers : il eſt rapporté dans les obſervations de Fabrice de Hilden, qu'un ouvrier ayant une paille de fer dans l'œil, en fut débarraſſé par le moyen de l'aimant : j'ai eu deux fois occaſion de tirer de ſemblables pailles; l'une étoit placée ſur la cornée, & avoit pénétré dans la chambre antérieure; l'autre étoit

---

* Valentin, eph. germ. dec. 2, an. 3, obſ. 85, pag. 186, prodigue des éloges aux infuſions des antimoniaux employés pour les ophtalmies occaſionnées par les grandes chaleurs.

dans la portion de la conjonctive qui recouvre la cornée. Dans l'un & l'autre cas, l'inflammation étoit considérable; je retirai la premiere avec une éguille à cataracte, après avoir fixé l'œil avec un speculum; je me servis pour extraire la seconde, d'une pince à disséquer. Les injections d'eau tiede, poussées avec force du côté du corps étranger, quand il est enfoncé & inaccessible à l'instrument, sont des moyens sûrs qui m'ont toujours réussi. L'on peut encore venir à bout de tirer avec l'anse d'une soie de sanglier, des corps crochus qui auroient résisté aux moyens précédents.

Lorsque l'ophtalmie a pour cause la piquure de quelque insecte, on emploie la thériaque dissoute dans l'esprit de vin, appliquée seulement autour de l'orbite, tandis qu'on instille sur la conjonctive blessée un mêlange d'esprit de vin, & d'eau-rose ou de plantin: les eaux distillées de fenouil, de cumen, d'anis, conviennent encore dans ces cas.

§. II. Les varices n'attaquent guere que la conjonctive; elles sont le plus souvent l'effet de l'inflammation: le tissu cellulaire de cette partie est lâche; ses vaisseaux peu élastiques cedent aisément à l'abord du sang pendant l'inflammation, & ne reprennent que difficilement leur premier état.

La conjonctive attaquée de varices paroît rouge, comme enflammée, mais on distingue cet état variqueux de l'inflammation, parce que dans celle-ci la partie est tendue, douloureuse, quelquefois avec battement & chaleur ; ce qui ne se rencontre pas lorsque les vaisseaux sont simplement variqueux.

Dans le commencement du traitement des varices, il faut faire usage des discussifs astringents qui divisent, fondent & dissipent les humeurs qui s'épaississent par la lenteur de leur circulation : ils agissent en même temps sur les vaisseaux, en les desséchant ; ce qui leur donne de la force & du ton. Les plus usités sont la racine de sceau de salomon, de pivoine, les sommités de cerfeuil, d'hysope, de camomille, de melise, le camphre, l'aloès, la myrrhe, le sel ammoniac, le Styrax. Sur la fin du traitement, on emploie les remedes qui ne sont qu'astringents, comme l'alun, le vitriol.

Ces moyens sont souvent insuffisants : pour peu que les varices soient anciennes, soient multipliées, il est plus sûr & plus court de les emporter ; il faut au moins s'y déterminer lorsque les topiques ont été en défaut. Je traverse avec une éguille courbe, enfilée de soie, la portion de la conjonctive dans laquelle rampent les vaisseaux variqueux ; je souleve avec l'anse de la soie cette portion de la conjonctive, & je la coupe avec des ciseaux ou une lancette. Cette opération est plus ou moins étendue, selon la quantité des vaisseaux que l'on veut détruire : on est quelquefois dans le cas de faire cette opération circulairement tout le tour de l'œil ; alors il est prudent de se servir de deux éguilles enfilées, & l'incision commence par la partie inférieure, crainte d'être troublé par le sang qui couleroit de la partie supérieure, si l'on commençoit par cette derniere. On bassine d'abord l'œil avec une décoction émolliente, pour favoriser le dégorgement des vaisseaux ; on se sert ensuite d'un collyre astringent pour donner au reste des vaisseaux dégorgés, & qui n'auroient pas été emportés par cette opération, le ressort & le resserrement nécessaire.

Claudine Peneta, qui jusqu'au moment qu'elle fut reçue à l'Hôtel-Dieu, avoit été traitée sans succès avec différents collyres pendant près de deux mois, éprouva encore, ſans le moindre changement à ſon état, un traitement de trois ſemaines fait ſous mes yeux. Ce ne fut que par des inciſions qui enleverent une partie des vaiſſeaux variqueux, que je vins à bout de la cure.

§. III. La conjonctive eſt particuliérement ſujette à de petites tumeurs, nommées puſtules * : elles ſuccedent à ſon inflammation; elles peuvent être remplies de ſang, de ſéroſité ou de pus. Dans leur principe, elles portent le caractere de l'inflammation, & ſont accompagnées de tous ſes ſymptomes : alors on peut en eſpérer la réſolution; ainſi on doit s'occuper à les réſoudre. Les moyens, pour en venir à bout, ſont ceux qu'on emploie pour réſoudre l'inflammation dont elles different ſi peu. Mais dès que ces puſtules ſont

* Doit-on regarder comme une maladie particuliere de la conjonctive, & mettre au nombre des tumeurs qui peuvent l'attaquer, ces petites excroiſſances de chairs blanchâtres ou graiſſeuſes qu'on apperçoit quelquefois? Quoi qu'il en ſoit, c'eſt une indiſpoſition bien légere pour laquelle on ne fait jamais de remedes; mais s'il en étoit un, ce ſeroit de les extirper.

formées, qu'elles s'élevent en pointe, qu'elles sont pleines, à ne pouvoir en douter, de quelqu'un des liquides dont je viens de parler, il faut les regarder comme de petits abscès que l'on doit ouvrir avec une lancette, & c'est là le terme de leurs progrès ; on les déterge ensuite avec des eaux distillées de chélidoine ou de fenouil. D'autres fois ces petites tumeurs se terminent par induration * ; dans ce cas, il faut les extirper si elles incommodent.

§. IV. Le corps des paupieres est sujet à une sorte de galle connue sous le nom de trachoma : cette galle a plusieurs dégrés désignés par les noms de dasytes, fycosis & thylosis : dans le premier, on apperçoit, en renversant la paupiere, qu'elle est enflammée, inégale, avec des aspérités & beaucoup de demangeaison. Dans le second, ces symptomes sont plus violents, & on y apperçoit des petites tumeurs, ressemblant à des grains de figue. Dans le troisieme enfin, l'intérieur de la paupiere est ulcéré ; on y remarque même des duretés & des fentes.

---

* Alors on les nomme aigle ou aige ; ou bien poros ou porosis, lorsqu'elles forment une espece de durillon.

La cauſe immédiate de toutes ces indiſpoſitions vient de l'introduction d'une humeur âcre & corroſive dans les glandes dont cette partie eſt parſemée, où elle y cauſe de la demangeaiſon, de la chaleur, de la douleur, & ſucceſſivement tous les ſymptomes dont je viens de parler. Quant à la cauſe éloignée, elle peut dépendre de l'âcreté du ſang & de la lymphe occaſionnée par les aliments échauffants, par les vices particuliers & généraux.

Toutes ces maladies ſont opiniâtres ſelon leur ancienneté & la cauſe qui les produit, ſur-tout dans les vieillards. Les anciens avoient même propoſé, tant ils étoient perſuadés de la difficulté de la cure, de ratiſſer la partie intérieure des paupieres avec la pierre ponce ou l'os de ſeche, ou les feuilles de figuier, pour faire couler le ſang & la ſéroſité qui engorgent ces parties, & pour faciliter la pénétration de leurs collyres.

La ſaine Chirurgie, celle de nos jours, ſeroit éloignée d'adopter une pratique auſſi cruelle : je ne doute pas qu'il ne convienne d'entamer les calloſités, de les détruire même ; mais la lancette nous préſente une reſſource préférable à la méthode des anciens. Ainsi dans le thylosis il faut bien moins compter sur l'activité des collyres pour détruire les rugosités & les duretés, qui d'ailleurs pourroient nuire au globe de l'œil, que sur des scarifications proportionnées au besoin : on leur fait succéder l'usage d'une pommade de tuthie & de sel de Saturne.

Quant au dasyte, qui est le premier dégré de la gratelle, les lotions & les fomentations émollientes doivent convenir : on y ajoute quelques grains de sel de Saturne, plus ou moins, selon le dégré d'inflammation & de démangeaison ; les saignées dans un tempérament sanguin ne doivent pas être oubliées.

Dans le fycosis, on peut essayer d'abord les fomentations émollientes & résolutives ; mais si les petites tumeurs résistent à ces topiques, il ne faut point hésiter de les fendre avec la pointe de la lancette, ou de les emporter avec des ciseaux.

La gratelle qui vient à la partie externe de la paupiere, ne présente d'autre indication que celle qui attaque la surface de tout le corps.

§. V. Le corps de la paupiere, comme partie charnue, est sujet aussi à des abcès: ceux-là ſont plus ou moins conſidérables ; ils occupent quelquefois toute la paupiere, & ne different en rien de tous ceux qui ſe forment dans les autres parties du corps ; on doit ſeulement obſerver d'avoir égard à la direction des fibres des muſcles, ſi on les ouvre en dedans de la paupiere ; & à celle des rides de la peau, ſi c'eſt en dehors que l'on pratique l'inciſion, ce qui arrive le plus communément : la cicatrice, par cette précaution, eſt moins ſenſible, parce qu'elle ſe trouve confondue avec ces mêmes rides : le panſement ſe fait, la paupiere fermée, & doit être des plus ſimples.

§. VI. La paupiere, par ſa ſituation, eſt expoſée aux coups ; par conſéquent aux échimoſes & aux contuſions : ces maladies peuvent devenir graves à cauſe de leur voiſinage avec un organe auſſi délicat que l'œil *. La réſo-

* Mathæus, obſer. Méd. caſ. 7, rapporte le fait ſuivant : Jean Beckler faiſoit des armes avec un jeune homme qui le bleſſa à la paupiere inférieure & à la tunique extérieure de l'œil. Le bleſſé jeta de colere & de douleur ſon fleuret, & tomba par terre : il fut tranſporté ſur le champ dans

lution n'y est pas aisée ; les vaisseaux de la conjonctive & le tissu cellulaire dans lequel ils rampent, étant d'une composition lâche, les liqueurs y croupissent plus aisément. Si la contusion bornée à la paupiere & à la conjonctive n'est pas considérable, on suit le traitement ordinaire des contusions ; mais si la conjonctive est boursouflée, on auroit tort d'en tenter la résolution ; il vaut beaucoup mieux la dégorger avec quelques coups de lancette. Monsieur Petitot, Conseiller en la Cour des Monnoies de cette ville, reçut en jouant à la paume un coup de bale dans l'œil : les premiers secours lui furent administrés par un Chirurgien, qui ne proposa que la saignée & l'application de quelques résolutifs : ces foibles secours ne changerent point l'état de la paupiere & de la conjonctive gonflée & boursouflée. Le mal fit en peu des progrès ; la paupiere ren-

---

son lit, où il mourut avec des mouvements épileptiques. On chercha inutilement dans l'ouverture de son crâne la cause d'une mort aussi prompte ; on fut obligé de l'attribuer à cette légere blessure : je crois cependant que la colere y eut beaucoup de part.

verſée préſentoit un ſpectacle hideux. A ma premiere viſite, je propoſai de dégorger la partie par des ſcarifications : Monſieur Petitot s'y refuſa, & ne ſe prêta qu'à l'uſage de quelques collyres dont la baſe étoit toujours l'eau fraîche ; mais la nature dont j'avois prévu le deſſein, ſe chargea de l'opération que j'avois propoſée : la conjonctive éclata, il en ſortit beaucoup de ſang & de ſéroſité ; ce fut là l'époque du rétabliſſement de Monſieur Petitot.

J'ai dit que la contuſion portée à un certain point eſt difficile à réſoudre ; j'ajoute que ſa réſolution eſt dangereuſe : le ſang, en rentrant dans la voie de la circulation, peut s'arrêter en grumeau dans quelques parties délicates de l'œil, & y cauſer des ravages.

§. VII. L'œdeme des paupieres forme une tumeur d'autant plus conſidérable, que le tiſſu de cette partie qui en eſt le ſiege eſt plus lâche ; il n'eſt point dangereux. On emploie d'abord, pour le réſoudre, les réſolutifs ; & à meſure que l'œdeme ſe diſſipe, on leur fait ſuccéder les aſtringents * ; on emploie

* Mais ſi l'œdeme, loin de prendre la

les uns & les autres ſous la forme de fomentation, de cataplaſme, de ſachet.

§. VIII. Les tumeurs enkyſtées, ſquirreuſes peuvent attaquer les paupieres comme toutes les autres parties * : quand la réſolution n'a pas eu lieu par les moyens connus, il faut en faire l'extirpation. Ces tumeurs ſont quelquefois plus internes qu'externes : on a égard à cette ſituation particuliere pour ſe déterminer à les enlever du côté de la conjonctive ou à les extirper. En ouvrant la peau, dans le premier cas, on renverſe la paupiere ; la tumeur paroît alors ſaillante ; on inciſe la conjonctive ſelon la direction des muſcles ; on ſaiſit la tumeur avec une hérine, & il eſt facile de l'emporter avec des

---

voie de la réſolution, ſe termine par pourriture, ce nouvel état eſt connu ſous le nom de mydeſis. Au reſte, il ſuffit d'être Chirurgien pour ſavoir prendre ſon parti dans ce nouveau genre de maladie.

* Oliv. Jacobæus rapporte dans les actes de Copenhague, qu'une femme de cinquante ans s'apperçut d'abord qu'il ſe formoit dans ſa paupiere gauche un petit tubercule : ce tubercule continuant chaque jour de croître & de durcir, devint une corne tournée en ſpirale, dirigée en bas.

ciſeaux : on remet enſuite la paupiere dans ſon état naturel, après l'avoir baſſinée ; & c'eſt communément là tout le panſement. Dans le ſecond cas, on ouvre la peau ſelon la direction des plis de la paupiere : on procede à l'extirpation de la tumeur, comme je viens de le dire, & on ſavoriſe la réunion de cette plaie par un appareil mollement appliqué *.

§. IX. Le ptérigium & l'enchantis ſont deux maladies qui n'appartiennent pas particuliérement à la paupiere ; j'en placerai cependant ici le traitement,

* Je mets au nombre des tumeurs ſquirreuſes dont je viens de parler, toutes les eſpeces de verrues qui attaquent les paupieres : il a plu aux anciens de leur donner des noms ſelon leur forme & leur caractere ; ils nomment acrochordon celles qui ont une racine grêle & longue ; thymales, lorſqu'elles approchent de la figure du thym blanc de candie ; porrales, quand elles ont la forme d'un porreau ; fics, quand elles ont celle d'une figue. Ils nomment fourmillieres les verrues à baſe large, qui excitent une douleur qui imite les picotements des fourmis : celles-ci ſont quelquefois recouvertes de petites éminences ſemblables aux grains d'une mûre ; alors ils les nomment mûrales ou morales. Toutes ces

parce qu'elles attaquent l'une la conjonctive, l'autre la caroncule lacrymale, qui font partie de la paupiere.

Le ptérigium ou l'ongle est une excroissance plate, membraneuse, collée au globe de l'œil, & qui s'étend plus ou moins sur la cornée transparente: il vient ordinairement du grand angle, & paroît être l'extension du replis sémilunaire de la caroncule lacrymale; il vient aussi, mais plus rarement du petit angle & de la circonférence du globe. On distingue le ptérigium en membraneux, en adipeux & en variqueux. Le membraneux ressemble à une petite membrane plate aponevrotique, mince & polie: l'adipeux se prendroit pour un morceau de graisse étendue; il est plus en relief que le précédent: le variqueux est celui des deux qui est accompagné de varices; il est rare que celui-ci ne devienne squirreux ou can-

---

distinctions sont superflues, puisqu'il suffit de savoir, pour la pratique, que les vertues qui ont un pédicule, peuvent être emportées avec un coup de ciseau, & que celles qui sont à base plate exigent un peu plus de soin & de précautions. En général, toutes ces opérations se réduisent à peu de choses.

céreux. La cause prochaine du ptérigium est assez difficile à déterminer; il paroît être cependant l'effet d'une extension des vaisseaux lymphatiques de la partie, qui ne résistent pas assez à l'abord des sucs nourriciers, ou d'une abondance de ce suc qui détermine l'extension de ces mêmes fibres.

Dans le principe de ce mal on peut en empêcher les progrès; on peut espérer aussi de le résoudre: on emploie pour cela les résolutifs, les stiptiques, les dessicatifs; tels sont les décoctions de plante amere, le vitriol, l'eau de chaux, l'eau céleste, les préparations de cuivre: tous ces remedes sont insuffisants, pour peu que le ptérigium ait fait des progrès. Il en faut venir dans ce cas à des remedes rongeants ou consomptifs mis en poudre; l'expérience m'a appris que le collyre que Me. Jean propose est très-bon: prenez, dit-il, un scrupule d'os de seche, un demi-scrupule de crystal, quinze grains de vitriol blanc; le tout réduit en poudre très-subtile dont on répand quelques grains sur le ptérigium avec le doigt, ou par le moyen d'un tuyau de plume. On doit répéter cette application plusieurs fois le jour, & laver l'œil une demi-heure après chaque application avec l'eau-rose ; il vante encore le collyre fait avec une demi-drachme d'os de seche, un scrupule de vitriol blanc, douze grains de sel de Saturne, & une drachme de sucre candi, réduits en poudre subtile.

Quand le ptérigium résiste à ces moyens, il faut en venir à l'extirpation : pour cela on place le malade au grand jour sur une chaise assez haute, pour qu'il puisse avoir commodément la tête appuyée & fixée sur son dossier : un serviteur par derriere soutient la tête d'une main, & souleve la paupiere supérieure de l'autre. Le Chirurgien qui doit opérer, placé devant le malade, baisse la paupiere inférieure de la main gauche, & tient une éguille courbe enfilée de la main droite. Cette éguille doit être mousse, de peur de piquer les aponevroses des muscles de l'œil. Il la passe sous le ptérigium & dans son milieu ; il noue & serre assez fortement, pour qu'il ne puisse lui échapper, lorsqu'il en aura séparé une extrémité. Il convient d'attaquer d'abord celle qui se porte sur la cornée ; c'est la portion du ptérigium qu'il importe le plus d'enlever avec délicatesse ; sans cette précaution, l'effusion de sang pourroit troubler l'opération,

& il seroit difficile de l'exécuter avec cette précision qu'exige la présence de la cornée transparente. Le ptérigium soulevé à l'aide de l'anse du fil, le Chirurgien le dissèque avec une lancette. Quoiqu'il convienne d'enlever jusqu'au moindre vestige du ptérigium, la chose n'est pas toujours possible; la portion qui touche la cornée est quelquefois si adhérente, que l'on s'exposeroit à ouvrir la chambre antérieure, si l'on s'obstinoit à le détruire parfaitement. Je préfere de toucher avec la pierre infernale, la portion qu'une sage précaution n'a pas permis d'enlever: j'ai le soin dans ce cas de tenir les paupieres bien écartées, & de faire verser de l'eau tiede pour entraîner le peu de pierre infernale fondue qui porteroit le ravage dans le voisinage.

Le pansement du ptérigium extirpé est borné à quelques collyres astringents qui préviennent l'inflammation, & qui resserrent les vaisseaux trop lâches & trop disposés à donner occasion à une semblable maladie.

L'extirpation que je viens de proposer ne peut avoir lieu que pour le ptérigium qui n'est point compliqué; car s'il étoit cancéreux, & que ses progrès fussent étendus ; s'il y avoit douleur aux paupieres, aux tempes, à l'œil, l'opération ne conviendroit point : il faudroit alors ne s'occuper qu'à calmer les accidents par les collyres anodins.

§. X. L'enchantis est une petite excroissance charnue qui paroît sur la caroncule lacrymale qui lui sert de base : il est ordinairement rouge, quelquefois blanc, mollasse ; il peut être squirreux & cancéreux.

Les causes qui produisent l'enchantis sont celles du ptérigium : cette excroissance est souvent un obstacle à la conjonction des paupieres, & occasionne par là un larmoiement involontaire, & une inflammation incommode.

Les remedes que l'on emploie pour résoudre l'enchantis sont ceux dont on se sert dans la cure du ptérigium. Lorsque ces moyens sont infructueux, on l'extirpe avec un coup de ciseau ; on peut encore le traverser avec une éguille enfilée, le soulever au moyen de l'anse que forme le fil, & l'extirper avec une lancette. Quelque bizarrerie que l'on puisse supposer dans la forme de l'enchantis, il est rare que l'on ne puisse se passer du secours de l'éguille enfilée, qui est un moyen douloureux, pour y ſuppléer par quelqu'autre moyen approprié aux circonſtances. Les panſements, après l'extirpation, ſont ſimples, & ſont ceux que l'on met en uſage pour le ptérigium extirpé.

§. XI. Les plaies des paupieres ne ſauroient être conſidérables ; il n'y a pas de point fixe qui puiſſe les favoriſer : elles ne préſentent d'autre indication, quand elles ſont ſimples, que celle de la réunion ; on la procure par les moyens connus : un bandage méthodique ſuffit pour l'ordinaire : l'œil qui eſt deſſous les levres de la plaie, les aſſujettit ; les emplâtres aglutinatifs, favoriſés d'un appareil légérement compreſſif, peuvent être employés ſuivant les cas : il eſt rare que ces moyens ne ſuffiſent pas ; cependant, comme on peut ſuppoſer quelque cas où les plaies ne puiſſent pas être maintenues réunies par ces moyens, je ne ſaurois exclure abſolument l'uſage de la ſuture.

§. XII. Les tumeurs & les ſolutions de continuité ne ſont pas les ſeules maladies auxquelles les paupieres ſoient expoſées ; elles ſont quelquefois attaquées de mouvements convulſifs qui leur cauſe un cillement involontaire. C'eſt un trémouſſement rapide, petit, & preſque imperceptible : ceux qui en ſont attaqués ſemblent avoir un tic, & s'en plaignent comme d'un battement ; d'autres fois c'eſt un mouvement forcé qui ferme la paupiere. On donne le nom de ſouris à cette indiſpoſition ; on le donne auſſi aux mouvements convulſifs de l'œil & à ceux de l'iris : il paroît que cet état de convulſion vient du reſſerrement ſpontané des filieres des nerfs, ou de l'irrégularité du cours du fluide nerveux : dans ce cas, tout ce qui peut calmer le ſpaſme, faire tomber l'érétiſme, doit être mis en uſage. Les boiſſons abondantes de petit lait, d'eau de poulet, les bains agréablement froids, les lavements ſouvent répétés ſont les remedes indiqués en pareille circonſtance ; les applications de linges trempés dans l'eau fraîche, de glace pilée, ſont des topiques convenables.

Mr. Moreau, Chirurgien-Major de l'Hôtel-Dieu de Paris, a employé un moyen pour guérir une ſemblable indiſpoſition, qui fait honneur à ſon génie. La jeune fille dont il s'agit avoit les paupieres preſque fermées, tant étoit grande la convulſion. Cet habile Chirurgien pratiqua une inciſion ſur le bord de l'orbite, au-deſſous des ſourcils, qu'il eut ſoin de relever.

Elle commençoit vers le grand angle de l'œil, près de la base du nez, & finissoit au petit angle.

On seroit toujours sûr d'arrêter les convulsions par la section des nerfs qui sont affectés ; mais souvent ces nerfs ne sont pas accessibles à l'instrument, ou ils sont trop essentiels pour qu'on puisse prétendre les détruire. J'ai fait la section du nerf maxillaire supérieur, celle de l'inférieur : dans l'un & l'autre cas, j'ai arrêté tout-à-coup la convulsion dont se plaignoient vivement l'un & l'autre malade. J'ai communiqué à l'Académie le détail de ces deux opérations.

Mais, si la convulsion venoit de foiblesse, on doit alors appliquer sur les paupieres des compresses trempées dans l'eau-de-vie, dans les eaux thermales ; la vapeur de café, d'infusion de petite sauge peut convenir.

§. XIII. La rétraction & le renversement des paupieres sont deux maladies qui different peu l'une de l'autre : la cause qui les produit est la même ; la plus ordinaire est une cicatrice *.

---

* Lagophthalmos est le nom que l'on donne à l'éraillement de la paupiere supérieure. Ectropion, celui qui désigne l'éraillement de

On ſait que la clôture d'un ulcere ſe fait d'abord aux dépens de la peau voiſine qui prête : lorſque cet ulcere eſt près de la paupiere, la peau qui la recouvre s'avance du côté de l'ulcere, & retire la paupiere, qui cede d'autant plus aiſément qu'elle eſt flottante, & ſans point fixe qui puiſſe la retenir. Cette rétraction eſt pour l'ordinaire proportionnée à l'étendue de l'ulcere ; de ſorte que la paupiere eſt quelquefois renverſée.

Il ſeroit plus aiſé de prévenir cette difformité que d'y remédier : on pourroit la prévenir, en retenant en place la paupiere pendant que la cicatrice ſe fait par le moyen des emplâtres aglutinatifs & des bandages contentifs. On a propoſé une opération, lorſque la cicatrice eſt formée : elle conſiſte à fendre cette cicatrice, ſelon la direction des fibres de la peau ; à éloigner les bords de cette nouvelle plaie, juſqu'à ce que l'écartement de ces bords ſoit comblé & rempli de nouvelle chair.

---

l'inférieure. Colomboma déſigne l'éraillement ou l'échancrure que laiſſeroit une plaie des paupieres qui n'auroit pas été réunie.

Je ne pense pas que l'on soit fondé à compter sur ce moyen : il est rapporté * que Monsieur Daviel, dans le traitement d'une rétraction de la paupiere supérieure, s'étoit proposé de guérir cette incommodité, en faisant à la peau une incision capable de permettre à la paupiere de descendre autant qu'il étoit nécessaire pour recouvrir l'œil ; il crut qu'en tenant les levres de cette plaie écartées, la nature fourniroit une substance qui en rempliroit le vuide, & qui par là augmenteroit la longueur de la partie. Le malade fut présenté à l'Académie après sa guérison apparente, & elle jugea que la substance qui remplissoit ce vuide, n'étoit qu'une callosité contre nature, dont la superficie étoit nouvellement desséchée : elle convint que cette callosité ne pouvoit point subsister, & que la paupiere reviendroit pour le moins aussi courte qu'elle étoit auparavant.

Le renversement de la paupiere peut être occasionné par le gonflement de la conjonctive ; mais la paupiere re-

---

* Mémoire de l'Ac. de Chir. vol. V, pag. 103.

prend bientôt son état naturel. Si l'on emporte avec l'instrument tranchant la partie boursouflée de la conjonctive, cette opération est sans danger, & doit être préférée à l'usage de la pierre infernale que proposent quelques Auteurs.

§. XIV. La paralysie des paupieres est d'autant plus incommode, qu'elle ôte l'usage de la vue tant qu'elle dure. On combat cette paralysie comme celle de toutes les parties du corps. Daniel Ludovicus donne l'histoire d'une paralysie des paupieres, occasionnée par une gale à la tête rentrée; elle fut guérie par une espece d'emplâtre noir, fait avec l'huile noire de tartre & la cire, appliqué sur la paupiere supérieure. Il me paroîtroit plus convenable d'appliquer en semblable cas un emplâtre vésicant sur la partie où étoit la gale; il y rappelleroit l'humeur.

* Mr. Cantwel rapporte une guérison de paralysie des paupieres, opérée par les douches des eaux de Balaruc; elle avoit résisté à tout autre remede **.

Transactions Philosoph. 1738, n. 449, art. 4.

** La paralysie des paupieres est nommée atoniatoublepharon.

ARTICLE SECOND.

MALADIES

DU BORD DES PAUPIERES.

ON ne sauroit douter que les bords des paupieres n'aient leurs maladies particulieres: ils peuvent être collés *, enflammés, durs, chassieux, ulcérés; ils sont sujets à des dartres, à des tumeurs connues sous le nom de grando, calcul, orgeolet: enfin, les poils dont ils sont bordés peuvent tomber, & devenir, par leur mauvaise position, très-incommodes.

§. I. Les bords des paupieres peuvent être collés entre eux, ou collés au globe de l'œil: lorsqu'ils sont collés entre eux, que ce soit à l'occasion d'une ulcération ou par un vice de conformation, ce n'est que par une opération que l'on peut espérer de remédier à cette difformité. Elle consiste à diviser

* Les Grecs connoissent sous le nom d'ancyloblepharon, la jonction des paupieres.

ce qui eſt uni contre l'ordre naturel: elle ſe pratique différemment ſelon les circonſtances. Le collement peut être parfait & total; il peut n'avoir lieu que dans une partie de leur étendue: dans ce dernier cas, l'on paſſe une ſonde à panaris dans l'intervalle que laiſſent les paupieres imparfaitement collées, & avec un biſtouri, pouſſé le long de la crenelure, l'on diviſe les paupieres; mais ſi le collement eſt général, & qu'il manque d'ouverture par où l'on puiſſe paſſer la ſonde, il faudra, au préalable, s'en procurer une. Pour cela l'on fait pincer chaque paupiere dans le ſens oppoſé à la diviſion que l'on veut faire; l'on inciſe la peau ſoulevée, & l'on ſe procure une ouverture pour paſſer la ſonde, au moyen de laquelle on finit l'opération, comme je viens de le dire. La trace que l'on doit ſuivre pour faire cette inciſion, eſt toujours marquée par une ligne qui déſigne la ſéparation des paupieres, & par la rangée des cils qui conſervent leur ordre naturel: il eſt vrai, que lorſque le collement eſt l'effet d'une ulcération conſidérable, les choſes ne ſont pas auſſi favorablement diſpoſées; je ne prévois pas cependant qu'il ſoit impoſſible de s'orienter, & de faire l'incision dans la direction convenable.

Les pansements, après cette opération, devroient consister à tenir les bords des paupieres divisées ; mais comme un tamponage exercé près de l'œil, organe très-sensible, ne pourroit que le fatiguer, & y attirer une inflammation, on doit compter sur le mouvement des paupieres qui suffira pour empêcher une coalition qui remettroit les choses dans leur premier état : il faudra prendre la précaution d'ordonner au malade de ne dormir que très-peu de temps de suite, de crainte que, pendant un long sommeil, les paupieres ne contractassent quelque adhérence.

Lorsque le bord des paupieres est collé au globe de l'œil, la séparation s'en fait avec le tranchant d'une lancette : si malgré la précaution que l'on a prise de faire cette séparation, de maniere à ne rien laisser de ce qui appartient à la paupiere attaché au globe de l'œil, il y avoit encore quelques petits restes, il faudroit chercher à les détruire par la pierre infernale ou par quelqu'autre caustique.

§. II. Les bords des paupieres sont sujets à quelques maladies qui different peu les unes des autres, comme inflammation, suppuration, ulceres, dartres : ces maladies se succedent ; leur siege ordinaire n'est guere ailleurs que dans les glandes de Mœbonius. La cause prochaine est un vice dans l'humeur que filtrent ces glandes ; qui, par son épaississement, par son séjour ou par son âcreté, comprime ou irrite & ronge les vaisseaux du bord des paupieres : c'est le dégré de cette âcreté ou l'ancienneté du séjour de cette humeur qui produit successivement ces différentes maladies.

La cause de l'épaississement ou de l'acrimonie de cette humeur peut venir de quelques virus, d'un levain âcre & grossier, & encore d'une inflammation qui aura dissipé la partie la plus fluide de cette humeur ; de sorte que l'inflammation que nous avons regardée comme l'effet de l'épaississement, peut en être aussi la cause.

Il est aisé de reconnoître ces maladies au premier coup d'œil : j'ajoute qu'elles se rencontrent souvent réunies ; & il arrive alors que les paupieres sont enflammées, raboteuses, ulcérées, prurigineuses ; ce sont ces complications réunies qui aggravent le mal, & qui le rendent d'une cure bien difficile.

Lorsque le bord des paupieres est seulement enflammé, il suffit d'user des remedes qui conviennent à une simple inflammation. Mais si le désordre s'est porté jusqu'aux glandes ciliaires ; si l'humeur qu'elles fournissent naturellement pour lubréfier le bord des paupieres, & pour les garantir des effets de leur attouchement continuel, auquel elles sont exposées, a dégénéré & est pervertie ; alors cette nouvelle indisposition est connue sous le nom de chassie ou lippitude.

La chassie suppose des ulcérations aux bords des paupieres : car, si on examine, avec une loupe, le bord d'une paupiere sujette à la chassie, on appercevra une rangée de petits ulceres.

La chassie étant à ces ulceres, ce que la suppuration est aux ulceres des autres parties, son état, sa couleur, sa consistance nous instruisent de la condition des ulceres : ainsi la chassie, en petite quantité, sans consistance, annonce des ulceres commençants ; plus abondante & avec plus de consistance, elle annonce leurs progrès ; quand elle est plus gluante, plus égale en couleur & en consistance, elle désigne que les ulceres ont borné leurs progrès, & qu'ils ſont en bon état ; enfin, quand la chaſſie eſt grumeleuſe, écailleuſe, fibreuſe de divers couleurs, on eſt en droit de préſumer que les ulceres d'où elle découle, ſont virulents, putrides, & diſpoſés à l'inflammation.

La chaſſie, conſidérée comme ſymptome des ulceres des paupieres, doit fournir les indications pour leur traitement. Lorſque la chaſſie eſt en petite quantité, & qu'elle annonce le premier dégré d'ulcération & d'engorgement de la part des glandes, il convient d'uſer de fomentations faites avec les fleurs de camomille, de mauve, de mélilot, les racines de guimauve, les ſemences de fœnugrec, de lin : c'eſt au moyen de ces fomentations émollientes ou des collyres de même nature, comme celui qui ſeroit compoſé avec des eaux diſtillées de frai de grenouille & de lys, mêlées par parties égales, dans leſquelles on fait infuſer des ſemences de lin, que l'on vient à bout de faire tomber l'inflammation qui ne manque jamais d'accompagner les commencements d'ulcération. A meſure que l'inflammation diminue, que le dégorgement s'opere, ce qui ſe connoît par la diminution de la douleur & par l'abondance de la chassie augmentée, on ajoute à ces collyres quelques grains de sel de Saturne ; & successivement on passe à l'usage de ceux qui sont plus détersifs & dessé-chants : par exemple, on dissout dans quatre onces d'eau distillées de fenouil, de la tuthie préparée, de la myrrhe, de l'aloès, de chaque un scrupule ; du camphre & du safran, de chaque six grains ; on en bassine, plusieurs fois le jour, le bord des paupieres ; on y laisse même des linges qui en sont humectés ; on peut aussi rendre ce collyre plus détersif. Lorsque par la nature de la chassie on présume que les ulceres bien détergés tendent à leur guérison & à leur desséchement, on y ajoute un gros de sucre candi & seize grains de vitriol blanc.

L'assujettissement auquel oblige l'usage des collyres & des fomentations dont nous venons de parler, puisqu'il faut les renouveller sans cesse & tenir continuellement des compresses humectées sur les yeux, fait quelquefois préférer les pommades. Par leur qualité onctueuse, elles entretiennent aisément la souplesse des vaisseaux & des fibres, ramollissent les petites glandes engorgées, & calment par là la douleur & l'inflammation.

Je conseille en effet aux malades qui ne se prêtent pas volontiers à des fomentations continuelles, l'onguent de tuthie : on en met gros comme un petit pois dans le grand angle de l'œil ; on fait fermer les paupieres, & l'onguent s'étend peu à peu le long de leurs bords. On peut ajouter, si l'on a dessein de mundifier plus parfaitement, quelques grains de myrrhe & d'aloès porphyrisés.

Les bords des paupieres sont sujets à la galle ou gratelle : cette indisposition differe peu de celles dont nous venons de parler ; cette différence dépend souvent de la nature de la chassie, qui, ayant plus de disposition à se sécher, forme des petites croutes & écailles, accompagnées de prurit & de demangeaison.

Les Grecs ont distingué trois sortes de gratelles, qui ont beaucoup de rapport les unes avec les autres : ils nomment psorophtalmie, celle qui est accompagnée de larmes, d'inflammation, d'une demangeaison incommode avec chassie baveuse, elle differe peu de la chassie dont je viens de parler.

La seconde espece est connue par le nom de xerophtalmie : dans celle-ci la chassie est gluante, les paupieres s'attachent s'attachent de nuit ; elles sont médiocrement douloureuses & enflammées, mais toujours accompagnées de la demangeaison qui fait le caractere distinctif de la gratelle.

Lorsque les bords des paupieres sont durs ; qu'ils sont raboteux, d'une surface inégale, secs, sans aucune espece d'humidité, cette troisieme variété a été désignée par le nom de sclérophtalmie.

La premiere espece de gratelle ou la psorophtalmie n'admet point d'autre traitement que celui que j'ai désigné pour la lippitude de la premiere espece, avec cette différence que j'ajoute aux fomentations & aux collyres émollients & anodins, que j'ai indiqués, quelques grains de sel de Saturne & de sel ammoniac.

Dans la xérophtalmie ou la seconde espece de gratelle, la chassie est épaisse ; elle colle les paupieres, elle est accompagnée de demangeaison. Pour remplir les indications que présente la xérophtalmie, je fais faire usage de la pommade de tuthie, lavée plusieurs fois dans l'eau-rose & l'eau de plantin, à laquelle on ajoute quelques grains de sel de Saturne.

Mais, si les bords des paupieres sont durs, élevés, secs, raboteux, en un mot dans la sclérophtalmie, ces remedes seroient insuffisants : dans ce cas, où je suppose l'organisation des glandes de Mœbonius détruite, ou leur engorgement poussé au dernier dégré, de simples fomentations ou collyres émollients ne feroient qu'assouplir la rigidité des vaisseaux, n'établiroient qu'une évacuation plus abondante de chassie, & leur effet seroit borné à ce changement léger. Les choses en resteroient là, si l'on n'usoit de remedes capables d'opérer un dégorgement parfait ou l'exfoliation des glandes détruites. C'est pour remplir cette indication, qu'après l'usage pendant quelques jours des fomentations émollientes, j'applique sur les paupieres fermées un emplâtre composé de l'onguent suppuratif, auquel j'ajoute de la cire vierge suffisante quantité, pour lui donner la consistance d'emplâtre. Le pansement se fait deux fois par jour, & l'on trouve toujours une grande abondance de suppuration qui annonce l'effet du remede : les paupieres diminuent peu à peu ; le dégorgement s'opere, & les glandes, que leur mauvais état a mis hors d'usage, s'exfolient.

Mademoiselle R *, enfant cher à ses peres, avoit depuis sa naissance une indiſpoſition ſemblable, aux paupieres, qui avoit toujours augmenté, malgré les remedes que lui avoient administré d'habiles maîtres, & qui n'avoient ſuivi en cela que ce que preſcrivent les Auteurs. Au bout de trois ſemaines d'application de cet onguent, elle fut parfaitement guérie; pendant ce traitement, je lui mis les véſicatoires derriere les oreilles qui fournirent beaucoup.

C'eſt ainſi que j'ai traité pluſieurs malades attaqués de la ſclérophtalmie, ſans que cette méthode ait été en défaut.

Les ſuppuratifs, qui jouent le plus grand rôle dans la cure de cette maladie, ne ſuffiſent pas pour l'accomplir: il faut leur faire ſuccéder les déterſifs & les deſſicatifs, qui ſeront toujours indiqués par l'état & la condition de la ſuppuration.

L'on s'occuperoit inutilement à combattre le vice local, ſi l'on ne portoit ſes vues plus loin, & ſi l'on ne remontoit à la cauſe pour la détruire. Il faut s'en occuper ſérieuſement, & des moyens capables de la domter.

§. III. En parlant de la chaſſie, j'ai donné le traitement des ulceres dont elle n'eſt que le ſymptôme; mais, ſi ces ulceres ne se sont point bornés au progrès dont je viens de parler ; si le cartilage tarse est intéressé, ils dégénerent communément en fistule : alors la conduite que j'ai indiquée ne sauroit suffire.

Madame Briasson, épouse d'un ancien Echevin, avoit été attaquée d'un engorgement à une des glandes de Mœbonius, d'une suppuration de cette même glande, & d'une fistule successivement, dont la base portoit sur le cartilage tarse. Quoique l'incommodité fût légere, on n'épargna rien de ce qui pouvoit hâter la guérison de cette épouse autant chérie que respectable : on consulta, à Paris, à Lyon, ceux que la réputation avoit désignés.

Madame Briasson ne fut que fatiguée des différentes tentatives. Malgré le mauvais succès, elle se prêta encore à celle que voulut mettre en usage Mr. Pommier, un de mes confreres : son procédé fut simple, & celui qu'on auroit dû employer dabord. Il porta avec l'extrêmité d'un cure-dent une gouttelette de dissolution mercurielle qui pénétra jusqu'au cartilage, & qui en détermina l'exfoliation. Au bout de peu de jours la fistule fut guérie ; il prit la précaution de renverser la paupiere pour exécuter son opération, & de verser de l'eau tiede sur le champ pour enlever la dissolution qui auroit pu se communiquer aux parties voisines.

Monsieur Levret a consigné dans le Mercure de Décembre 1745, p. 52 & suivantes, un moyen pour éloigner favorablement la paupiere du globe de l'œil, & pour empêcher que l'impression du caustique ne portât ses ravages dans les parties voisines: le voici. Il fit faire un collier de velours, large d'un pouce, dont les extrêmités étoient terminées par des rubans. Il fit coudre à la partie antérieure de ce collier deux petits anneaux, dont la distance étoit réglée sur l'éloignement des yeux du sujet: il coupa de droit fil, deux bandelettes de linge neuf & fin, qui formoient chacune un losange, dont le triangle supérieur avoit environ huit lignes de hauteur, & la partie la plus large de ce triangle étoit de l'étendue de la paupiere inférieure & recouverte d'emplâtre d'André de Lacroix: la partie inférieure de cette bandelette formoit aussi un triangle, mais très-allongé; elle portoit à son extrêmité un petit anneau.

Mr. Levret plaça ce collier, & en noua les rubans derriere le col ; il appliqua la portion des bandelettes qui étoit recouverte d'emplâtre sur toute l'étendue de la paupiere inférieure, & près des cils. Il renversa la longue branche ; & au moyen d'un petit ruban, il joignit l'anneau de la bandelette avec celui du collier. Il se plaça alors derriere la malade ; il écarta la paupiere du globe de l'œil, ou pour mieux dire, il éloigna l'œil par un mouvement commun avec la tête, de la paupiere inférieure qui étoit fixée par la bande attachée au collier.

Il avoit préparé d'autre part un morceau de papier blanc battu, huilé, d'environ dix lignes de large sur un pouce & demi de haut, & deux petits pinceaux de poil très-doux ; l'un étoit sec, & l'autre légérement humecté d'huile.

Il plaça le papier huilé entre la paupiere & l'œil ; il essuya les larmes avec le pinceau sec, & passa promptement le caustique sur le bord de la paupiere ; il essuya de nouveau & à plusieurs reprises les larmes qui couloient, & passa légérement le pinceau huilé sur les parties cautérisées. Ce moyen réussit parfaitement à Monsieur Levret : la conjonctive, quoique très-voisine de l'action du caustique, n'en fut aucunement assaillie ; cependant l'opération fut répétée trois fois de suite.

Quoique j'aie réussi souvent dans semblables occasions avec moins de précautions, je ne saurois condamner celles qu'a prises Mr. Levret ; on ne peut trop en user.

§. IV. L'orgeolet, que l'on appelle aussi le grain d'orge * ou l'orgueilleux, est une petite tumeur blanche, molle, lymphatique ; elle vient pour l'ordinaire près du bord des paupieres : le vulgaire croit que les femmes grosses donnent l'orgeolet à qui leur plaît. L'orgeolet est quelquefois accompagné d'inflammation.

La cause éloignée de cette tumeur est tout ce qui peut arrêter la lymphe, la rendre épaisse comme les vices généraux & particuliers.

Cette maladie ne sauroit avoir de suite fâcheuse, sur-tout quand elle est simple & sans inflammation : sa terminaison la plus ordinaire est la suppu-

---

* Les Grecs le nomment crithe ; les Latins hordeolum.

ration ; elle peut aussi se résoudre comme se terminer par induration. Il faut avoir égard dans le traitement de cette petite tumeur, aux symptomes qui l'accompagnent & à la terminaison qui lui paroît naturelle : si elle est accompagnée d'inflammation, & qu'elle soit disposée à la suppuration, alors on y applique un cataplasme anodin émollient : si elle se disposoit à l'induration, on fait usage des emplâtres de mucilage, de diabotanum, de diachilum, de divigo : si elle ne cede point à ces fondants, on incise la pointe de l'orgeolet, & on le consume avec un caustique liquide ou la pierre infernale.

L'orgeolet qui occupe pour l'ordinaire le bord des paupieres, prend quelquefois naissance dans le corps même de cette partie, mais jamais bien loin de son bord ; alors on est obligé de renverser la paupiere, & de faire une incision sur la tumeur : on se comporte, comme je viens de le dire, avec les précautions qu'exigent une pareille situation.

L'orgeolet est souvent symptomatique & périodique ; je connois quelques personnes du Sexe dont le temps de leur regle est annoncé par un ou pluſieurs orgeolets ; ceux là ne ſont pas de longue durée, & ils finiſſent avec le temps périodique.

§. V. La grêle * des paupieres, ainſi nommée à cauſe de ſa reſſemblance avec un grain de grêle, ſe préſente ſous la forme d'une tumeur ronde, tranſparente & blanche ; elle eſt ſituée ordinairement au bord des paupieres : elle differe de l'orgeolet par ſa tranſparence & ſa dureté. La cauſe de la grêle eſt une lymphe concrette, durcie dans une véſicule.

Cette tumeur qui n'occaſionne que la difformité, n'eſt ſuſceptible d'aucune terminaiſon favorable ; elle ne ſe guérit que par l'opération. Elle conſiſte à ouvrir les tégumens qui la recouvrent, & à la faire ſortir avec une curette : on détruit ſon kyſte avec le cauſtique ; & quand il eſt fort petit, mobile, à baſe étroite, on le coupe ou on l'emporte d'un ſeul coup de ciſeau.

§. VI. Il naît encore au bord des paupieres de petites tumeurs, qui ne different des précédentes que par leur conſiſtance particuliere : elles ſont du-

---

* Par les Grecs Chalazeon.

res comme du gravier ; auſſi retiennent-elles le nom de calcul. Leur extirpation eſt l'unique moyen de les détruire ; on ſe comporte pour cet effet comme dans l'extirpation de la grêle. Lorſque la matiere qui les forme reſſemble à du tuf, on les nomme poroſis, & lithiaſis lorſque c'eſt un véritable gravier.

§. VII. Les cils, ces petits poils dont les paupieres ſont hériſſées, peuvent tomber, & peuvent auſſi ſubir un dérangement nuiſible, auquel la Chirurgie doit remédier.

Les poils tombent ſans aucun vice dans la paupiere, comme dans les fievres malignes, dans le cas de vérole, ou lorſqu'il manque du ſuc nourricier : cette chûte peut être auſſi l'effet d'un vice particulier qui a rongé leur bulbe & détruit la racine.

Par quelque cauſe que ce ſoit, dès que la chûte des cils a lieu, les malades ſont incommodés par un clignotement continuel, au rapport de Mr. de la Metrie, parce que les paupieres cherchent à ſe fermer continuellement, pour ſuppléer par là à l'abſence des cils deſtinés à rabattre la trop grande lumiere, & à éloigner les objets qui voltigent en l'air.

Les cils qui tombent par la corroſion de leur bulbe *, ne reviennent jamais ; ceux qui ſont tombés par le ſeul défaut de ſuc nourricier ou par ſon vice, peuvent revenir, de même que ceux dont la chûte dépendroit des maladies dont nous venons de parler. Comme leur régénération eſt l'ouvrage de la nature, il faut ſe contenter de la mettre à portée d'opérer ; il convient pour cela de corriger le vice du ſuc nourricier quand il peche par ſa qualité, ou de l'augmenter quand il peche par ſa quantité.

L'ordre des cils marqué par la main du Créateur, concourt à l'embelliſſement des paupieres, & fait auſſi que les rayons lumineux ſont détournés de l'œil lorſque la circonſtance l'exige, comme je viens de le dire. Mais, ſi cet ordre eſt renverſé ; ſi ces poils, au lieu de concourir à l'uſage des paupieres, ſont plantés de façon à nuire à l'organe qu'ils doivent ſervir, c'eſt à l'art à redreſſer ces écarts.

Le trichiaſis * ou le dérangement

* On connoît ſous le nom de Madaroſis, la chûte des cils.

** Les anciens donnoient le nom de diſtichiaſis au trichiaſis, occaſionné par un double rang de cils. Cette maladie paroît être une fiction : Maître Jean ne l'a jamais

des cils est de deux sortes : le premier, lorsque les cils sont dirigés du côté de l'œil, sans que le cartilage tarse ait changé de situation. Le second, lorsque les cils, quoique bien plantés, sont cependant tournés du côté de l'œil, parce que le cartilage tarse qui leur sert de base, s'est renversé *. Le premier trichiasis est naturel ou accidentel : le naturel a lieu par la disposition particuliere des pores par où les cils passent, & qui ont toujours été disposés à leur donner cette direction contraire au dessein de la nature : l'accidentel est l'effet de quelques cicatrices dures, épaisses, formées après la chûte des poils, qui, ne pouvant se faire jour à travers un tissu si serré,

---

trouvée, & soupçonne avec raison que, s'il se rencontre quelquefois de deux ou trois rangs de cils, ce n'est que dans les paupieres tuméfiées & remplies de petites tumeurs ; les unes de ces tumeurs se portent en dehors, les autres en dedans de la paupiere. Les cils qui sont obligés de suivre la même disposition, forment comme plusieurs rangées, quoique leur nombre ne soit pas augmenté.

* Ce renversement est connu sous le nom de phrosis.

s'ouvrent une route du côté de l'œil ; il peut encore se faire que des cicatrices aient changé la situation naturelle des pores.

Cette indisposition se connoît aisément ; on apperçoit sans peine que les poils qui se portent du côté de l'œil l'irritent & le fatiguent.

Le second trichiasis, occasionné par le renversement du cartilage, peut être l'effet d'une tumeur aux paupieres, qui, en le renversant *, tourne nécessairement la pointe des cils du côté de l'œil : ce trichiasis se guérit, en détruisant la tumeur quelle qu'elle soit. Si c'étoit une trop grande amplitude de la paupiere, qui fût cause de ce renversement, après avoir employé les corroborants, & en général tous les remedes capables de lui rendre son

---

* J'ai été obligé d'extirper une tumeur stéatomateuse, placée à la paupiere supérieure ; elle prenoit naissance sous le bord supérieur du cartilage tarse, & lui faisoit presque entiérement faire la bascule : dès l'instant de l'extirpation, le cartilage prit sa place naturelle ; & les petits poils tournés du côté de l'œil, où ils avoient causé beaucoup d'inflammation, en furent éloignés.

étendue naturelle, il faut en venir à une opération. Elle consiste à enlever le superflu de la peau des paupieres: les incisions se font selon la direction des rides; & l'on réunit, au moyen des points de suture ou de quelque emplâtre aglutinatif, les bords de la plaie: la paupiere se trouve par là raccourcie, & hors d'état de couvrir le globe de l'œil, comme auparavant *; ce qui causoit autant de difformité que d'incommodité. Dans le premier trichiasis occasionné par la mauvaise disposition des pores qui ont dirigé les poils, qu'il soit naturel ou accidentel, il faut arracher ces mêmes poils: pour cet effet, on place le malade au grand jour; on souleve la paupiere avec des pinces garnies d'un linge fin, & l'on arrache les poils avec d'autres pinces: on cautérise ** sur le champ l'oignon.

* Les anciens, persuadés que les poils des cils étoient quelquefois en trop grand nombre, avoient établi un genre de maladie, connue sous le nom de phalangosis. Mais j'ai fait remarquer dans une des notes précédentes ce qui avoit pu leur en imposer.

** Il peut arriver que les oignons ou bulbes suivent les poils que l'on arrache: il seroit inutile dans ce cas de cautériser; &

& le pore de chaque poil que l'on arrache, crainte de le perdre de vue : ce qui ne manqueroit pas d'arriver ſans cette précaution, puiſqu'ils ſont d'une petiteſſe capable d'échapper aux yeux les plus attentifs. Les cauteres qui doivent être proportionnés à la partie que l'on cautériſe, ſont une aiguille à tricoter les bas, ou quelque choſe de ſemblable.

---

comme cette cautériſation n'eſt point une opération agréable pour le malade, il faut craindre de la pratiquer, ſi elle eſt inutile ; on ſera donc ort ſoigneux à examiner à chaque poil, ſi ſon oignon a été extirpé avec lui.

ARTICLE TROISIEME.

MALADIES DU GRAND ANGLE.

SAns prétendre faire une démonstration anatomique, il convient de se rappeller la situation des parties.

Le grand angle ou celui du côté du nez est le seul dont il sera question, parce qu'il est exposé à des maladies particulieres : il est formé par la rencontre des deux paupieres, d'une partie du muscle orbiculaire, de son tendon, d'une artere, d'une veine connue sous le nom d'angulaire.

C'est à cet angle que se trouve le sac nazal. Ce sac est une poche membraneuse qui communique d'une part, au moyen d'un tuyau, avec le nez : ce canal est connu sous le nom de canal nazal ; de l'autre, avec les paupieres, par deux conduits qui se terminent à leur bord par deux ouvertures nommées points lacrymaux.

Ce sont les voies que parcourent les larmes qui sont, pour les cœurs sensibles, des expressions de tendresse, d'amitié & de douleur; & qui, au jugement du Physicien, ont des usages plus réels & plus essentiels.

Cette liqueur, que fournit sur-tout la glande lacrymale, est sans cesse répandue sur la surface de la cornée transparente. La transparence de cette partie, dûe originairement à sa structure particuliere, ne se conserve que par un arrosement continuel.

L'impression de l'air sur un organe aussi sensible que l'œil, lui cause une sensation désagréable, détermine un clignotement de la part des paupieres: celles-ci, par ce mouvement, étendent & éparpillent la liqueur que fournissent les sources lacrymales. Le superflu en est porté du côté du grand angle: il y est pompé par les points lacrymaux, qui font l'office de tube capillaire; il passe par les conduits qui leur répondent, pour de là être versé dans le sac lacrymal qui est suivi d'un canal du même nom. C'est au moyen de ce dernier canal que les larmes sont versées dans le nez, où elles servent encore à humecter les papilles nerveuses de la membrane pituitaire: elles s'y mêlent avec la morve, & sont expulsées avec elle comme matiere excrémenticielle & devenue inutile.

La nature des fonctions de ces conduits les suppose toujours libres & en état de charier les larmes. Mais, si ces canaux sont oblitérés, bouchés ou détruits, les larmes alors, dont le cours est interrompu, coulent le long des joues ou séjournent dans les organes qui devoient simplement leur livrer passage, s'y aigrissent, en corrodent les parois, y produisent des inflammations, des suppurations, &c.

Des maladies qui attaquent le grand angle, les unes sont extérieures & n'intéressent en rien les voies lacrymales; tels sont l'anchilops & l'égilops: les autres attaquent les voies que traversent les larmes, & sont en grand nombre.

Maladies extérieures du grand Angle.

§. 1. L'anchilops est un mot générique qui signifie toute tumeur du grand angle; il renferme celles qui se font par conjection & par fluxion. Les tumeurs situées dans cette partie ne different en rien de celles auxquelles toutes les parties du corps sont sujettes: le traitement en est le même; il faut seulement se tenir en garde & user de beaucoup de précaution, lorsqu'il sera question de les extirper ou de les ouvrir, à cause de leur voisinage avec le tendon du muscle orbiculaire & des organes destinés aux cours des larmes.

§. II. L'ulcere du grand angle a été nommé égilops; ses causes, ses signes, ses symptomes sont les mêmes que ceux des ulceres des autres parties. Quoique ces ulceres soient sinueux & fistuleux, ils n'établissent point une fistule lacrymale, mais seulement une fistule du grand angle, pour la cure de laquelle on a d'autre traitement à proposer que celui qu'exigent les fistules en général *.

Le voisinage de l'œil, avec ces ulceres, proscrit l'usage des onctueux, qu'il faut éviter d'employer par la crainte que l'on doit avoir qu'ils ne touchent à la conjonctive, où ils ne manqueroient pas d'occasionner de l'inflammation.

* J'ai vu durer le traitement d'une fistule au grand angle près de trois mois; on n'étoit point étonné de cette longueur, parce que la fistule passoit pour lacrymale. L'occasion me permit de désabuser les gens intéressés, & de les convaincre ou de l'ignorance ou de la fourberie de celui qui s'étoit chargé de la cure. Je craignis d'autant moins de dire mon sentiment, que ce Chirurgien prétendu, qui ne tenoit à rien, avoit déjà donné prise à sa conduite; la fistule fut guérie en peu de jours.

Maladies qui attaquent les voies lacrymales.

La continuité du conduit des larmes eſt ſans interruption depuis les points lacrymaux juſqu'à l'extrêmité qui aboutit dans le nez ; malgré cela on l'a diviſé en pluſieurs parties, à qui l'on a donné des noms différents, comme on vient de le voir. Cette diviſion étoit néceſſaire, puiſque chacune des portions de ce conduit ſont ſujettes à des maladies qui leur ſont propres, & que les traitements qui leur conviennent, different beaucoup les uns des autres.

Ces maladies ſont l'obſtruction, l'oblitération & l'ulcération des points lacrymaux & des conduits du même nom, l'hydropiſie & l'ulcération du ſac nazal, l'obſtruction, l'oblitération & l'ulcération du conduit nazal. Les moyens de remédier à ces indiſpoſitions ſont en grand nombre ; le choix légitime que l'on doit en faire, paroît ſouvent difficile.

§. I. Les points lacrymaux & leurs conduits peuvent être obſtrués, oblitérés & ulcérés : s'ils ſont obſtrués, les larmes coulent le long de la face, parce qu'elles ne peuvent enfiler la route qui leur est destinée *. L'indication qui se présente est alors de désobstruer ces petits canaux : on peut à cet effet employer la méthode de

* Les anciens avoient cru que le larmoiement pouvoit provenir de ce que les pores & les canaux des glandes trop dilatés & trop ouverts ne pouvoient plus empêcher aux larmes de couler immodérément ; ils avoient nommé cette indisposition épiphora. Quelque dilatés que je puisse supposer ces canaux, je ne saurois me persuader que les points lacrymaux ne soient pas capables de pomper tout le fluide qui en coule. Ce larmoiement ne peut dépendre, à mon avis, que de quelques obstacles dans les voies lacrymales.

On sait cependant qu'il est des cas où la secrétion des larmes est si abondante, comme lorsqu'elle est déterminée par l'inflammation, par la joie ou la tristesse, qu'il est impossible que les points lacrymaux soient assez amples pour leur livrer passage, ce qui fait qu'elles coulent le long des joues ; mais ce larmoiement n'est que momentané, & ne dure qu'autant que la cause qui le détermine, subsiste.

Les anciens faisoient encore dépendre le larmoiement de la destruction de la caroncule lacrymale, & nommoient ce flux immodéré rhyas ou rhœas.

Mr. Anel ; elle consiste à se servir d'une sonde d'argent, dont la grosseur, presque égale dans toute son étendue, n'excede guere celle d'une soie de sanglier, & dont l'extrémité est terminée par un petit bouton ou olive, & d'une seringue dont le siphon est de la grosseur du bouton de la sonde.

L'introduction graduée & bien ménagée de cette sonde doit suffire pour détruire l'obstruction : on en répétera l'usage jusqu'à ce qu'on soit sûr d'avoir vaincu les obstacles & applani la route. Quelques injections résolutives & vulnéraires, faites avec la petite seringue dont je viens de parler, doivent compléter la cure.

§. II. Les moyens que je viens de proposer seroient inutiles, si les points lacrymaux & leurs conduits étoient oblitérés & clos : ils peuvent être clos naturellement ; la nature a des écarts & des absences ; elle ébauche quelquefois l'ouvrage sans l'achever : ils peuvent l'être accidentellement par des cicatrices anciennes. Si les points lacrymaux étoient seuls oblitérés, & que la trace de leur ouverture fût marquée, il seroit possible de former des ouvertures avec un instrument pointu, dont la délicatesse seroit proportionnée à la petiteſſe des trous que l'on cherche à fabriquer. Le cours & la préſence des larmes qui enfileront cette nouvelle route, ſeront capables de la maintenir toujours ouverte.

L'ingénieux Mr. Ant. Petit propoſe, lorſque l'oblitération a lieu dans les points lacrymaux & le long de leurs conduits, & qu'il eſt impoſſible de rétablir ces voies naturelles, de pratiquer * une ouverture artificielle au ſac lacrymal, qui faſſe fonctions des points lacrymaux. Il conſeille d'introduire dans cette inciſion, qui doit être faite dans l'intérieur du grand angle de l'œil, à côté de la caroncule lacrymale, une meche de deux ou trois brins de fil, pour empêcher la coalition de ſes bords.

Comme l'oblitération des points & des conduits lacrymaux a lieu pour

---

* Mr. Petit ne s'oppoſe pas la difficulté de rencontrer avec la pointe de la lancette le fond du ſac, lorſqu'il eſt vuide ; ce qui ne manque pas d'arriver dans le cas dont il eſt queſtion. Ne pourroit-on pas alors le remplir par le canal nazal, au moyen des algalies de Mr. de Laforeſt ? C'eſt, à ce que je penſe, la ſeule reſſource qui reſte.

l'ordinaire chez ceux qui ſont ſujets aux ophtalmies opiniâtres, & qui ſe terminent par ſuppuration à ceux dont les paupieres ſont maltraitées par les grains de la petite vérole, il convient de donner tous ſes ſoins pour prévenir cet accident. Il faut nétoyer l'ulcere qui doit donner lieu à la cicatrice & à l'oblitération, par des lotions fréquentes; & pendant que la cicatrice ſe forme, on tâche d'introduire de temps en temps la ſonde de Mr. Anel dans les points lacrymaux & leurs conduits.

Pour introduire cette ſonde avec facilité, Mr. Petit conſeille d'en tremper l'extrémité dans le blanc d'œuf; rien n'eſt plus propre ſelon lui à la faire gliſſer & à faciliter ſon introduction.

§. III. Les ulceres des points & des conduits lacrymaux ne fourniſſent que très-peu de ſuppuration, ſous la forme de chaſſie ou d'une matiere crêmeuſe; ils ſe guériſſent facilement avec quelques injections vulnéraires.

Il eſt eſſentiel de ne pas confondre la ſuppuration qui ſort de ces petits conduits, avec celle que fournit l'intérieur du ſac lacrymal ulcéré. Celle qui ſort des points lacrymaux & de leurs conduits eſt toujours en petite quantité, comme je viens de le dire, &

& n'eſt jamais mêlée de larmes comme celle qui vient du ſac : d'ailleurs celle-ci ſort par une compreſſion faite ſur le ſac même ; & celle des conduits lacrymaux paroît lorſque l'on comprime les bords des paupieres qui concourent à former le grand angle.

Ces ulceres négligés peuvent dégénérer en fiſtule.

Mr. Petit eſt le premier qui ait parlé de la fiſtule & de la dilatation de ces petits conduits.

La fiſtule dont il eſt queſtion peut percer l'un & l'autre conduit lacrymal ou leur conduit commun.

La cauſe de cette fiſtule, ſelon Mr. Petit, eſt la rétention des larmes : celles-ci, dont le cours eſt arrêté par quelque cauſe que ce puiſſe être, rempliſſent le ſac lacrymal, & les conduits lacrymaux qui ſe dilatent, s'enflamment & s'ulcerent.

On ne doit point s'étonner, ſelon cet Académicien, que l'inflammation & l'abcès qui ſurviennent à ces petits conduits, les percent, & y cauſe une fiſtule, puiſqu'ils ſont ſuſceptibles de dilatation comme le ſac lacrymal.

" Les larmes retenues dilatent donc „ (dit-il) enſemble le ſac & les con„ duits lacrymaux ; & ceux-ci peuvent

„ s'enflammer, suppurer, & être per-
„ cés par le pus, & former une fistule
„ du même genre que celle qui suc-
„ cede à la perforation du sac. J'ai
„ même observé qu'en ne jugeant
„ de la dilatation du siphon que par
„ la structure, les conduits lacrymaux
„ devroient se dilater plus facilement
„ que le sac, parce que celui-ci est
„ d'un côté renfermé dans une gou-
„ tiere osseuse, & de l'autre recouvert
„ par une membrane aponevrotique
„ fortement attachée au bord osseux
„ de cette goutiere; au lieu que les
„ conduits lacrymaux ne sont enve-
„ loppés que par les membranes cel-
„ lulaires qui se trouvent entre la peau
„ qui forme le dehors des paupieres
„ & la conjonctive qui en forme le
„ dedans; il peut donc y avoir fistule
„ par la perforation des conduits la-
„ crymaux ".

Comme il n'est pas indifférent de confondre les fistules des conduits lacrymaux avec celles qui peuvent intéresser le reste des voies lacrymales, Mr. Petit a cru ne devoir rien oublier de ce qui doit les faire connoître.

„ 1°. Quand la dilatation (dit-il)
„ des conduits lacrymaux fait partie
„ de la tumeur, cette tumeur est plus

» extérieure, plus saillante, & paroît » plus promptement que la tumeur » formée par la dilatation du sac, » parce que celui-ci est plus profond, » & qu'il résiste plus long-temps aux » efforts que font les larmes pour le » dilater. J'ai remarqué plusieurs fois » que les malades sont attaqués de » larmoyement, plusieurs mois, même » plusieurs années avant que l'on se » soit apperçu de la dilatation du sac, » quoique réellement il fut dilaté.

» 2°. Cette dilatation qui se fait len- » tement par les raisons que nous avons » dites, est si peu considérable, qu'on » ne s'en apperçoit point à la vue; la » tumeur qu'elle forme ne souleve la » peau, que lorsqu'elle est accrue au » point de ne pouvoir plus être con- » tenue & cachée entre l'œil & l'or- » bite; au contraire, la tumeur qui » fait la dilatation des conduits lacry- » maux, paroît presque aussi-tôt que » cette dilatation commence, parce » que ces conduits sont placés immé- » diatement sous la peau des paupieres.

» 3°. La peau du grand angle de » l'œil, & particulierement à l'endroit » de la paupiere inférieure, est gon- » flée; & la tumeur, par la dilatation » du sac, y est confondue; au lieu

» que quand la tumeur est formée par » la seule dilatation du sac, cette tu» meur se distingue au toucher: elle » est circonscripte, à moins qu'elle ne » soit marquée par le gonflement des » paupieres; gonflement qui ne sur» vient dans celle-ci, que lorsqu'elle » devient douloureuse, & qu'elle s'en» flamme.

» Il peut bien y avoir tumeur faite » par la dilatation du sac, sans qu'il » y ait dilatation aux conduits lacry» maux: mais je ne crois pas qu'elle » puisse arriver dans les conduits lacry» maux seuls, à moins que l'obstruc» tion du siphon ne soit à l'entrée des » conduits lacrymaux dans le sac, ce » que je n'ai jamais vu.

» 4°. Quand la dilatation des conduits » lacrymaux fait partie de la tumeur » lacrymale, si l'on comprime cette » tumeur avec le doigt, on la vuide » très-facilement par une seule & légere » compression que l'on fait entre l'angle » de la paupiere & le bord de l'or» bite jusques dans la goutiere osseuse » qui contient le sac lacrymal ».

Mr. Petit ne pense pas que la dilatation des conduits lacrymaux soit aussi commune que celle du sac lacrymal; & de-là il conclut que les fistules des conduits lacrymaux ſont plus rares que celle du ſac.

Mr. Petit propoſe, pour guérir la fiſtule des conduits lacrymaux, de déboucher le conduit nazal qu'il ſuppoſe obſtrué : il étoit convenable que ce fût là le moyen de guériſon, puiſqu'il avoit fait dépendre cette fiſtule de l'arrêt des larmes dans les voies qu'elles doivent parcourir. Il compare ces fiſtules à celles qui ſont cauſées par la perforation des conduits urinaires. Si l'on ne rétablit pas le cours des urines dans celles-ci, le cours des larmes dans les autres, les fiſtules ne ſe ferment point ou ſont bientôt rouvertes par les urines ou par les larmes retenues.

Mr. Petit rapporte quelques guériſons de fiſtules, des conduits lacrymaux opérées par la ſeule précaution de rétablir les voies lacrymales & le cours des larmes : l'une de ces fiſtules étoit ſur le conduit lacrymal, & l'autre à la partie moyenne de la paupiere inférieure, une ligne au-deſſus du bord inférieur de l'orbite, on peut voir un plus long détail de ces cures dans les mémoires de l'Académie royale des ſciences *.

* An. 1744, pag. 449.

On voit aiſément, par l'exactitude de Mr. Petit à rapporter les ſignes & les ſymptomes de ces fiſtules, que ſon raiſonnement porte ſur la connoiſſance de la ſtructure naturelle des organes. En effet, on ne ſauroit connoître les phénomenes que préſentent une indiſpoſition, qu'on ne connoiſſe l'organiſation de la partie affectée. La théorie eſt la bouſſole de toutes les ſciences; dans notre art, elle nous marque les dérangements auxquels la fragilité de nos organes les expoſe; elle fournit les moyens & les reſſources les plus utiles pour les réparer.

C'eſt par les connoiſſances théoriques fondées ſur la ſtructure des parties, que le Chirurgien plus attentif aux loix économiques en ſaiſit mieux les rapports, que, plus prompt à en appercevoir les déſordres, il devient plus capable de choiſir les moyens connus, d'en trouver de particuliers dans des cas nouveaux; il peut former des regles, les étendre, les reſſerrer ſelon le beſoin, & frayer des routes inconnues à travers des difficultés imprévues & compliquées.

Mais l'habile Anatomiſte, le profond Phiſiologiſte qui n'a point vu de maladies & un Praticien qui ignore le jeu de nos organes & de leur ſtructure, ne parviendront jamais à rétablir leur dérangement : ainſi la théorie que nous conſidérons comme néceſſaire & eſſentielle au Chirurgien qui doit être pour lui l'objet d'une étude ſérieuſe, ne ſauroit lui ſuffire. Cette ſcience contemplative ſeroit une ſcience aride dans un art où le jugement & la main doivent agir de concert ; c'eſt à l'expérience à mûrir l'un, & à former l'autre.

D'après cette vérité, nous ne ſommes pas en droit d'avancer que Mr. Petit auſſi inſtruit qu'il l'étoit par le manuel de la diſſection des organes dont il a traité les maladies, & par ſon expérience conſommée, a multiplié des maladies qui n'exiſtent pas.

Je ſuis en effet porté à croire que dans les cas de ſuppurations abondantes & anciennes du ſac, le déſordre peut gagner de proche en proche, & ſe porter juſques dans l'intérieur & le long de ces canaux, qui, dans cette circonſtance, peuvent tomber en fonte, & s'exfolier. Dans ce cas, en ſuppoſant que ce ſoit celui dont a voulu parler Mr. Petit, on doit craindre une fiſtule capable de percer la paupiere.

S'il me reſtoit quelque doute, je dirois, un grand maître a parlé, & dit avoir vu ; c'eſt une bien forte préſomption en faveur de l'exiſtence de ces fiſtules : je dois par égard pour les connoiſſances profondes de cet Académicien & la réputation bien méritée dont il a joui, ſuſpendre mon jugement, s'il étoit fait pour le condamner.

§. IV. Les maladies du ſac nazal ſe réduiſent à ſon hydropiſie & à ſon ulcération. Elles ſont du moins les ſeules dont je parlerai, étant les plus eſſentielles.

L'hydropiſie du ſac eſt un amas de larmes dans ſa cavité, qui le dilate ; on la connoît par une tumeur blanche ſans inflammation au grand angle, qui diſparoît quand on la preſſe ; alors les larmes ſortent par les points lacrymaux ou par le nez : le larmoyement accompagne toujours cette maladie.

La cauſe en eſt ſimple, & conſiſte preſque toujours dans l'obſtruction du conduit nazal : les larmes parvenues juſqu'à lui ne ſauroient paſſer outre ; elles ſéjournent dans le ſac qu'elles dilatent, & refluent par les points lacrymaux, comme je viens de le dire. Le ſéjour des larmes peut encore dépendre d'une humeur épaiſſe que fournit quelquefois l'intérieur membraneux du sac, lorsqu'il est malade ; & qui se mêlant avec les larmes, leur ôte la fluidité nécessaire pour parcourir des routes étroites & tortueuses.

L'hydropisie doit être distinguée de la fistule lacrymale, elle doit en être regardée comme la disposition la plus prochaine.

Il est essentiel, avant d'entreprendre la cure de cette indisposition, de s'assurer si l'arrêt des larmes dans le sac nazal est occasionné par un simple engouement de ce sac & épaississement des larmes, ou bien par l'obstruction du canal nazal.

Dans le cas où l'hydropisie du sac a lieu, à l'occasion de l'épaississement des larmes, les larmes épaissies passent également par le nez & par les points lacrymaux ; quand on presse la tumeur que forme la dilatation du sac ; s'il restoit quelque doute sur l'existance de l'obstruction, on peut s'en assurer au moyen de la sonde fine de Mr. Anel : on l'introduit par les points lacrymaux, & on la pousse jusques dans le nez. Si elle passe facilement & sans peine, on doit être persuadé que l'hydropisie dépend de l'épaississement des larmes ; que si au contraire la sonde rencontre quelque obstacle dans le conduit nazal, on ne doit point douter que cet obstacle ne soit la cause de l'hydropisie.

Si l'hydropisie dépend de l'engouement du sac ou de l'épaississement des larmes, il faut chercher à rendre au sac son état naturel & aux larmes, la fluidité qu'elles perdent, en se mêlant avec une matiere épaisse & bourbeuse.

Les injections paroissent suffire pour remplir ces indications; elles doivent être vulnéraires, détersives, déssicatives, fortifiantes selon l'état de l'intérieur du sac, elles peuvent se faire par les points lacrymaux, comme le propose Mr. Anel, ou par l'orifice inférieur du conduit nazal, selon la méthode de Mr. de Laforest *. Une comparaison bien ménagée sur la tumeur que forme l'hydropisie, peut être d'un grand secours.

Les moyens & les instruments, pour faire des injections, selon Monsieur Laforest, sont très-bien décrits dans le second volume des Mémoires de l'Académie de Chirurgie, par l'auteur

* Mr. Petit nous a prouvé la nécessité de cette compression, & j'ai rapporté le moyen de la faire, à la fin du traité des maladies des voies lacrymales.

même : ces inſtruments, ſont (dit-il) quelques ſondes pleines de différentes groſſeurs, & proportionnées au diametre du canal, une ſonde à éguille, une ſonde cannelée ou algalie & une ſéringue qui eſt terminée par un court ſiphon recourbé, & garni vers ſon extrémité d'une ſaillie en forme de bourlet ou bouton.

Toutes ces ſondes ſont à peu près courbées, comme les algalies de veſſie ; &, par cette figure, les ſtilets & les ſondes peuvent pénétrer juſques dans le ſac lacrymal, où ils ſe font ſentir extérieurement au toucher, &c. Il continue un peu plus loin, & donne la façon de s'en ſervir.

Le malade aſſis ſur une chaiſe, la tête à demi renverſée, il faut porter la ſonde dans le nez, de haut en bas, & de dedans en dehors ; enſuite faire faire un demi-tour à la ſonde, comme pour ſonder la veſſie, en portant le bout de la ſonde de bas en haut, & de dehors en dedans vers l'arcade que forme la coquille inférieure du nez, pour y chercher l'orifice inférieur du conduit nazal ; l'on connoîtra que le bout de la ſonde eſt dans ce conduit, lorſqu'elle n'aura plus de jeu ſous la coquille, & qu'au contraire elle y ſera arrêtée ſans pouvoir vaciller ; pour lors l'on fera faire la baſcule à la tête de la ſonde par des petites ſecouſſes plus ou moins réitérées, juſqu'à ce que l'on reconnoiſſe le bout de la ſonde au bord de l'orbite, c'eſt-à-dire à l'extrémité ſupérieure du conduit nazal : cependant il y a des cas où la ſonde ne paroît point, quoiqu'elle ſoit parvenue au bord ſupérieur de ce conduit, parce qu'elle ſe trouve engagée ſous un petit rebord de l'os maxillaire qui fait la partie ſupérieure & antérieure du canal nazal. Pour la dégager, il faut relever un peu la tête de la ſonde, & en même temps la pouſſer de devant en arriere, & de bas en haut ; & par ce moyen, le bec de la ſonde qui n'étoit que dans le conduit, paſſera dans le ſac.

Telle eſt la façon de ſe comporter pour introduire les algalies & les ſéringues à ſiphon recourbé.

Mr. Cabanis, qui jouit à Genêve d'une réputation bien méritée, propoſe ſes ſcrupules ſur l'uſage de ces inſtruments : voici comment il s'explique “. Il eſt ſans doute très-dange-
„ reux que cette méthode, toute bonne
„ qu'elle eſt, ſoit miſe en uſage par
„ une main moins habile que celle du

» Chirurgien qui en est l'inventeur ; » car il y a grand danger de fracturer » le cornet inférieur, ou d'excorier la » membrane pituitaire, & de donner » naissance à des inflammations, à des » fongosités, & autres excroissances » qui pourroient dans la suite occa- » sionner des nouvelles fistules lacry- » males ».

Ce seroit peu d'accuser une méthode, si l'on n'en proposoit pas une meilleure que celle que l'on condamne : aussi Mr. Cabanis préfére-t-il une sonde brisée, couverte d'un velin ; il assujettit ce velin au moyen d'une soie plate dont il forme deux anses : un fil, au préalable, passé par les points lacrymaux & dans tout le trajet des conduits des larmes, vient attacher les anses : & c'est au moyen de ce fil tiré de bas en haut, que l'on place la sonde dans le conduit nazal, sans courir le risque des fausses routes.

C'est au moyen de cette sonde brisée, placée à demeure, que Mr. Cabanis veut que l'on fasse des injections, jusqu'à ce que le sac soit parfaitement détergé & en bon état.

Quel parti prendre dans un conflit de moyens qui présentent le même avantage : Mr. Louis, dont le nom seul fait l'éloge, & qui nous a donné un excellent ouvrage sur ce sujet, pense que la sonde brisée de Mr. Cabanis perfectionne la méthode de Mr. Laforest; ce qui nous donne à entendre que l'expérience a prouvé à Mr. Louis, les avantages de la sonde brisée, sur les moyens que propose Mr. de Laforest. Il croit aussi que cette méthode est préférable à celle d'Anel; il fonde cette préférence sur les difficultés & les inconvénients d'introduire souvent le siphon de la séringue par le point lacrymal; Mr. Louis les a-t-il bien mis en parallele avec les accidens que peut occasionner la présence d'un corps dur, placé dans une partie sensible, & qui peut, par bien des mouvements différents, occasionner de nouvelles douleurs? J'ai guéri plusieurs maladies du sac par la méthode d'Anel, sans être obligé d'avoir recours à la sonde de Mr. Cabanis, que je ne chercherai point à condamner, après le jugement favorable qu'en a porté Monsieur Louis.

Les maladies du sac nazal, en supposant son canal inférieur libre, se guérissent donc par des injections appropriées; mais, si ce canal est obstrué, elles seront insuffisantes. Il faut s'occuper à rétablir la voie naturelle, en détruisant l'obstruction, ou procurer une route nouvelle aux larmes, si les obstacles sont invincibles.

Mr. Anel a prétendu, au moyen de sa sonde fine, pouvoir venir à bout de détruire des obstructions anciennes; il la faisoit passer par les points lacrymaux, & même, dit-il, dans le conduit nazal pour le déboucher, il est aisé de comprendre combien ces prétentions sont gratuites, comment en effet une sonde aussi fine que celle qu'il propose, pourra-t-elle détruire des callosités anciennes? Quel effet pourra produire une sonde mince & flexible qui passeroit d'un conduit fort étroit dans un fort large, pour déboucher celui-ci.

« Mr. Anel, dit Mr. Petit, avoit des » connoissances de la sagacité & le » génie de sa profession. Ces avantages » pouvoient lui procurer un établissement solide: cependant, long-temps » avant sa mort, la fortune & la réputation l'avoit abandonné; on ne peut » s'empêcher de croire que la postérité lui rendra plus de justice que » ses contemporains; ses instruments » lacrymaux ont enrichi l'arcenal de » Chirurgie, & lui feront par eux- » mêmes, beaucoup d'honneur dans tous

„ les siecles. Il seroit à souhaiter pour
„ sa gloire, qu'il se fût dispensé de
„ publier certaines brochures & lettres
„ apologétiques, dans lesquelles il
„ attribue à ses instruments beaucoup de
„ propriétés qu'ils n'ont pas; mais, en
„ revanche, nous y en avons trouvé
„ beaucoup d'autres qu'il n'avoit pas
„ connues ".

Mr. Petit propose de déboucher le conduit nazal, au moyen d'une bougie: on fait une incision jusques dans le sac lacrymal; on introduit, par cette incision, une sonde cannelée que l'on fait passer par le conduit nazal jusques dans le nez. On porte sur la cannelure de la sonde la bougie que l'on pousse à sa faveur jusques dans le nez.

Le mémoire dans lequel Mr. Petit a donné sa méthode, & qui est consigné dans ceux de l'Académie royale des sciences de Paris, année 1734, fut attaqué par Mr. Molinelli, célebre Professeur en Chirurgie.

Mr. Molinelli trouve une grande difficulté dans l'introduction de la sonde; il doute que l'on puisse réussir lorsque les parois du sac lacrymal sont épaissies & calleuses. Mr. Bordenave, qui a pris la défense de Mr. Petit, ne trouve point d'inconvénient de contondre les parois de ce ſac: la ſuppuration qui doit s'y faire, n'en ſera, ſelon lui, qu'accélérée: mais qu'elle habitude, d'après ce principe, ne faudra-t-il pas ſuppoſer dans la main qui conduira la ſonde? Comment diſtinguer la réſiſtance que préſente les embarras du conduit & celle qui viendroit de ce que le bout de la ſonde mal dirigé, ne ſeroit pas placé vis-à-vis le canal?

Mr. Petit, dans un Mémoire donné en 1740, propoſe de traiter les calloſités dures & anciennes, par le conſomptif ou par l'inſtrument tranchant.

Mr. Bordenave préfere l'uſage de la ſonde, en faiſant l'opération, comme Mr. Petit la pratiquoit dans les derniers temps. Voici comment Mr. Bordenave la décrit dans les Mémoires de l'Académie de Chirurgie. " Mr. Petit fait „ l'inciſion à l'ordinaire, mais avec un „ biſtouri, ſur un des côtés duquel „ il y a une cannelure; l'inciſion faite, „ & le dos du biſtouri tourné du côté „ du nez, il en dirige la pointe vers le „ conduit nazal, à la faveur de la „ cannelure; il introduit une ſonde „ très-peu mouſſe, ſur laquelle il pouſſe „ la bougie. Cette méthode exige deux „ biſtouris, dont la cannelure ne ſoit „ pas ſur le même côté; elle ne permet

„ pas qu'on emploie indifféremment le „ même, à moins qu'il n'y ait une „ cannelure ſur chacune des ſurfaces „.

D'après les vues de Mr. Petit, l'on a propoſé pluſieurs autres moyens qui tendent tous à déboucher le canal nazal. Mr. de Laforeſt eſt perſuadé de pouvoir en détruire les obſtacles au moyen d'une ſonde pleine, appropriée à la partie ; l'on ſe comporte, pour placer cette ſonde pleine, comme j'ai dit qu'on le faiſoit pour placer l'algalie dans le cas des injections.

Cette méthode, qui, ſelon ſon auteur, paroît très-facile, rencontre ſouvent bien des difficultés : les unes viennent, 1°. des variations qui ſe trouvent dans la poſition du conduit, 2°. des différentes dimentions de ſon ouverture. Bien de Praticiens ont obſervé que l'incertion de ce canal, du côté du nez, reſſemble à l'embouchure des ureteres dans la veſſie, & que ſon ouverture eſt ſouvent très-petite. 3°. De la ſituation & de la forme de la coquille inférieure du nez qui varie à l'infini. 4°. De la nature de l'obſtruction qui, venant à fermer totalement l'extrémité du canal, ne laiſſera plus de veſtige de ſa poſition.

Mr. Mejan propoſe de paſſer un fil par le point lacrymal ſupérieur, pour le faire ſortir par le nez : d'attacher à ce même fil une meche afin de la faire monter de bas en haut dans le ſac lacrymal. Cette meche groſſie ſelon le beſoin, & trempée dans des beaumes convenables, doit détruire, ſelon lui, tous les obſtacles du canal. Cette méthode, dit-il, eſt préférable à tous les autres moyens propoſés : en effet, la ſoupleſſe du ſeton, qui fait que les panſemens ſont doux & aiſés, & leur intervalle exempt de douleurs attachées au ſéjour des corps ſolides, la facilité du même ſeton à ſe charger des médicamens fluides, mols & ſolides, ſelon le beſoin, militent en ſa faveur, & préſentent des avantages précieux.

Mr. Mejan ſe ſert, pour faire paſſer le fil, d'un ſtilet de ſix à ſept pouces de long. Sa fineſſe eſt proportionnée au diametre des points lacrymaux ; un de ſes bouts eſt arrondi, l'autre porte une chaſſe comme les aiguilles à coudre ; ce ſtilet doit être introduit par ſon extrémité arrondie, dans le point lacrymal ſupérieur, & de-là, pouſſé dans le ſac & dans le canal nazal ; ſi le ſtilet rencontre des obſtacles qu'il ne puiſſe traverſer, Mr. Mejan le retire, & lui en substitue un autre dont l'extrêmité est pointue comme une épingle.

Mr. Mejan saisit l'extrêmité du stilet, placé sous le cornet inférieur, pour le tirer hors du nez avec une sonde cannelée, dont l'extrêmité est percée: il la porte sous le cornet. Là, rencontrant le stilet, il le réleve un peu, en tirant son autre extrêmité qui sort du point lacrymal supérieur; & par ce moyen, il en fait entrer le bout dans la cannelure de la sonde; ensuite, en la retirant doucement, le bout du stilet glisse dans la cannelure, & il entre dans le trou placé à l'extrêmité de la sonde; il faut alors la relever un peu en la retirant. Il pousse en même temps le stilet avec l'autre main, & le fait sortir par la narine; le fil qui suit prend sa place. Ce fil est le bout d'un peloton que l'on place dans la coëffure du malade.

Quelques jours après cette opération, Mr. Mejan attache au fil qui sort de la narine, une meche de quatre ou six fils de coton. Cette meche doit être tirée à chaque pansement, & renouvellée. On la charge successivement de beaumes suppuratifs, détersifs, dessicatifs, &c.

Mr. Cabanis a fait quelques reformes à cette méthode ; il a trouvé une grande difficulté à saisir l'extrémité du stilet avec la sonde percée de Mr. Mejan ; il y supplée par un instrument présenté à l'Académie de Chirurgie, décrit & représenté dans ses Mémoires. Cet instrument est composé de deux palettes, de dix lignes de longueur sur six de largeur. Elles sont percées de trous qui se répondent ; ces deux palettes peuvent glisser l'une sur l'autre, au moyen de leurs manches terminés par des anneaux propres à recevoir les doigts qui les font agir. C'est ainsi que Mr. Cabanis a perfectionné la méthode de Mr. Mejan, qu'il préfere à toutes les autres.

Cette méthode m'a également paru séduisante, & devoir être préférée à tous les moyens proposés, comme capables de détruire les obstructions du canal nazal, toutes les fois que les obstacles seront d'une nature à pouvoir être traversés par une sonde pointue comme une aiguille.

Mais cette méthode m'a paru encore susceptible de quelques changements que j'ai communiqué à l'Académie de Chirurgie, & voici comment je m'expliquois.

Je dirai avec Mr. Cabanis que cette méthode consiste en quatre choses : 1°. à introduire un fil par le point lacrymal supérieur ; 2°. à faire sortir ce fil par le nez ; 3°. à attacher à ce fil une meche chargée de différents médicamens ; 4°. à introduire par le nez une sonde flexible dans le conduit nazal, pour injecter le sac ou réservoir des larmes : examinons ces quatre points.

1°. Je ne differe en rien dans l'introduction du stilet, de ce que propose Mr. Mejan : comme lui, je me sers d'un stilet long, flexible, plus ou moins aigu par une de ses extrêmités, selon le besoin & la qualité des obstacles à vaincre, & de l'autre portant une chasse pour enfiler une soie. Quand au second point qui consiste à faire sortir le stilet par le nez, on sait combien le moyen, dont se servoit Monsieur Mejan, pour en venir à bout, étoit pénible entre toute autre main que les siennes ; c'est ce qui avoit engagé Monsieur Cabanis à en proposer un autre, " à dessein, disoit-il, de „ mettre tout Chirurgien en état de „ pratiquer avec facilité des opérations „ qui avoient exigé jusqu'alors une „ dextérité particuliere „ ; mais l'instrument que propose Monsieur Cabanis présente-t-il tous les avantages qu'il annonce, & les palettes ne seront-elles pas d'un usage difficile ?

On voit bien que, si ces palettes introduites dans le nez, & placées horisontalement sous le cornet inférieur, y rencontrent l'extrêmité du stilet, & qu'il s'engage dans les trous dont elles sont percées, le stilet sera saisi solidement, dès que l'on fera couler les palettes l'une sur l'autre, puisque les trous cesseront de se répondre : mais ne sent-on pas toute la difficulté qu'il y a de ne pousser le stilet hors de l'extrêmité inférieure du canal, qu'autant qu'il en faut, pour que cette extrêmité puisse s'engager dans un de ces trous. Si le stilet est poussé un peu plus avant qu'il ne faut, pour que sa pointe se présente à une de ces ouvertures, alors il sera couché de côté, par le corps de la palette, & sera mis dans une disposition à ne pouvoir pas trop être saisi & engagé. Mr. Cabanis, malgré sa dextérité reconnue & la connoissance qu'il avoit de son instrument & des parties sur lesquelles il opéroit, a éprouvé toutes ces difficultés dans une opération qu'il fit dont je fus témoin. J'avouerai que je les ai éprouvé à mon tour dans plusieurs occasions : je préfere à ces palettes un crochet mousse avec lequel on va chercher & l'on saisit le stilet. Pour cet effet, il faut que la moitié du stilet ait passé dans les narines ; ce qu'il sera bien plus aisé de faire, que de ne le pousser qu'autant qu'il en faut, pour l'engager dans un des trous des palettes. Ce stilet ainsi poussé, forme dans les fosses nazales plusieurs circonvolutions : il suffit d'en saisir une avec le crochet, pour avoir bientôt tout le stilet. On ne peut pas trop objecter que ce stilet, ainsi poussé, engagera sa pointe dans la membrane pituitaire ; cet inconvénient n'est rien ; il n'entre pas avant quand cela arrive ; il n'a pas assez de corps pour y faire chemin ; bientôt il se replie sur lui-même, & forme les circonvolutions dont j'ai parlé. Ce point de l'opération de Mr. Mejan, qui selon la méthode, étoit fort difficile ; qui l'étoit encore beaucoup selon celle de Mr. Cabanis, m'a paru d'une exécution fort aisée, par le moyen du crochet mousse.

La troisieme chose à faire, est d'attacher au fil passé, au moyen de cette aiguille, une meche chargée de différents médicaments : Mr. Louis désapprouve ce point de la méthode de Mr. Mejan.

Mejan. „ Nous avons un ſcrupule, „ dit-il, ſur un fil qui paſſeroit par „ le point lacrymal ſupérieur: ce fil „ doit être tiré à chaque panſement, „ puiſqu'il eſt le moteur de la meche; „ ces différents mouvements pourront „ en ulcérer le conduit & en aggrandir „ l'orifice. „

Je ne regarde pas d'abord l'élargiſſement de l'orifice, ſuppoſé qu'un brin de fil fut capable de l'occaſionner, comme un inconvénient, & je le prouverai bientôt : mais j'inſiſte ſur l'ulcération du conduit qui a toujours lieu; & je dis que le brin de fil ou de ſoie produit de tels ravages, qu'il coupe ce même conduit, & va ſe frayer une route éloignée de celle qui lui étoit naturelle. L'Anatomie nous apprend que ces conduits forment chacun un coude, comment ne pas concevoir qu'un fil tiré avec force, pour introduire ſouvent une meche, ne détruira pas des routes auſſi tortueuſes & auſſi difficiles à parcourir?

C'eſt pour éviter cet inconvénient, qu'au lieu de paſſer un fil dans le conduit lacrymal qui ſoit le moteur de la meche, j'y paſſe la meche même ou plutôt un ſeton compoſé de huit à dix brins de fil; le volume de cette meche ne sauroit lui permettre de se former une nouvelle route : ces huit à dix brins de fil reumis ne sauroient couper les points lacrymaux & leurs conduits.

Cette meche dilatera le conduit lacrymal & son orifice ; mais cette dilatation qui ne sauroit être nuisible, est d'ailleurs d'une grande utilité. 1°. Elle ne sauroit être nuisible ; qu'on me permette une réflexion fondée sur la structure & le méchanisme des parties : les points lacrymaux pompent le superflu des larmes, en faisant l'office de tube capilaire, & encore par un mouvement vermiculaire, dépendant de celui des paupieres qu'elles exécutent, en s'ouvrant & se fermant alternativement, * c'est-à-dire que les larmes entrent d'abord dans les points lacrymaux & leurs conduits, comme dans des tubes capilaires, & qu'elles y font chemin par le mouvement dont je viens de parler. Voyons si cette meche peut changer la structure des parties, au point de leur ôter l'usage que je viens de leur assigner.

---

* Aussi apperçoit-on un mouvement rapide dans les paupieres de ceux qui pleurent.

Le point lacrymal ſera dilaté, de même que ſon conduit ; ils le feront même juſqu'à perdre leur forme ; & de ronds qu'ils étoient juſqu'à devenir applatis : mais cette nouvelle forme ne ſauroit changer leurs fonctions. Ne ſait-on pas que deux ſurfaces plattes jointes enſemble, ſéparées ſeulement par un petite intervalle, font l'office de tube capilaire : les larmes ſeront donc également bien pompées ; le mouvement vermiculaire d'autre part, que j'ai regardé comme néceſſaire pour la progreſſion des larmes, ne ſauroit être altéré ; je peux donc conclure que le volume de la meche ne laiſſe après ſon uſage aucune indiſpoſition capable de faire craindre le moindre larmoyement ni le moindre dérangement dans la fonction de ces organes.

2° J'ajoute que la dilatation occaſionnée par la meche eſt avantageuſe : c'eſt à ſa faveur qu'i eſt facile de faire des injections copieuſes, abondantes, parce que le tube de la ſeringue dont on ſe ſert dans ce cas, n'eſt pas auſſi délicat que celui qui doit ſervir pour injecter les points lacrymaux dans leur état naturel, dont l'exiguité & la fineſſe ne permettent guere des amples injections.

Cette façon d'injecter les points lacrymaux après que la meche a été passée un certain temps, & lorsqu'il n'est plus question que de déterger & dessécher l'intérieur du canal, est préférable à celle que propose Mr. Cabanis, pour quatrieme chose à faire dans l'opération de Mr. Mejan. Mr. Cabanis vouloit que l'on plaçât, comme je l'ai dit, une cannule flexible dans le nez ; mais cette cannule est un corps étranger, placé à demeure dans une partie très-sensible : il y a donc bien moins d'inconvénient, il est bien plus convenable d'injecter par le point lacrymal supérieur suffisamment dilatée.

Tels sont les changements que je propose pour rendre la méthode de Mr. Mejan d'une plus facile exécution & d'un succès plus assuré.

Mr. Pouteau, qui a quelquefois éprouvé des difficultés à sonder les points lacrymaux, & à passer de-là dans le canal nazal, & ensuite dans le nez, a proposé une autre route. Voici sa méthode : il plonge une lancette dans le sac lacrymal à sa partie supérieure, en passant entre la caroncule lacrymale & la partie interne de la paupiere inférieure. Il connoît par le pus qui sort aux côtés de la lancette, qu'il est parvenu dans le ſac : il gliſſe alors une ſonde à aiguille ſur le plat de la lancette, & retire celle-ci ; il cherche à déboucher le canal, en pouſſant la ſonde boutonnée perpendiculairement, & à paſſer de-là dans le nez. Dans le cas où il ſoupçonne d'être obligé d'avoir recours à une ſonde très-pointue, il cherche à s'aſſurer de ne porter l'effort de la ſonde que ſur l'obſtacle qu'il auroit à vaincre. Il pouſſe juſqu'à la réſiſtance de l'obſtruction une petite cannulle d'argent, dans la cavité de laquelle il pouſſe enſuite un ſtilet auſſi pointu qu'il le juge convenable.

Les précautions à prendre ſont 1°. de laiſſer remplir le ſac lacrimal ; 2°. de faire une grande inciſion pour éviter l'engorgement & l'échimoſe, qu'éprouva la jeune Dame, qu'opéra Mr. Pouteau, & qu'il attribue lui-même à ce que la conjonctive n'avoit pas été aſſez inciſée ; il dit encore que l'inciſion, telle qu'il l'a recommande, donnera plus de facilité à introduire la ſonde & à vuider le ſac plus exactement ; le reſte de l'opération eſt conforme à peu près à la méthode de Mr. Mejan ; au moyen d'une ſoie, il attache des meches qu'il change à chaque panſement.

Cette nouvelle méthode est-elle sans inconvénient, & à quoi remédie-t-elle? Claudine vint à l'Hôtel-Dieu pour une fistule lacrymale que Mr. Pouteau soupçonna être accompagnée d'obstruction au canal nazal; pour le désobstruer, Mr. Pouteau pratiqua sa méthode & se servit de la nouvelle route: la même nuit la malade souffrit un peu; le lendemain davantage; & la conjonctive devint fort enflammée. Les saignées & collyres furent d'un foible secours: l'Ophtalmie fut considérable.

Claudine n'a pas été la seule qui ait souffert de la présence du fil placé entre le globe de l'œil & l'intérieur de la paupiere.

C'est avec un vrai empressement que j'annonce aussi que j'ai vu plusieurs malades n'être que légérement incommodés de ce fil.

La méthode de Mr. Pouteau suppose que le sac est plein, & qu'il bombe dans sa partie supérieure, où doit se faire l'incision; mais il arrive souvent que le sac ne se remplit pas suffisamment, & dans ce cas l'opération est impraticable ou au moins très-difficile.

Je ne mettrai point au nombre des inconvénients attachés à cette méthode, la difficulté de faire des injections si nécessaires, pour finir de déterger & consolider le canal & le sac ulcéré; quoiqu'elles m'ayent paru d'une difficile exécution, l'auteur m'a assuré qu'elles étoient possibles, & qu'on les avoit employées avec succès; qu'il n'étoit même pas difficile, en renversant légérement la paupiere, de rencontrer l'ouverture qui avoit livré passage au fil moteur de la meche.

Je réduirai à ce que l'on voudra les inconvénients de cette nouvelle méthode: voyons à présent ceux auxquels elle remédie, & quelles sont les raisons qui l'accréditeroient, & qui lui feroient donner la préférance sur celle de Mr. Mejan à laquelle j'ai fait quelque changement.

Mr. Pouteau dit " 1°. Il n'est jamais „ facile d'enfiler les points lacrymaux „ avec une sonde très-fine, & qui, étant „ toujours légérement boutonnée, entre „ difficilement dans ces petits canaux. „ 2°. Le diametre des points lacrymaux est quelquefois si petit, que „ les yeux du Chirurgien se fatiguent „ beaucoup. 3°. L'impossibilité de fixer „ solidement la paupiere supérieure &

„ la poſition des points lacrymaux „ ſur un petit angle ſaillant, rendent „ ſouvent l'introduction de la ſonde „ très-laborieuſe pour le Chirurgien „.

Je répondrai, 1°. que lorſqu'il manque de proportion entre le bouton que porte le ſtilet & le point lacrymal, c'eſt uniquement le Chirurgien que l'on doit accuſer de n'avoir pas cherché une ſonde appropriée à l'ouverture. 2°. Que la fatigue, qu'éprouvent les yeux du Chirurgien pour trouver les points lacrymaux, ne ſera pas que l'on ne les trouve cependant avec un peu de patience, & qu'elle ne ſauroit être miſe en ligne de compte. 3°. Je dirai qu'il eſt quelquefois difficile, mais jamais impoſſible, de fixer ſolidement la paupiere, & que l'angle ſaillant me paroît un indice ſûr pour rencontrer le point lacrymal, puiſque l'Anatomie nous apprend qu'il eſt toujours placé ſur cet angle.

Mr. Pouteau continue l'expoſé des difficultés qu'entraîne l'introduction du ſtilet par le point lacrymal " : lorſqu'on „ eſt parvenu à enfiler ce point lacrymal, & à pénétrer par la corne du „ limaçon juſques dans le ſac nazal, „ on n'eſt pas encore trop avancé : le „ cornet ſupérieur fait avec le ſac lacry-

„ mal, & le canal nazal un angle droit ; „ ainſi, en pouſſant la ſonde dans le „ ſac, elle eſt naturellement portée „ contre la partie du ſac qui eſt adhé- „ rente à l'os unguis. La précaution „ d'élever la ſonde autant qu'on le „ peut, ne l'empêche pas de frotter „ par ſon bec contre cette partie du ſac, „ & ce frottement augmente toujours „ juſqu'à l'extrémité du canal. Si cette „ partie du canal nazal eſt viciée, ſoit „ par une ulcération, ſoit par un en- „ gorgement qui en affoibliſſe le tiſſu, „ ſoit par des fongoſités, la ſonde per- „ cera aiſément cette membrane, & „ frayera un chemin contre nature entre „ elle & l'os voiſin. Ce que j'avance „ eſt ſi certain, que, lorſque cet os eſt „ carié, la ſonde paſſe dans le nez „ entre le cornet ſupérieur & le cornet „ inférieur.

„ Si la ſonde n'eſt pas bien flexible, „ & qu'elle ſoit pouſſée avec un peu de „ force, elle ſe fera encore une route, „ entre le ſac & l'os, ſurtout ſi la „ pointe de l'inſtrument eſt très-fine, „ telles que ſont celles dont on recom- „ mande de ſe ſervir, lorſqu'il faut „ percer les matieres épaiſſies dans le „ canal nazal. „

Le raisonnement que tient Mr. Pouteau pour accréditer sa méthode, est séduisant ; & on peut même dire que, si le sac lacrymal étoit toujours en mauvais état, spongieux, percé ou ulcéré du côté de l'os unguis, sa méthode seroit générale ; mais l'expérience ne nous a-t-elle pas appris que l'on n'éprouve que bien rarement la difficulté de passer la pointe du stilet dans le sac, & de là dans le canal. Mais comme cela arrive quelquefois, je dirai que cette nouvelle route ouverte pour traverser les voies naturelles des larmes, sera une ressource de plus qui fait honneur au génie de l'auteur que l'on ne sauroit préférer à la méthode de Mr. Mejan, lorsque rien n'empêchera de faire usage de cette derniere. J'ai donné mes craintes sur la présence d'un fil dans la conjonctive; elles sont fondées sur mes observations.

On aura recours à la méthode de Mr. Pouteau, lorsque le stilet de Mr. Mejan ne pourra traverser pour les raisons que je viens de dire, ou lorsque les obstacles trop durs & trop anciens exigeroient l'usage d'une sonde plus solide que celle qui peut passer par les points lacrymaux. On doit même ajouter que la sonde de Mr. Pouteau étant droite & pouſſée perpendiculairement, aura par-là plus de force dans ſon action que celle qui eſt mince, flexible, & qui ne porte ſon effort que par une voie oblique.

Mr. Pouteau ſe fait une objection; & préſumant que la ſonde droite & ſolide dont il ſe ſert, peut être portée ailleurs que contre les obſtacles que l'on cherche à détruire, dit que, pour éviter cet inconvénient, il convient de pouſſer, juſqu'à la réſiſtance de l'obſtruction, une petite cannule d'argent dans la cavité de laquelle on pouſſeroit enſuite le ſtilet. Mais ne peut-on pas mal placer la cannule? La cannule mal placée dirigera mal la pointe du ſtilet. C'eſt à l'expérience à prouver ſi ma réflexion eſt juſte, & ſi l'uſage de la cannule peut éviter de faire de fauſſes routes.

Tels ſont les moyens que l'on peut employer pour détruire les obſtructions du canal nazal; mais ces obſtructions ne peuvent-elles pas être de nature à ne pouvoir être traverſées ni par le ſtilet fin & délié de Mr. Mejan, ni par la ſonde ſolide & droite de Mr. Pouteau.

Mr. Monro étoit perſuadé qu'il ſe rencontre de certains embarras invétérés du conduit, qu'il est impossible de percer même avec une alêne de Cordonnier ; mais ces embarras pourroient-ils résister à l'action de l'instrument tranchant dont se sert Mr. Petit? Je crois au moins qu'il est bien rare que l'on ne puisse venir à bout de traverser avec cet instrument les obstacles que les sondes n'auroient pu vaincre. Qu'il me soit permis d'ajouter, à ce qu'a dit Mr. Bordenave de la méthode de Mr. Petit, qu'il est essentiel que le bistourit soit étroit, afin qu'il puisse pénétrer & traverser le canal nazal *.

On pourroit m'objecter que rien n'empêche que la méthode de Mr. Petit ne soit génale ; & que puisqu'avec elle on vient à bout de detruire des embarras du canal très-durs & très-anciens, elle n'en seroit que plus aisée lorsque les obstacles seroient reçus & faciles à traverser.

---

* Un Chirurgien qui s'étoit déterminé à mettre en usage la méthode de Mr. Petit, éprouva l'inconvénient de ne pouvoir pousser aussi avant le bistourit qu'il convenoit de le faire, parce que la largeur de celui que le hazard lui avoit fait tomber sous la main, au moment de l'opération, n'avoit pas le rapport convenable avec le diametre du conal osseux qu'il devoit traverser.

J'avoue qu'avec la méthode de Mr. Petit, l'on peut venir à bout de détruire presque tous les embarras du canal nazal ; mais pourquoi ne pas préférer celles des méthodes qui sont accompagnées de moins d'inconvénients, lorsqu'elles pourront suffire : en effet, n'est-il pas plus simple de parcourir des voies naturelles & frayées, de passer le stile de Mr. Mejan, par les points lacrymaux ; &c. lorsqu'on trouvera d'obstacles faciles à vaincre, que de faire des incisions au coin de l'œil, & même, que de profiter d'une ouverture qui s'y trouveroit. Doit-on compter pour rien des cicatrices qui, rélativement aux parties où elles se rencontrent, sont toujours sensibles & visibles *.

En effet, il n'est pas douteux que si cette ouverture reste ouverte long-temps, & autant qu'il en faut pour

* J'ai trouvé deux personnes opérées pour la fistule lacrymale, bien guéries, mais peu contentes d'une cicatrice dure, épaisse, qu'elles portoient l'une & l'autre au coin de l'œil. On avoit passé des tentes par ces ouvertures pendant un mois & demi ; il n'est pas étonnant qu'il s'en soit suivie une cicatrice difforme & désagréable.

déboucher & cicatriser le canal, au moyen de la bougie de Mr. Petit, ou des caustiques, la cicatrice qui en résultera en sera moins égale & plus grossiere, malgré la précaution que l'on pourroit prendre, de rafraîchir les bords de la plaie avec la pierre infernale. C'est cette considération qui m'a déterminé quelquefois, lorsque j'ai été obligé de frayer la route à travers les obstacles, au moyen du bistouri, de passer le stilet par les voies naturelles, à dessein d'y placer une meche sur laquelle je cicatrisois la plaie du grand angle *.

§. V. Lorsque l'intérieur du sac lacrymal est ulcéré, nous nommons

---

* Françoise ... qui portoit depuis longtemps une fistule ouverte, entra à l'Hôtel-Dieu pour s'y faire traiter. Je ne pus jamais venir à bout de traverser avec les sondes les obstacles qui remplissoient le canal nazal. Je me déterminai à pratiquer la méthode de Mr. Petit; je frayai une route avec le bistourit, & je passai ensuite le stilet de Mr. Mejan par l'un des points lacrymaux qui traversa sans peine le chemin que le bistourit venoit de lui préparer. Le trou extérieur de la fistule, se ferma dans peu, & Françoise fut guérie dans le temps, sans que la cicatrice fut sensible.

cette maladie fiſtule lacrymale : nous pouvons donc définir cette fiſtule une ulcération du ſac lacrymal, accompagnée de pus, & quelquefois de ſanie.

Cette ulcération peut être bornée à l'intérieur du conduit, & peut avoir rongé la peau qui le recouvre ; ce qui conſtitue deux eſpeces de fiſtule, une ouverte lorſque la peau eſt ulcérée, & l'autre borgne ou cachée, lorſque l'ulcere eſt intérieur ; l'un & l'autre peuvent être compliquées *.

Les cauſes de la fiſtule ſont l'obſtruction du conduit nazal ou ſon ſimple rétréciſſement, l'épaiſſiſſement de l'humeur que fournit l'intérieur du ſac qui venant à ſe mêler avec les larmes, leur ôte leur fluidité naturelle ; celles-ci ceſſant de couler, ſéjournent dans le ſac, s'y pervertiſſent & l'ulcerent ? l'acrimonie des larmes peut encore ulcérer le ſac, l'angilops & l'égilops peuvent être cauſe de fiſtule.

---

* Mr. le Cat nomme fiſtule lacrymale, imparfaite, celle qui dépend d'un ulcere intérieur, & qui ne ſe manifeſte que par l'excrétion du pus qui ſort des voies lacrymales, & fiſtule vraie celle qui eſt ouverte en dehors par un trou qui perce la peau.

Les ſignes qui accompagnent la fiſtule ſont ſenſibles : la préſence d'une ulcération dans l'intérieur du ſac eſt annoncée par l'excrétion du pus ou de la ſanie : ſi elle eſt borgne, le pus ſort par les points lacrymaux ou dans le nez par le canal nazal. Si elle eſt ouverte, le pus paſſe par l'ulcere du grand angle ; il eſt d'autres ſignes qui nous apprennent ſes complications avec d'autres maladies, par exemple ſi elle eſt compliquée de carie à l'os unguis, le pus qui en ſort eſt ſanieux, puant, ſans conſiſtance. Si la fiſtule eſt compliquée d'obſtruction au canal nazal, alors le pus ne ſort que par les points lacrymaux. Enfin la fiſtule peut être compliquée avec ſes cauſes * & des accidents **.

L'indication curative des fiſtules ſe tire de leur eſpece, de la cauſe qui

* N'arrive-t-il pas de rencontrer par exemple des fiſtules qui portent tous les ſymptomes du ſcrufule ? Il faut ſe donner de garde d'en entreprendre la cure ; on ne manqueroit pas d'échouer.

** Ces accidents peuvent être la tention de la partie, la douleur, l'inflammation. Il faut d'abord les combattre avant de tenter aucune ſorte d'opération.

lès a produites, & de la complication qui les accompagne. La fistule simple occasionnée par la seule ulcération nullement accompagnée d'obstacles dans le canal nazal, se guérira dans peu, par les seules injections appropriées à l'état de l'ulcere *. Ces injec-

---

* L'infusion de feuilles de véronique est singuliérement recommandée dans une these Médico-Chirurgicale, soutenue par le Docteur Schobinger. *Mirum est quam efficax sit simplex hoc medicaminis genus* ; ce sont ses propres expressions. J'en ai fait usage sur la parole de cet auteur, le succès a été heureux. Il faut que ces fistules soient aussi simples que je le dis, pour qu'on qu'on puisse compter sur les injections. Mr. le Cat, dont la mémoire nous sera chere, parle ainsi : " quelques-uns veulent qu'on „ injecte ce canal, & prétendent fondre la „ fistule; mais où sont en Chirurgie les „ remedes doués à la fois de ces deux qua- „ lités, savoir assez de fluidité pour être „ injectés, & en même temps assez de „ vertu supuratoire, si j'ose dire, ou réso- „ lutive pour opérer la fonte de ces engor- „ gements, & cela par son simple passage „ dans ces parties ? Les suppuratifs, les „ fondants topiques sont communément „ des corps d'une certaine consistance, & „ dont l'effet demande du séjour sur la „ partie affectée.

tions se peuvent faire par les points lacrymaux, selon la méthode de Mr. Anel ou par le canal nazal, selon celles de Mrs de Laforest & Cabanis. Je me suis expliqué sur les avantages de ces différents moyens, & j'ai mis en avant, que dans ce cas, les injections par les points lacrymaux, avoient toujours réussi à mon gré.

Mais si la fistule est accompagnée de l'obstruction du canal nazal, ce qui est le plus ordinaire, il faut, au préalable, lever l'obstruction. On auroit beau déterger & cicatriser l'ulcere intérieur, si l'obstacle n'est pas levé, les larmes dont le cours sera interrompu, à qui le passage sera intercepté, ulcéreront de nouveau le sac lacrymal, par le séjour qu'elles seront obligées d'y faire. Alors la méthode de Mr. Mejan à qui j'ai fait quelques reformes, ou celle de Mr. Pouteau, si la délicatesse & la flexibilité du stilet dont se sert Mr. Mejan ne permet pas de traverser les obstacles, remplira la double indication; le passage de la meche chargée de médicaments appropriés, détruira les obstacles & consolidera l'ulcere.

Marguerite... vint à l'Hôtel-Dieu avec une fistule du côté droit: en pressant sur la tumeur du grand angle;

le pus fortoit par les points lacrymaux, fans qu'il en paffât rien par le canal nazal. J'augurai, par ce fymptome, que le canal étoit bouché, & je me déterminai à lever l'obftruction par la méthode de M. Mejan ; je paffai le ftilet qu'il confeille par le point lacrymal fupérieur dans le fac lacrymal; la pointe du ftilet parvenue au canal, rencontra les obftacles que j'avois prévu ; je tatonai quelques inftants, je retirai de fois à autre le ftilet pour le repouffer, enfin je traverfai les obftacles, & faifis avec le crochet mouffe le ftilet paffé dans le nez. Dans les premiers temps, après cependant les trois premiers jours, je changeai la meche, tantôt d'onguent brun, tantôt d'onguent verd affoiblis; la fuppuration fut abondante pendant quinze jours; les onguents furent dans la fuite moins actifs; je leur fubftituai enfuite les defficatifs & les décoctions vulnéraires, & je ceffai l'ufage de la meche, lorfque je crus que le canal étoit libre & bien détergé: je connus qu'il étoit libre par l'aifance que j'avois à tirer la meche ; & la nature, de même que la petite quantité de fuppuration, m'apprirent qu'il étoit détergé. Je finis la cure avec quelques injections faites par le point lacrymal, suffisamment dilaté. Ce traitement fut court.

La fistule ouverte ne différe pas beaucoup de la fistule borgne, quant au traitement : si elle n'est pas accompagnée d'engorgement & d'embarras dans le canal nazal, les injections suffiront également pour en accomplir la cure * ; elles se feront par l'ouverture extérieure. Mais si l'engorgement & l'obstruction du canal a lieu, je conseillerois l'usage de la meche; l'on vient de voir par les observations précédentes, qu'elle est capable de fondre des obstacles durs & anciens.

Cette meche passera ou par les points lacrymaux ou sera placée par la méthode de Mr. Pouteau, selon le besoin; j'ai donné mes scrupules sur le fil ou la meche qui passeroit par la plaie extérieure de la fistule.

Mademoiselle... par une tendresse mal entendue de ses peres, avoit négligé une fistule lacrymale; le pus avoit creusé du côté de la peau, & l'avoit ulcéré. Je n'hésitois point de passer la meche par le point lacrymal : par son moyen, je diminuai les duretés

* Il est bien rare de rencontrer une fistule ouverte extérieurement, sans que le canal nazal ne soit bouché & obstrué.

des bords de la fistule, qui s'étendoient fort avant dans l'intérieur du sac; elles se fondirent même totalement, & la cicatrice de la peau se fit sur la meche. Cette observation prouve, à ne pas pouvoir en douter, combien l'usage de la meche chargée de médicaments convenables est capable de détruire, de fondre les duretés qui ne manquent guere d'environner le bord du trou fistuleux: celles mêmes qui s'étendent fort avant du côté interne de la fistule, & qui sont toujours les plus rébelles & d'un accès plus difficile.

La fistule peut être accompagnée de carie à l'os unguis; cette complication n'est pas ordinaire, elle est dangéreuse & exige des soins particuliers.

Mr. Mejan assure qu'avec sa méthode, l'on vient à bout de détruire la carie avec la précaution de porter sur l'os altéré les exfoliatifs nécessaires, au moyen de la meche: mon expérience m'a appris que la carie étoit souvent ou trop étendue ou d'une nature à ne pas céder à l'usage de cette méthode.

Pierrette... soupçonnée avec raison d'avoir une fistule compliquée de carie, fut traitée pendant cinq mois par la méthode de Mr. Mejan. Les exfoliatifs employés avec intelligence ne purent venir à bout de faire exfolier l'os carié;

Je me déterminai à porter immédiatement, & d'une façon plus sûre, des remedes convenables à l'état de l'os : je fis une incision * au grand

* Mr. Palfin a fait observer que, lorsque l'on coupoit le tendon du muscle orbiculaire, en faisant une incision pour la fistule lacrymale, on n'encouroit pas le risque de causer un éraillement, comme le pensoient les anciens : il dit que Mr. Arnaud, qui traitoit un particulier d'une fistule lacrymale, lui fit une incision comme la prescrivent les Auteurs, c'est-à-dire apporta tous ses soins pour éviter la section de ce tendon ; l'œil resta cependant éraillé. Peu tranquille sur cet événement, Mr. Arnaud chercha à en deviner la cause ; il fit réflexion, qu'en suivant les regles prescrites, il avoit fait son incision trop près de la commissure des paupieres ; de sorte que la suppuration étant arrivée au reste de la peau qui unissoit les paupieres, elle s'étoit trouvée totalement détruite, ce qui avoit causé cette difformité. Mr. Arnaud profita de la premiere occasion pour se confirmer dans son idée; il coupa le tendon du muscle orbiculaire, & ménagea les téguments; le malade guerit sans éraillement. D'après ce principe, Mr. Arnaud conseille de faire cette incision en demi cercle, dont la partie convexe doit regarder le nez, & la partie cave faire face à l'œil. Elle doit commencer à la

angle & ſur le ſac lacrymal que j'ouvris dans tout ſon entier ; l'os me parut altéré dans ſa partie ſupérieure, & la carie placée de façon à ne pouvoir pas être attaquée par la meche. Les exfoliatifs que j'employai pendant cinquante jours furent la diſſolution mercurielle, les teintures de myrrhe & d'aloès ; ils furent appliqués immédiatement, & l'exfoliation fut parfaite.

Cette obſervation n'eſt pas la ſeule qui m'ait prouvé que la meche n'eſt pas capable de détruire la carie des fiſtules ; toutes les fois que cette carie ne ſera pas à portée, comme je viens de le faire voir dans l'obſervation précédente, de pouvoir être touchée immédiatement par les exfoliatifs dont la meche ſera chargée, ſon uſage ſera inutile. J'ai vu des caries qui atteignoient l'Apophiſe nazale : comment préſumer qu'une meche puiſſe être de quelque utilité dans ce cas.

---

racine du nez, & être conduite ſur la tumeur pour s'aller terminer à l'os maxillaire, preſque à l'origine du petit oblique. En ſuivant cette route tracée, le milieu de l'inciſion doit être à trois lignes de la commiſſure des paupieres ; éloignement néceſſaire pour éviter l'éraillement.

Le moyen employé communément pour détruire la carie de l'os unguis, est de briser l'os. Le feu a été employé dans les premiers temps ; tous les traités d'opération décrivent la forme des cauteres destinés à cet effet *. Nous nous contentons pour l'ordinaire de l'enfoncer avec une sonde mousse. Mrs. Boudau & Woolouse faisoient un grand

* La Chirurgie moderne a banni totalement l'usage du cautere actuel ; s'il étoit des cas où il parut indispensable d'employer le feu, ce seroit dans les grandes caries qui ont porté le désordre, non seulement sur l'os unguis, mais encore sur les os maxillaire & ethmoïde. Mais l'expérience nous a fait voir que les caries de cette nature ont été détruites par les délabrements des os cariés, & par l'usage bien administré des exfoliatifs : les esquilles s'en sont séparées, & sont tombées par le nez. Compte-t-on pour rien l'idée affreuse que se font les malades, du cautere actuel : la crainte que leur inspire l'usage d'un pareil moyen de guérison, est capable de les déterminer souvent à supporter leur mal toute la vie : d'ailleurs le feu peut faire escarre, détruire plus qu'on ne cherche à le faire du muscle orbiculaire, & de la peau des paupieres ; cet accident doit être compté pour beaucoup.

délabrement

délabrement à l'os : Mr. Lamorier, Me. en Chirurgie, & Professeur royal de Montpellier, proposoit pour la perforation de cet os des instruments capables de faire aussi un grand délabrement : voici comment il s'explique. " Je porte un bistourit droit, une ligne „ au-dessus de la fistule lacrymale ; „ j'incise, en croissant, vers le bord „ inférieur de l'orbite, & l'enfonce sans „ beaucoup ménager ni la peau ni le „ muscle de cette partie jusques sur l'os „ unguis, que je découvre d'abord ; „ & sur le champ j'introduis des pincettes pointues & recourbées vers leur „ pointe, dont la convexité doit regar„ der l'œil, & la concavité le dos du „ nez. J'enfonce l'os unguis, en por„ tant la main vers l'œil, afin que la „ pointe de l'instrument ne blesse point „ son globe, & qu'elle soit dirigée „ vers la narine, & en pénetre la ca„ vité ; j'ouvre les branches (des pin„ cettes) qui en font ouvrir en même „ temps les pointes qui, faisant fonc„ tion de dilatoire, brisent l'os unguis „ & déchirent la membrane pituitaire, „ qui le tapisse au-dedans du nez : on „ connoît que l'os est brisé, & que la „ membrane pituitaire est déchirée par „ la résistance que l'on a sentie par

„ le bruit que l'on a entendu, & par „ le ſang qui ſort par les narines. „

Ce n'eſt point à cette manœuvre que ſe borne l'opération de Mr. Lamorier : l'ouverture, ainſi pratiquée, ſeroit bientôt bouchée par le gonflement des chairs & des membranes, ſi on ne prenoit la précaution de la tenir dilatée : ce Chirurgien place dans cette ouverture une petite bougie, dont la groſſeur & la longueur doivent être proportionnées à la nouvelle plaie ; il penſe qu'elle doit avoir une ligne de diametre ; il la préfere aux tentes & aux bourdonnets, qu'on ne peut introduire qu'avec beaucoup de peine & de douleur. Il ne place cette bougie que quelques jours après l'inciſion, ſans craindre que l'ouverture puiſſe être fermée avant le huitieme jour lorſque les accidents de l'inflammation ont empêché de ſe ſervir plutôt de la bougie.

Mr. Monro n'eſt point d'avis de faire un grand délabrement à l'os unguis : il prétend qu'il ne faut pas une plus grande ouverture que celle qu'il conviendroit pour admettre une plume de corbeau ; d'après ce principe, il perce l'os ſans effort avec un foret.

Peut-on comparer cette petite ouverture avec celle que proposoit Mr. Lamorier, & dont nous connoîtrons toute l'amplitude, lorsque nous saurons ce qu'il nous en apprend d'après l'ouverture des cadavres. " Pour avoir une „ idée claire de la manœuvre qui se „ passe dans l'os unguis & dans la „ membrane pituitaire, j'ai pris la „ tête d'un cadavre, dit-il; j'ai séparé „ de sa base, le crâne & la mâcheoire „ inférieure; & après avoir opéré des „ deux côtés & introduit des bougies, „ j'ai coupé cette base verticalement „ sur le vomer, & sciant l'os éthmoïde, „ l'os éphénoïde, les os maxillaires & „ les os du Palais jusqu'au derriere de „ l'occipital. Par cette coupe, j'ai sé- „ paré le nez en deux parties égales, „ & j'ai observé que l'ouverture de la „ membrane pituitaire avoit environ „ deux lignes de longueur sur une „ ligne de largeur, par conséquent „ d'une figure ovale qui doit prendre „ la figure ronde, parce que les bords „ de la membrane pituitaire se moulent „ sur la bougie qui est ronde: j'ai ob- „ servé de plus que la bougie passoit „ le niveau de la membrane d'environ „ deux lignes. „

Convient-il de faire un aussi grand délabrement à l'os unguis, ou suffit-il de le percer avec un ſimple foret L'intention qu'on ſe propoſe doit déterminer ſeule l'étendue de cette ouverture ; ſi l'on a intention de détruire la carie, le délabrement doit être proportionné à l'étendue de cette carie ni le foret de Mr. Monro, ni une ſonde mouſſe ne pourroient venir à bout de détruire une carie conſidérable ; les pincettes de Mr. Lamorier pourroient plutôt remplir cet objet ; on peut même ſuppoſer la carie aſſez étendue, pour que l'on ſoit en droit de regarder ce dernier inſtrument comme inſuffiſant dans certains cas.

Alors le génie du Chirurgien doit ſuppléer aux inſtruments qui lui manquent ; il ſuffit d'en employer un qui puiſſe enfoncer toute la portion altérée de l'os.

Mais ſi l'on n'a d'autre intention dans la perforation de l'os unguis, que de procurer une nouvelle route aux larmes, cette ouverture doit avoir des limites, & il eſt aſſez facile de les lui aſſigner. Mr. Monro qui conſeilloit de faire ouverture avec un foret, étoit d'avis de ne percer l'os unguis que dans le cas où il n'étoit pas poſſible de déboucher le conduit nazal ; d'après ſon intention, il plaçoit une petite tente dans l'ouverture faite à l'os, après que le temps de l'inflammation & de la suppuration étoit passé ; il desséchoit la membrane qui naît au bord circulaire de ce trou avec des injections de miel rosat & d'eau de vie. Lorsque la tente étoit introduite sans effort & sans douleur, il cessoit de s'en servir, & il cicatrisoit la plaie extérieure.

On lit dans les actes de Leipsick, que Couwper appliquoit le feu à diverses reprises, afin que les chairs ne pussent se reproduire & boucher l'ouverture de l'os, mais ces moyens sont-ils sans inconvénient ? Mr. Hunauld propose ses doutes sur de pareils procédés dans les transactions Philosophiques de mil sept cents trente-cinq. Il pense que le moyen que l'on emploie pour faire couler les larmes dans le nez, en est un pour qu'elles n'y coulent pas : les tentes, les bougies & les autres moyens dont on peut se servir, sont capables selon lui de rendre dur, épais & calleux l'extrêmité du canal lacrymal, qu'elles ne manquent pas de comprimer & de contondre. L'inflammation, la suppuration, le collement & l'oblitération de ce petit conduit doivent être l'effet nécessaire de leur usage. Mr. Hunauld croit encore que ces petits canaux s'oblitéreront d'autant plus sûrement qu'ils ne livreront passage à aucune sorte de fluide pendant un ou deux mois que dure le tamponnage.

Il pense que le moyen le plus sûr pour tenir ouvert le nouveau conduit, est de ne point faire d'application, afin de laisser à la respiration toute sa liberté, pour que l'air mélé avec les larmes, puisse passer par les points lacrymaux. Il assure que l'expérience l'a confirmé dans cette idée, ainsi que la théorie du passage des larmes dans les points lacrymaux.

Voici comment il s'explique : " il
„ n'est pas facile de déterminer si les
„ larmes & la liqueur qui lubrifie sans
„ cesse la surface de l'œil, passe à tra-
„ vers les points lacrymaux, sur-tout si
„ l'on fait attention que, quand on est
„ couché sur le côté, les points lacry-
„ maux d'un côté, sont plus élevés que
„ l'œil ; & que la liqueur qui humecte
„ & nettoye la cornée (la matiere des
„ larmes), y entre cependant en même
„ temps qu'elle tombe dans les points
„ lacrymaux de l'œil opposé. On auroit
„ pu avoir recours à la cause de l'as-
„ censsion des liqueurs dans les tuyaux
„ capillaires pour expliquer ce fait,
„ & regarder dans certains cas la route

„ que ſuivent les larmes des yeux dans
„ le nez, comme un ſiphon dont la
„ courte branche eſt diviſée en deux ;
„ & il eſt étonnant que des idées auſſi
„ ſimples ne ſoient juſqu'ici préſen-
„ tées à perſonne ; mais il faut
„ avouer que cette cauſe ſeule ne ſuffit
„ pas pour expliquer le phénomene
„ dont il s'agit préſentement, & le rai-
„ ſonnement ſuivant me paroît auſſi
„ ſimple & plus exact.

„ L'air eſt ſans ceſſe prêt à entrer
„ par tous les canaux qui communi-
„ quent avec la trachée-artere : & ſans
„ ceſſe il eſt déterminé par ſon propre
„ poids à entrer par leurs orifices ; il
„ n'attend que la diminution de la
„ réſiſtance qui lui eſt oppoſée ; par
„ conſéquent, pendant l'inſpiration,
„ il doit auſſi bien paſſer par les points
„ lacrymaux que par la bouche & par
„ les narines, & il doit néceſſairement
„ balayer & entraîner avee lui par les
„ points lacrymaux & leurs petits ca-
„ naux, l'humidité qui lubrifie la cor-
„ née, à meſure qu'il s'y mêle. Or,
„ comme en bonne Chirurgie, on ſait
„ qu'il eſt preſque impoſſible de pro-
„ curer la réunion dans une partie par
„ où paſſe continuellement une liqueur,
„ il faut pour conſerver aux larmes

„ une route nouvelle, une route artificielle dans le nez, en laisser le soin tout entier au passage continuel de l'air & des larmes.

„ Examinons maintenant si la nature seule peut boucher l'ouverture que l'opération a faite. L'os planum & la branche montante de l'os maxillaire ne sont point en état de produire une portion osseuse qui remplisse l'espace que laisse l'os unguis détruit. Le périoste & le sac lacrymal sont trop déchirés pour qu'ils puissent réparer ce qu'ils ont perdu. La membrane pituitaire ne fournira pas non plus de quoi boucher le nouveau trou; ce sont là cependant les seules parties intéressées dans l'opération; on a donc tort d'employer pendant trois mois une tente, pour fermer la partie supérieure du canal. Si on suppose que ces parties sont plus propres à s'étendre & à prendre de l'accroissement qu'elles ne le sont réellement, l'air & les larmes seront toujours capables d'entretenir un passage ouvert dans le nez. „

Un système enfanté dans le cabinet où l'imagination a toujours beaucoup de part, ne peut être que caduc, & porter à faux. Où Mr. Hunauld a-t-il pris que le paſſage de l'air par les canaux des larmes étoit libre & habituel? Il eſt vrai que dans certains ſujets, l'air paſſe quelquefois du nez par ces conduits, mais ce n'eſt que dans un cas forcé, lorſque par exemple l'on fait effort pour ſe moucher, ou que l'on ſe bouche les narines pendant que l'on pouſſe avec violence de l'air dans la cavité du nez : cet air qui cherche à s'échapper, enfile l'extrêmité inférieure du canal nazal qu'il rencontre, parcourt les voies lacrymales, & ſort par les points lacrymaux.

Mr. Petit, qui dans chaque panſement, faiſoit touſſer ſes malades, voyoit ſortir des bulles d'air par la plaie extérieure de la fiſtule : Mr. Louis propoſe de deſſécher les légeres ulcérations du ſac & de ſes conduits par des fumigations vulnéraires & balzamiques. Cette idée eſt fondée ſur le paſſage de l'air par les voies lacrymales ; nous ſommes obligés de convenir de cette vérité phiſiologique ; mais le paſſage de cet air eſt-il libre & habituel, comme il paroît l'être, ſelon Mr. Hunauld? Mr. Louis dit très-bien que c'eſt à l'imitation des fumeurs qui, en ſe pinçant le nez, font ſortir par les points lacrymaux la fumée du tabac retenue dans la bouche, qu'il propose des fumigations.

Il faudroit donc que les malades que l'on traiteroit selon la méthode de Mr. Hunauld, fissent continuellement effort, en se pinçant le nez, pour obliger l'air à traverser la nouvelle route. Encore cet air seroit-il capable de vaincre la résistance que lui opposeroient des chairs fongeuses qui viendroient bientôt lui boucher le passage.

Presque tous les Praticiens, qui se sont déterminés à percer l'os unguis dans l'opération de la fistule lacrymale, ont cherché à entretenir cette ouverture par quelques moyens particuliers. Woolouse a cru qu'il falloit même placer une cannule de plomb ou d'or dans ce nouveau conduit. Mr. Lamorier, Mr. Monro, St. Yves, &c., tous ont conservé au nouveau conduit un diametre suffisant, pour que les larmes y puissent passer avec aisance & sans obstacle. Mr. Lecat que nos regrets viennent d'accompagner au tombeau, & dont l'opinion sera toujours d'un grand poids*,

* Mr. Lecat, Ecuyer, étoit correspondant de l'Académie royale des Sciences de Paris, Secretaire de l'Académie des Sciences de Rouen, Membre de celle de Londres.

a trouvé des cas où l'on ne pouvoit se dispenser de placer une cannule dans le nouveau conduit. Il rapporte une observation intéressante que je me fais une loi de répéter avec ses expressions. Il donne à la cannule dont il se sert

---

de Chirurgie de Paris, de Madrid & Berlin, Professeur en Anatomie & Chirurgie, & Chirurgien en chef de l'Hôtel-Dieu de Rouen : nous avons de lui des ouvrages marqués au coin du génie. Il présenta un Mémoire à l'Académie Royale de Chirurgie en 1733 qui coucourut pour le prix. En 1734 il remporta le prix sur l'usage des tentes & autres dilatants : il obtint en 1735 celui qui fut proposé, sur le cas où il convient de panser fréquemment, & ceux où il convient de panser rarement. Le prix lui fut adjugé en 1738 ; le sujet du mémoire étoit de déterminer le caractere distinctif des plaies faites par armes à feu, & le traitement qui leur convient. L'Académie qui craignit que Mr. Lecat ne fût un concurrent redoutable, capable de décourager ses émules, le pria de ne plus entrer en lice. Il obtint cependant en 1739 le prix sur la question suivante : si l'on doit amputer le carcinôme des mamelles, vulgairement appellé cancer. L'Académie crut devoir lui l'adjuger, parce qu'il avoit travaillé sur la matiere du cancer un an avant qu'elle l'eût prié de ne plus concourir. Nous avons de Mr. Lecat bien d'autres

en ſemblable cas une nouvelle forme qui lui ôte la liberté de tomber dans le nez, ou de ſe porter du côté de l'œil. Le malade qui fait le ſujet de l'obſervation, avoit été opéré deux fois ſucceſſivement par un grand maitre qui avoit placé des cannules chaque fois; elles n'avoient pu tenir en place.

“ Des organes, dit-il, ruinés depuis „ quatorze à quinze ans par deux opé- „ rations faites à l'ancienne méthode, „ ne me laiſſoient guere d'eſpérance „ de pouvoir employer ma méthode „ ordinaire de déboucher les conduits „ naturels. Je l'eſſayai pourtant, mais „ je fus bientôt convaincu qu'il n'en „ reſtoit plus de veſtige.

„ Réduit à rétablir une iſſue artifi- „ cielle vers le nez, je ſongeai à éviter „ tous les défauts que je viens d'obſerver „ dans la méthode ordinaire.

„ Premierement, je penſai que dès „ qu'il étoit néceſſaire pour entretenir

---

ouvrages très-eſtimés. La Chirurgie s'eſt enrichie de ſes découvertes; il aimoit cet art, qu'il profeſſoit avec tant d'honneur, & il crut lui donner une marque du plus grand attachement, en choiſiſſant Mr. David pour ſon gendre & pour ſon ſucceſſeur dans la plus grande partie des places que lui avoit valu ſon mérite.

„ ce canal artificiel, d'y placer un canal „ de métal, il étoit fort inutile d'ex- „ poser le malade aux supplices des „ pansements tamponnés, des chevilles „ de bois, & de tous les moyens cruels „ dont on a coutume de se servir, pour „ tâcher d'abord de rendre cette issue „ fistuleuse ; qu'il suffisoit de faire cette „ issue, d'en emporter la carie, s'il y „ en avoit, & d'y placer le tuyau de „ métal.

„ Quant aux difficultés de tenir „ celui-ci en place, je crus pouvoir „ lui donner une figure propre à m'en „ donner la solution.

Mr. Lecat fit les incisions suffisantes, & préféra le feu pour percer l'os.

„ Quelques jours après, continue-„ t-il, je laissai une petite cannule d'or „ dans cette issue; il fallut en essayer „ deux pour trouver celle qui s'ajuste-„ roit le mieux à la structure de l'or-„ gane. Celle qui réussit, est composée „ d'un entonnoir & d'une olive séparée „ par une gorge. L'entonnoir est placé „ dans le sac lacrymal; il est destiné „ à prendre les larmes & à les porter „ dans les fosses nazales. L'olive est „ placée dans ces fosses; la gorge située „ entre deux est embrassée par la cloison

„ du fond du sac lacrymal, & chacun
„ des évasements qui est aux extrêmités
„ de cette cannule, fait qu'elle ne peut
„ échapper de cette cloison ni vers le
„ nez ni vers l'œil.

“ Cette cannule étant placée, retenue
„ quelques jours, enfoncée par une
„ espece de petit pressoir d'or, qui
„ avoit de la charpie & des compresses
„ pour point d'appui, je laissai refer-
„ mer la parois extérieure du sac la-
„ crymal. Ayant ensuite injecté les
„ points lacrymaux avec des teintures
„ vulnéraires, je vis les liqueurs passer
„ très-librement par le nez, & ma mé-
„ thode a été justifiée par le succès le
„ plus heureux qu'on puisse espérer
„ sur une fistule aussi ancienne, & tant
„ de fois manquée. „

Pour me résumer, il est deux cas qui nous obligent à percer l'os unguis; celui où les obstacles du canal nazal étant invincibles & ne pouvant être traversés, il convient de frayer une nouvelle route, & celui où la carie exige que l'on détruise l'os altéré, quand même le canal nazal seroit libre.

Dans le premier cas, il suffira de procurer une ouverture à peu près comme celle que pourroit fabriquer un trois-quarts pour la ponction du bas-ventre. Cet inſtrument eſt celui dont je me ſers dans cette circonſtance. Mais il importe de conſerver à cette ouverture un diametre ſuffiſant pour le paſſage des larmes. Une bougie, à l'imitation de Mr. Lamorier, m'a réuſſi & me paroît préférable à tout autre moyen. Je n'ai jamais été dans la dure obligation de placer une cannule dans ce nouveau conduit ; & ſi j'étois jamais néceſſité à le faire, je préférerois celle qu'a employé Mr. Lecat ; ſa forme eſt très-avantageuſe, & paroît aſſurer ſa ſituation.

Le ſecond cas où l'on eſt obligé de percer l'os unguis, étant celui où il convient d'emporter ſa carie, on ne ſauroit preſcrire de limite à cette ouverture ; il convient avec quelqu'inſtrument que ce ſoit, d'attaquer le mal juſques dans ſon dernier retranchement, & de détruire parfaitement toutes les portions d'os altéré. Si ce canal dans cette circonſtance étoit bouché ou oblitéré, il faut ſe ménager une ouverture pour l'écoulement des larmes ; précaution qui deviendroit inutile, ſi le canal étoit libre.

REMARQUES.

Quel que soit le moyen que l'on ait employé pour guérir les fistules lacrymales ; quelque bon qu'en ait été le choix, il arrive quelquefois que le sac trop dilaté, soit par l'ancienneté de la fistule, soit par la présence du pus qui lui aura donné trop d'étendue : il arrive, dis-je, que l'on est souvent obligé d'assurer la guérison de certaines fistules lacrymales, par une compression exercée sur le sac lacrymal.

C'est un moyen auxiliaire qu'il n'est pas indifférent de négliger, & d'où dépend souvent le succès de l'opération la mieux faite. Françoise... fut reçue à l'Hôtel-Dieu pour une fistule lacrymale ; je lui fis l'opération par le seton ; j'étois sûr d'avoir débouché parfaitement les voies que devoient parcourir les larmes, malgré cette circonstance avantageuse : le sac bomboit & formoit bosse ; il se remplissoit de larmes qui refluoient ensuite par les points lacrymaux. Il arrivoit aussi dans le même temps, lorsque l'on comprimoit sur la tumeur, qu'il passoit une partie des larmes par le canal nazal. Je conclus de ces circonstances réunies, que le ſac manquoit de reſſort, que les larmes y ſéjournoient par cette raiſon, & que bientôt elles y reproduiroient une nouvelle ulcération, & enſuite une fiſtule. J'étois autoriſé à croire que les choſes tourneroient auſſi déſavantageuſement. Quelque mois auparavant C... fut opérée par le ſeton; le ſac lacrymal fut bien détergé, le conduit lacrymal débouché; tout étoit au mieux, à une petite dilatation près du ſac lacrymal. Je prévis le danger, & propoſai à la malade de faire une compreſſion; des raiſons particulieres ne lui permirent pas de mettre en uſage ce moyen; elle s'y refuſa. Peu à peu la dilatation du ſac augmenta, les larmes ſéjournerent, enflammerent la partie; la ſuppuration, l'ulcération & la fiſtule furent les ſuites de cette négligence.

Les exemples que m'a fourni la pratique ſont aſſez fréquents, pour que je ſois perſuadé que la compreſſion eſt un moyen néceſſaire, pour accomplir la cure de quelques fiſtules lacrymales.

La compreſſion ſur le ſac lacrymal n'eſt pas d'une nouvelle invention; on a cru même qu'elle pouvoit ſuffire pour guérir les fiſtules lacrymales; la facilité de vuider le ſac avec le doigt avoit donné cette idée. On avoit d'abord employé à cet effet des compresses graduées ; on plaçoit la plus petite la premiere, & immédiatement sur la tumeur, les autres de suite successivement, jusqu'à ce que l'espace qui est entre le bord interne de l'orbite & la voute du nez fut parfaitement rempli. Toutes ces compresses étoient soutenues par une bande ou un bandeau : le monoculus, ce bandage décrit par Verdier me paroît propre à assujettir ces différentes compresses.

Mais un bandage ou un bandeau ne suffisoit pas toujours pour maintenir cette piramide de compresses graduées ; souvent le moindre mouvement de la part du malade, sur-tout lorsque l'on n'avoit pas apporté toutes les précautions nécessaires pour ajuster ce bandage, comme il convenoit, dérangeoit tout l'appareil. Il fallut donc avoir recours à quelque chose de plus solide ; on imagina un bandage d'acier, plus facile à placer & à maintenir en situation. Le bandage n'est autre chose qu'une branche d'acier recourbé qui vient par son extrêmité faire compression sur la tumeur ; cette branche est la partie essentielle du bandage ; elle a des accessoires pour la maintenir en raiſon, & pour déterminer ſon point d'appui ſur la tumeur. Mr. Petit en a décrit un * qui paroît un peu compliqué ; je préfére celui que Heiſter propoſe ; je le crois plus ſimple & aſſez ſolide ** ; la branche d'acier eſt courbée & fait pont ; de ſorte que ſes deux extrêmités portent l'une ſur le crâne ou ſur le front, l'autre ſur le ſac même ; une bande qui eſt attachée au milieu de cette branche la fixe par ſes circonvolutions autour de la tête, & la détermine à appuyer ſolidement par ſes extrêmités. Celle qui répond à la tumeur porte une petite pelote : ces pelottes peuvent être de coton, de charpie de laine, de cire : ceux qui emploient la cire la rendent un peu ſolide, en y mêlant la fleur de farine & d'amidon. D'autres ont figuré un morceau de liege qu'ils ont couvert de cire, d'autres enfin pour faire une pelote qui répondît mieux à la forme de la partie, ont employé le plâtre délayé avec l'eau & le blanc d'œuf.

---

* Acad. royale des Sciences 1745, mémo. pag. 152.

** Inſtitutiones Chirurgicæ, tab. XVI, fig. 20.

Il m'a paru qu'une pelote formée de charpie, & recouverte de peau, suffit : je place immédiatement sur la tumeur une légere compresse, & sur cette compresse la petite pelote. La raison qui me détermine à faire usage de cette compresse est de conserver la pelote toujours propre, & de la garantir par là de la suppuration & des larmes qui coulent des points lacrymaux, & qui ne manqueroient pas de l'humecter & de la rendre d'un dur dangereux.

La branche supérieure du bandage dont je me sers, est terminée par une plaque d'un pouce en quarré ; cette plaque assure la situation de ce bandage, en lui empêchant de vaciller.

Chaque Chirurgien peut avoir eu un moyen particulier de faire une compression sur le sac lacrymal ; quel qu'il soit, il est des regles qu'il importe de suivre dans son application : il faut 1°. que le malade n'aie point à se plaindre d'être gêné, & de souffrir par la présence de la pelote ; 2°. cette pelote ne doit point trop comprimer le sac ; car il pourroit en résulter une inflammation intérieure, une suppuration. 3°. Il ne faut pas, de crainte des accidents que pourroit occasionner une trop forte compreſſion, tomber dans le défaut contraire, & en faire une trop foible. Ce ſeroit perdre le temps, & négliger un moyen utile. Quand la pelote ne comprime pas ſuffiſamment, les larmes ne coulent des points lacrymaux, que quatre ou cinq heures après l'application de la pelote, parce que le ſac qui n'eſt pas comprimé ſe remplit; dans cette circonſtance, en appuyant le doigt ſur la tumeur, on fait ſortir les larmes comme avant l'uſage de la compreſſion. Une jeune perſonne portoit depuis deux mois un bandage à deſſein de diminuer, ou plutôt de faire diſparoître une tumeur qu'elle portoit au grand angle de l'œil droit. Comme ſon état ne changeoit point, on vint me conſulter dans un temps où l'on avoit eu la précaution d'ôter le bandage. Je ne voulus rien décider que je n'euſſe été informé de la façon dont on le plaçoit habituellement. Je conſeillois de revenir le lendemain après que l'on en auroit fait l'application comme on avoit coutume de la faire. C'eſt alors que je vis un grand appareil de bandage bien conformé, & qui ne manquoit en rien que dans le point eſſentiel. La branche inférieure qui portoit la pelote, touchoit à peine la peau, de ſorte qu'il étoit parfaitement inutile. Je le rajuſta devant les parents de la Demoiſelle, & leur fis comprendre la raiſon du non ſuccès.

S'il eſt des cas où l'application d'un bandage puiſſe être de quelque utilité, ces cas ne ſont pas communs, & il convient de les connoître, pour ne pas employer le moyen mal à propos; il peut nuire, lorſque ſon uſage n'eſt pas indiqué.

Je crois qu'il n'eſt que deux circonſtances où l'on doive ſe ſervir de bandage compreſſif ſur les tumeurs du grand angle. 1°. Lorſqu'il n'eſt queſtion que d'une hydropiſie du ſac lacrymal, ſans obſtruction ni embarras dans le canal nazal, alors il peut être regardé comme l'unique moyen de guériſon de cette indiſpoſition, ou comme celui qui doit contribuer le plus à la cure. 2°. Lorſque, après l'opération de la fiſtule lacrymale, il reſte au ſac une dilatation occaſionnée, ſoit par le ſéjour du pus, ſoit même par les moyens employés pour guérir la fiſtule, ce qui ſuppoſeroit toujours une iſſue libre aux larmes ou artificielles, ou naturelles; en un mot, l'emploi du bandage n'eſt indiqué qu'autant que les larmes ont leur paſſage libre.

Quelle intention pourroit-on avoir d'appliquer un bandage dans toute autre circonstance? Espéreroit-on de déboucher le canal nazal, en forçant les larmes d'y passer & de couler par le nez? La prétention seroit sans fondement; car si lorsqu'on l'applique, la tumeur est pleine, elle se vuide presque toute par les points lacrymaux; & ce qui en reste ne sauroit être capable de faire effort contre le canal pour le déboucher.

Il faudroit donc boucher les points lacrymaux, pour empêcher les larmes de s'échapper; Mr. Petit a essayé dans le dessein de comprimer les points lacrymaux & leurs conduits, d'ajouter au bandage une pelote plus élevée du côté des points lacrymaux, que celle dont on se sert ordinairement; mais il avoue que malgré son intention & ses soins, il n'a pu réussir à placer cette pelote sans comprimer le sac pendant l'application, ni empêcher que plus de la moitié des larmes ne sortît par les points lacrymaux; de plus, cette pelote pressoit douloureusement le globe de l'œil sur lequel elle appuyoit indispensablement.

Une opiniâtreté mal entendue à appliquer un Bandage dans le cas où les voies lacrymales ne seroient point libres, ne pourroit être que funeste & suivie de conséquences dangereuses.

Un bandage appliqué long-temps peut rendre le sac dur & calleux, peut coller ses parois & anéantir par là sa cavité, peut aussi oblitérer les conduits & les points lacrymaux.

Quand même la tumeur disparoîtroit dans le cas où l'application du bandage auroit oblitéré le sac & les conduits, que s'ensuivroit-il? La disparition de la tumeur seroit-elle un signe de guérison? Je ne pense pas qu'on puisse être tenté de le croire, puisqu'à cet époque, les larmes couleront le long de la joue, accident bien plus incommode que celui qu'occasionne la dilatation du sac; en effet, quand il y a tumeur, & que le malade veut se soumettre à la vuider trois à quatre fois par jour avec le doigt, on s'appercevra à peine qu'il ait l'œil larmoyant, parce que le sac étant le réservoir des larmes, capable d'en contenir une certaine quantité, les larmes ne coulent point le long de la joue tout le temps qu'il se remplit.

Mr. Petit fut consulté pour savoir si un enfant étoit guéri; il portoit le bandage depuis six mois; il examina l'œil;

l'œil; & quoiqu'il s'apperçut qu'il ne l'étoit pas, il dissimula son sentiment, il se contenta de dire qu'il falloit attendre quelques jours pour être sûr d'une guérison parfaite. Cette décision ne parut pas assez favorable au bandagiste qui lui tint des propos indécents. Mr. Petit ne put s'empêcher de dire au pere du malade: " votre fils ne
» sera guéri complétement que lorsque
» les larmes auront repris leurs cours
» naturels dans le nez : or elles coulent
» actuellemeut sur la joue, au lieu de
» couler dans le nez, par conséquent
» votre fils n'est pas guéri. Il est vrai
» que la tumeur lacrymale n'existe pas;
» mais c'est parce que le sac qui a été
» long-temps comprimé, & réduit à
» son étendue naturelle, peut avoir
» repris une partie de son ressort;
» c'est pourquoi il peut quelque temps
» résister à sa dilatation: mais les lar-
» mes qui repassent actuellement, le
» dilateront bientôt, parce qu'elles
» n'ont pas leurs cours libres par le
» nez. Ce jugement (continue Mr.
» Petit) fut confirmé en moins de
» quinze jours, la tumeur commença
» à reparoître, & fut au bout d'un
» mois aussi grosse qu'elle l'avoit été ».

J'ai cité la décision de Mr. Petit,

comme une autorité; elle n'apprend rien d'ailleurs que tout Chirurgien ne ſache ; ce n'eſt guere que lorſque l'on a à faire à des gens de mauvaiſe foi, comme l'étoit le bandagiſte de Mr. Petit, que l'on eſt obligé de porter un jugement auſſi dur. Un Chirurgien fait toujours ſa profeſſion avec honneur, ſe rend juſtice, & n'attend point qu'un autre prononce une condamnation qu'il reconnoît mériter.

Le bandage appliqué ſur une tumeur du grand angle, quand le cours des larmes n'eſt pas libre par le canal inférieur, produit, outre les accidents dont je viens de parler, une dilatation du ſac, plus grande encore que celle que l'on cherche à diſſiper, parce que les larmes qui ſe rencontrent dans le ſac, ſont pouſſées & font effort contre les parois du ſac où la pelote ne preſſe pas immédiatement. L'anevriſme vrai, cette maladie qui eſt formée par une dilatation des tuniques de l'artere, augmente ſouvent par l'application du bandage compreſſif, quoique celui-ci ſoit un moyen recommandé pour en opérer la guériſon.

Si la compreſſion n'eſt pas exacte, ſi elle ne répond pas à tous les points de la tumeur qui doit être comprimée, il eſt clair que le liquide contenu dans la tumeur, fuira du côté qui lui préſentera le moins de réſiſtance; & ce ſera ſur les parties non comprimées, qu'il fera effort; celles-ci réſiſteront avec peine, céderont enfin, & ſucceſſivement ſeront dilatées; ce qui augmentera la poche anevriſmale.

Mademoiſelle.. avoit une fiſtule qu'elle portoit depuis long-temps: ceux en qui elle avoit mis ſa confiance lui avoient promis de la guérir avec un bandage ils étoient dans la bonne foi. L'application avoit été faite pendant pluſieurs mois; le larmoyement étoit le même; l'excrétion du pus avoit plutôt augmenté que diminué. La malade qui conçut quelqu'inquiétude ſur ſon ſort, vint me conſulter; je trouvai une dilatation fort conſidérable au ſac, que la pelote ne couvroit preſque qu'aux deux tiers. La malade convint avec moi que cette dilatation avoit augmenté par gradation, & que ce n'étoit guere que depuis l'uſage de la compreſſion.

Par un examen ſérieux de ſon état, je découvris que le canal nazal étoit oblitéré; je lui propoſois une opération *; elle voulut s'y prêter, & elle guérit parfaitement.

* Cette opération fut faite ſelon la mé-

Il faut cependant observer que lorsque j'eus rétablis le canal dans son état naturel, que je l'eus débarrassé de tous les obstacles qui le remplissoit, la dilatation du sac à laquelle avoit donné lieu l'application du bandage subsistoit toujours, & auroit été un obstacle à la parfaite guérison, si je n'eusse cherché à y remédier.

Un bandage mollement appliqué sur la tumeur, & qui ne la comprimoit qu'autant qu'il convenoit pour donner au sac sa juste étendue, & pour lui aider à résister à l'abord des larmes, fut le seul moyen dont je me servis. Au bout d'un mois de compression: les larmes coulerent par la voie que je leur avoit fournie; la dilatation du sac disparut, & tout fut rétabli dans son premier état.

Ce qui prouve très-sûrement que le bandage ne comprime pas plus qu'il ne faut, c'est lorsque l'œil n'est point larmoyant, on juge aisément que, si la compression appliquoit les parois du sac l'un contre l'autre ou ceux des conduits lacrymaux, les larmes ne trou-

---

thode corrigée de Mr. Mejan, je passai la meche par le point lacrymal.

vant plus de passage libre, seroient obligées de refluer.

§. VI. D'après la division que j'ai faite des parties environnantes de l'œil dont je suis l'ordre pour le traitement de leur maladie, j'ai à parler de celles qui attaquent le canal nazal. Ce canal est le conduit qui est chargé de porter les larmes du sac lacrymal dans le nez; ses maladies sont son ulcération & son oblitération.

L'ulcération du canal nazal peut être occasionnée par une inflammation, par un dépôt d'humeur, par un grain de petite vérole, par quelque vice particulier. Si l'ulcération étoit dans la partie supérieure du canal, & que sa partie inférieure fut bouchée, cet état constitueroit une fistule lacrymale, le pus passeroit par le sac, & de là par les points lacrymaux. Cet état est facile à confondre avec l'ulcération du sac, & ce dernier ne manqueroit pas d'être bientôt intéressé, si nous supposons la partie inférieure du canal oblitérée.

La méthode de Mr. Mejan deviendroit nécessaire, pour guérir cette ulcération, si elle étoit accompagnée de l'obstruction de la portion inférieure du canal, tandis que de simples injections suffiront, s'il est libre.

Ces injections peuvent se faire comme le propose Mr. de Laforest ; celles-ci paroissent très-bien convenir ; elles seront portées immédiatement sur la partie affectée, & même en abondance. Celles que l'on feroit par les points lacrymaux pourroient suppléer aux premieres, si l'on éprouvoit quelques difficultés à injecter le canal nazal.

Cette ulcération que j'ai supposée à la partie supérieure du canal, & que j'ai regardé comme une espece de fistule lacrymale, peut être placée à sa partie inférieure. L'écoulement du pus dans cette circonstance sera libre, & coulera naturellement dans les fosses nazales : il suffira de faire des injections appropriées à l'état de l'ulcere pour en obtenir la guérison.

§. VII. L'oblitération du canal est souvent l'effet d'une ulcération qui la précede. Si l'on a négligé de donner des soins pour consolider l'ulcere, alors les chairs fongueuses sont venues boucher ce conduit. Il est encore possible que des cicatrices grossiere rétrécissent ce canal & l'oblitérent, comme il peut arriver qu'un simple gonflement de ses parois, accompagné d'inflammation, en occasionne la coalition.

J'ai regardé l'oblitération de ce conduit comme cause prochaine de l'hydropisie du sac, & comme cause éloignée de la fistule lacrymale. Je suis entré déjà dans les détails des moyens proposés pour détruire son oblitération, vaincre les obstacles qui s'y trouvent, & lui rendre son premier état, ainsi que son usage, on peut y avoir recours à ce que j'en ai dit.

SECONDE PARTIE.

MALADIES DU GLOBE DE L'ŒIL.

LES yeux sont au nombre de deux dans chaque individu, à moins que ce ne soit un désordre de la nature *: ils sont composés d'humeurs

* Borrinchius rapporte dans le Journal de Coppenhague, vol. 1, obs. 93, p. 182, l'histoire de deux Cyclopes : l'un étoit un enfant mâle d'environ dix mois ; il n'avoit point de nez ; & au lieu où devoit être sa racine, il avoit un orbite ronde qui contenoit un œil bien conformé ; l'autre Cyclope étoit en squelette ; l'œil étoit également à la racine du nez.

On lit dans les Eph. ger. dec. 2, an. 3, obs. 156 ; pag. 303, qu'une petite fille, née avec un corps assez bien formé, avoit trois yeux.

Mr. Colomb, Chirurgien de réputation, a vu une petite fille qui n'avoit qu'un œil, situé à la partie moyenne inférieure du front ; il étoit beaucoup plus gros qu'il

& de membranes qui les contiennent & les séparent. Je diviserai les maladies dont ils sont susceptibles en celles de leurs membranes, en celles qui attaquent les humeurs & en celles de tout le globe.

---

ne devoit être; on y observoit deux cornées transparentes, deux iris & deux prunelles, & seulement un cryſtallin, un humeur vitrée & un nerf optique. Il y avoit quatre paupieres pour fermer cet œil, lesquelles formoient quatre angles égaux, un supérieur, un inférieur & deux latéraux. C'eſt ainsi que la nature, quoiqu'elle paroisse devoir être asservie à une éternelle répétition des mêmes actes, s'écarte quelquefois des loix que lui a donné son auteur: c'eſt ainsi qu'elle se permet des licences, & qu'elle va chercher dans les mondes possibles des êtres extraordinaires qui deviennent pour nous un objet d'étonnement & d'admiration.

ARTICLE PREMIER.

MALADIES DES MEMBRANES DE L'ŒIL.

LES membranes de l'œil sont communes & propres ; les communes sont la sclérotique, la coroïde & la rétine ; les propres, la cristallyne & la vitrée.

Maladies des membranes communes de l'œil.

Ces membranes ont les unes & les autres leurs maladies particulieres : pour éviter la confusion, je ferai une section des maladies de chacune d'elles.

SECTION PREMIERE.

Maladies de la Sclérotique.

La premiere, la plus externe, la sclérotique en un mot, enveloppe tout le globe, ou plutôt en est l'écorce même sous la forme d'une sphere. Cette membrane est opaque dans la plus grande partie de son étendue, & d'un blanc grisâtre; alors on lui donne le nom de sclérotique ou de cornée opaque; sa partie antérieure est transparente; elle paroît être une partie de petite sphere ajoutée à une plus grande : on la nomme cornée transparante *.

Cette membrane, par sa conformation particuliere, produit la myopie, la presbitie, le strabisme; elle est sujette aux plaies, aux abcès, aux pustules, aux ulceres, aux fistules, à une indisposition nommée albugo.

§. I. La myopie ** est un vice de la vision : ceux qui en sont attaqués sont

---

* Mr. Demours se croit autorisé à conclure que la cornée transparante & la cornée opaque sont deux parties différentes, seulement unies par uu tissu serré : il prétend avoir fait des expériences convaincantes; il a fait ma rer des yeux jusqu'à ce qu'ils commençassent à se corrompre; il les a plongés dans l'eau bouillante pendant un demi-quart d'heure, il assure que par ce moyen il a pu séparer avec le manche du scapel la cornée transparante de la cornée opaque, & qu'il a apperçu & distingué le tissu qui les unissoit. Des lumieres jetées sur ce point d'anatomie pourroient être utiles; & je pense que la pratique dans le traitement des maladies des yeux, pourroit y gagner.

** Ou Lusciositas.

nommés myopes. Les myopes sont obligés d'approcher les objets de près pour les appercevoir avec précision.

La presbitie est un défaut contraire : les presbites éloignent les objets, s'ils veulent les voir distinctement.

La vue naturelle est celle où il suffit placer les objets à quinze ou seize pouces de l'œil.

En admettant des limites aussi marquées, il s'éleve une difficulté bien fondée : on demande pourquoi un œil bien conformé peut non-seulement lire à six ou huit pouces, mais encore à vingt ou vingt-deux, & même à vingt-quatre.

Les uns pensent que le globe de l'œil, à l'imitation d'une lunette d'approche, s'allonge & se raccourcit selon le besoin, qu'il s'allonge pour voir les objets qui sont placés trop près de lui, & qu'il s'accourcit pour ceux qui sont trop éloignés.

Les autres disent que le crystallin peut s'avancer ou se reculer par l'action des ligaments cilliaires ; cette explication suffiroit, si ces ligaments pouvoient faire varier la distance qu'il y a entre le crystallin & le fond de l'œil.

Mr. Jurin donne une hypothese pour résoudre la question ; il a cru trouver dans l'anatomie de l'organe de la vue, la vraie cause du phénomene dont il s'agit.

Il met d'abord en avant que la cornée transparente est flexible & élastique, capable par conséquent de devenir plus convexe, si elle est tirée en arriere par sa circonférence, & de revenir à son premier état, dès que les puissances qui la tiroient en arriere cesseront d'agir.

Il regarde l'uvée comme susceptible d'une contraction assez forte pour opérer cette action.

Il avance d'autre part que le crystallin est renfermé dans une capsule avec un peu d'eau, que les ligaments ciliaires tiennent d'un côté au bord de cette capsule, & de l'autre à l'endroit où la cornée transparente est unie à la sclérotique.

Cela posé; Mr. Jurin raisonne ainsi; lorsque l'œil est dans son état naturel, & qu'il ne fait aucun effort, il apperçoit distinctement de petits objets à la distance de quinze à seize pouces: « lorsque nous regardons les objets de » plus près, je crois, continue-t-il, » que le grand anneau musculeux de » l'uvée se resserre; ce qui rend la » cornée plus convexe, & la premiere » réfraction des rayons plus grande.

„ Cet effet compenſe la trop grande
„ divergence qui vient de la proxi-
„ mité de l'objet. Si nous regardons à
„ une diſtance plus grande que de
„ quinze à ſeize pouces ; les ligaments
„ ciliaires, en ſe contractant, tirent
„ les bords de la capſule, & font remon-
„ ter vers eux l'eau qui ſe trouve entre
„ cette enveloppe & le corps du cryſ-
„ talin, qui par là devient moins épais
„ du milieu. Sa convexité ainſi dimi-
„ nuée, compenſe le dégré de diver-
„ gence qui manque aux rayons qui
„ viennent de trop loing. „

Telle eſt l'explication ingénieuſe de cet Auteur, mais elle ne ſoutient pas la rigueur du calcul & des meſures auxquelles il l'a ſoumiſe.

Il faut convenir que pluſieurs cauſes ſe réuniſſent pour opérer le changement dans l'œil dont il eſt queſtion : les ſix muſcles de l'œil y ſont pour beaucoup ; il ſuffit de ſe rappeller en gros leur attache & leur ſituation pour en convenir. De ces ſix muſcles il en eſt quatre à qui l'on donne le nom général de muſcles droits, & le nom particulier de releveur, d'abaiſſeur, d'adducteur, d'abducteur, & deux autres connus par la dénomination de grand & de petit oblique.

Les quatre premiers ont une même direction & naiſſent dans le fond de la cavité orbitaire, à la circonférence du trou qui livre paſſage au nerf optique: de-là ces muſcles viennent ſe terminer à la partie moyenne & antérieure du globe, en s'uniſſant entr'eux, & à la cornée opaque par des petites aponevroſes qui paroiſſent ſe confondre & ſe perdre aux approches de la cornée tranſparente.

Le grand oblique appellé le trocléateur, part auſſi du fond de l'orbite, gagne le grand angle où il dégénere en un tendon mince: ce tendon paſſe dans un demi anneau qui fait office de poulie, & que l'on nomme la trochlée. C'eſt là que ce muſcle ſe replie, en formant un angle aigu pour venir obliquement dans le milieu de l'orbite, s'attacher au-deſſous du muſcle droit ſupérieur, du côté du petit angle.

Le petit oblique s'attache d'un côté à l'os angulaire, paſſe obliquement le long du bord inférieur de l'orbite, & ſe termine entre le muſcle abaiſſeur & l'abducteur, à l'oppoſite du grand oblique; de façon que l'un & l'autre de ces muſcles embraſſent, pour ainſi dire, toute la ſclérotique, principalement du côté du petit angle.

La diſpoſition de ces muſcles connue, il eſt facile de comprendre que, lorſque les muſcles droits agiront de concert, il s'enſuivra le raccourciſſement de l'axe du bulbe ; tout comme la contraction des obliques, en comprimant l'œil par ces côtés, lui occaſionnera un alongement forcé, d'où il s'enſuit l'allongement de ſon axe.

Une autre cauſe, ſelon Mr. Lecat, qui contribue beaucoup à occaſionner ces variations néceſſaires dans le globe de l'œil, dépend de l'action des paupieres : " quand on regarde, dit-il, un » objet éloigné, on incline les paupie- » res qui ſemblent appuyer ſur la partie » antérieure du globe pour l'applatir. "

Quant aux fibres radieuſes & circulaires de l'iris auxquelles Mr. Jurin fait jouer un ſi grand role & auxquelles il donne la puiſſance de varier la forme du cryſtalin & celle de la cornée, elles ne ſauroient accomplir cette fonction. La ſaine anatomie ne nous laiſſe regarder cette explication que comme un ſyſtême ingénieux ſans fondement.

Il eſt vrai que les myopes & les preſbites ont une reſſource pour voir diſtinctement qu'ils tirent de la contraction plus ou moins forte des fibres de l'iris : c'eſt par leur action qu'ils peuvent élargir ou diminuer par des dégrés infinis, la prunelle, afin de proportionner cette ouverture à la lumiere, ſelon qu'elle eſt plus ou moins forte; ce qui augmente ou diminue la groſſeur des pyramides ou pinceaux de lumiere qui entre dans l'œil; par ce moyen, les rayons qui les compoſent, quoiqu'imparfaitement réunis, ne font point une large impreſſion au fond de l'organe; c'eſt ce qu'il eſt facile d'éprouver, en mettant près de l'œil une carte percée, par ce moyen, l'on voit avec préciſion tout objet qui ne ſeroit pas à portée d'être vu à l'œil nud.

Les paupieres ſervent comme l'iris à conſerver le cône lumineux qui paſſe dans l'œil, plus pur, & à rendre les images plus nettes.

La ſtructure & la configuration des ſolides qui entrent dans la compoſition de l'œil, la denſité & la tranſparence des humeurs raſſemblées & contenues dans ſes tuniques, la délicateſſe, la ſenſibilité de la rétine, &c. ſont autant de conditions néceſſaires ſans leſquelles la viſion ne ſauroit être exécutée. Mais, en ſuppoſant ces conditions réunies, nous devons néceſſairement conclure que, ſi le globe n'étoit pas environné d'agens capables de changer ſa forme ſelon le beſoin, ſi l'iris n'avoit pas la faculté par l'action de ses fibres, d'aggrandir ou de diminuer la prunelle comme nous l'avons vu, l'étendue de la vue auroit des limites bornées; l'action de voir seroit lente, difficile, & ne pourroit être opérée avec cette célérité; cette exactitude & cette aisance surprenante, accordée aux besoins.

Mr. Lecat croit que les variations qui se font dans l'œil, sont sensibles à celui chez qui elles se passent. " Quand » après avoir vu, dit-il, un objet » éloigné, on regarde tout de suite » un objet très-proche, situé sur la » même ligne que le premier. On sent » qu'il se fait intérieurement une révo- » lution, un mouvement violent; quoi- » qu'on ne distingue aucun mouvement » extérieur.

Mr. Lecat nous a donné des preuves convaincantes de l'allongement & du raccourcissement de l'œil, ainsi que des autres changements qui s'y passent; elles sont étayées par des observations.

" Un jour je regardois, dit-il, en » rêvant, une foible lumiere située » très-proche de moi; je fus surpris » de voir cette lumiere trois fois plus » grosse que nature, & rayonnée: je

» la regardai ensuite avec attention, » & elle reprit sa petitesse naturelle. » J'ai répété depuis cette expérience, » tant que je l'ai voulu, ou avec une » foible lumiere, ou avec le petit point » lumineux que donne une surface » polie très-convexe, & elle m'a tou- » jours réussi de même.

» Quand je regardois attentivement » la foible lumiere ou le point lumi- » neux, ces objets très-voisins me for- » çoient d'allonger l'œil, de rendre ses » humeurs plus convexes: ce qui me » donnoit une image plus petite, je » les regardois ensuite en rêvant, c'est- » à-dire en relâchant l'œil dans son » état le plus naturel, dans sa figure » sphérique, laquelle donne à ses hu- » meurs moins de convexité: mon œil » devenoit donc alors dans le cas d'une » lentille plus plate, & ainsi il me » donnoit un point lumineux plus large, » un angle visuel plus ouvert; on ne » peut pas faire l'expérience avec une » lumiere forte, parce que sa vive im- » pression ne permet pas à l'œil de » se relâcher.

» Une autre fois je regardois à travers » le verre d'une fenêtre, une maison » de campagne; cette maison me parut » assez grande; je fixai ensuite mes

» yeux sur le verre même ; la maison » que je voyois alors sans la regarder » me parut beaucoup plus petite que » quand je la regardois directement ; » depuis ce temps-là j'ai répété cette » expérience plusieurs fois, & j'y ai » toujours trouvé ces mêmes circons- » tances.

» En regardant directement la maison » éloignée, mon œil étoit applati ; » l'angle que cette maison envoyoit » sur ma coroïde étoit donc plus grand ; » en fixant mes yeux sur le verre de » la fenêtre, j'allongeois pour cet objet » voisin, le globe de mon œil, je » rendois les lentilles plus convexes ; » l'image de la maison éloignée tom- » bant sur ces lentilles plus convexes, » s'y rompoit davantage, portoit sur » ma coroïde un angle plus petit, » une image plus petite. »

Le pouvoir que nous avons accordé à l'œil de changer la divergence ou la convergence du cône lumineux, est borné & devient même inutile, lorsque les milieux qu'ils traversent sont considérablement convergents ou divergents : ces sortes de vue sont trop courtes ou trop longues. La premiere est une vue d'un myope, la seconde, celle d'un presbite.

La cauſe prochaine de la myopie eſt donc le défaut de longueur du pinceau optique, ſoit réel, parce que les rayons lumineux ſe croiſent avant de parvenir à la retine, ſoit rélatif parce que la rétine ſe trouve trop éloignée du croiſement des rayons lumineux dont le cône qu'il forme, a ſa longueur naturelle.

On peut trouver dans la cornée des défauts qui peuvent être regardés comme cauſe de la myopie * : ſi la cornée tranſparente eſt trop convexe, les rayons lumineux qui la traverſent ſe réuniront promptement, & avant d'attendre la rétine, ils ſe croiſeront & ſe diviſeront de nouveau, ce qui donnera une image confuſe.

En ſuppoſant la longueur ordinaire au cône lumineux, ſi la rétine eſt trop éloignée de ſa pointe, ce qui arrive, lorſque la cornée opaque a trop d'amplitude poſtérieurement, l'effet en ſera le même. Les défauts de conformation de la cornée peuvent être naturels : il

* Quelques perſonnes penſent qu'il eſt du bel air d'être myope ; elles affectent de regarder de près, ou de ſe ſervir des lunettes deſtinées à ceux qui ont cette indiſpoſition ; tout eſt arbitraire en fait de mode.

n'est personne qui n'ait observé que ceux qui ont de gros yeux, sont souvent disposés à ne voir que de près : ils peuvent être accidentels : 1°. lorsqu'un amas de sérosité aura relâché les parties postérieures de l'œil ; 2°. lorsque la présence de quelques tumeurs aura donné au globe une forme oblongue ; 3°. lorsque l'on aura eu l'habitude d'approcher les objets pour les voir ou pour les examiner : dans ce cas, les muscles obliques se contractent & compriment l'œil dans ses parties latérales. Cette contraction ne peut être continuée, qu'elle ne produise un allongement permanent dans cet organe.

Il est d'autres causes de myopie qu'il faut chercher dans les autres milieux réfractifs que la lumiere traverse ; nous en parlerons, quand il sera question de ces milieux.

La myopie naturelle est incurable & sans danger. Les myopes ne manquent pas de produire dans leurs yeux tous les changements différens dont nous avons parlé, pour voir d'une maniere distincte ; mais cela ne suffit pas : ils sont obligés d'approcher les objets de près, & par ce moyen ils reçoivent dans leurs yeux des rayons qui ont une grande divergence.

Lorſque les défauts de la vue ſont à un point que l'on ne ſauroit y remédier, ni par les efforts de l'organe ni en changeant la diſtance de l'objet, ou que l'on veut ſe diſpenſër d'avoir recours à ces moyens, il faut faire uſage de verres concaves *. Ils donnent pour le moment au pinceau optique la longueur que la conformation particuliere de l'œil exige.

On guérit la myopie accidentelle, en détruiſant ou en éloignant les cauſes qui l'ont produites. Si c'eſt une tumeur dont la préſence change la forme de l'œil, il faut la détruire avec les précautions qu'exigent ſa nature & ſon voiſinage avec un organe auſſi délicat. Si c'étoit l'habitude de regarder de près, qui eût donné cette forme à l'œil, il faudroit que le myope s'occupât à regarder les objets de loin,

---

* Ces verres ſe montent de pluſieurs façons : j'en ai vu qui étoient placés dans l'angle d'un chapeau ; d'autres proprement enchattonnés dans une bague ; ils couvrent habituellement un portrait ; il ſuffit de pouſſer un petit reſſort qui ſouleve ces verres : alors le myope peut s'en ſervir pour l'uſage auquel ils ſont eſſentiellement deſtinés.

il viendroit à bout de corriger le vice de conformation qu'auroit occasionné, l'habitude contraire *.

§. II. On nomme presbite celui qui est obligé, comme je l'ai dit, de placer les objets plus loin que l'on ne le fait d'ordinaire.

La presbitie est un vice contraire à la myopie ; elle est naturelle ou accidentelle.

La cause en est sensible, d'après ce qui a été dit de la myopie : c'est la longueur du pinceau optique qui porte son foyer au-delà de la rétine ; ce qui vient 1°, de ce que l'œil n'a pas assez d'étendue postérieurement, 2°. Parce que sa partie antérieure n'est pas assez convexe : ce qui fait que les rayons de lumiere souffrent moins de réfractions : l'œil peut avoir perdu sa forme naturelle par l'habitude de regarder les objets trop éloignés. Ce vice peut dépendre de la premiere conformation.

---

* Les vieillards qui dans leur jeunesse étoient myopes, cessent de l'être, ou le deviennent moins ; parce que la cornée perd naturellement de sa convexité, ainsi que le crystallin.

Les

Les effets ſont 1°. l'augmentation de l'angle viſuel ; 2°. une plus grande étendue à l'image repréſentée ; 3°. l'impreſſion ſur la rétine plus étendue & plus foible.

La presbitie n'eſt point une maladie dangéreuſe ; ce n'eſt qu'une incommodité qui augmente avec l'âge

Les presbites ſe réforment la vue par des verres convexes qui augmentent la réfraction des rayons lumineux : il faut avoir la précaution de n'uſer d'abord que des moins convexes ; on ſe conſerve par la liberté d'uſer de ceux qui le ſont davantage, à meſure que la presbitie augmente ; d'ailleurs l'uſage des verres trop convexes donne lieu au vice auquel on cherche à rémédier.

La ſécurité avec laquelle quelques auteurs propoſent des remedes contre la presbitie, ne ſauroit captiver la confiance des gens inſtruits ; j'apperçois qu'il n'en eſt point ſur qui l'on puiſſe raiſonnablement compter.

§. III. Le ſtrabiſme peut être occaſionné par une conformation particuliere de la cornée qui, venant à changer le parallèliſme des rayons viſuels, oblige celui dont les yeux ont ce défaut de regarder de travers ; je renvoye à l'article même du ſtrabiſme.

§. IV. La cornée, ſoit tranſparente, ſoit opaque, peut être aſſaillie, peut être bleſſée par des corps extérieurs, & des inſtruments coupants & contondants.

La plaie bornée à la cornée, & qui n'a pas porté le déſordre au-delà, ne ſauroit être de conſéquence que par la négligence que l'on mettroit à y remédier *. N..., jeune demoiſelle, voulant ſécouer ſon tablier, fit entrer, par ce mouvement, la pointe des ciſeaux qui pendoient à côté d'elle dans la partie tranſparente de la cornée de l'œil droit : une plaie de cette nature devoit être de conſéquence ; les pointes des ciſeaux qui étoient entrés d'une ligne n'étoient pas aiguës ; & la réunion de ces deux pointes formoient un inſtrument très-contondant : malgré la com-

* Tulpius, obſ. med. lib. cap. 30, p. 64, dit qu'une fleche coupa la prunelle au fils d'un Chevalier : l'humeur aqueuſe ſortit de l'œil, & la cornée ſe flétrit ; de ſorte qu'il ne voyoit pas la plus forte clarté ; ce déſordre fut réparé par de ſimples collyres.

Hildanus donne l'obſervation d'un enfant qui eut la cornée percée d'une fleche, & qui fut guéri avec de ſimples déſenſifs.

plication que la nature de cet inſtrument rendoit dangéreuſe, la malade fut guérie en peu de jours. Un maron d'inde avec ſon enveloppe hériſſée de pointes, fut portée avec violence dans l'œil d'une fille de campagne : trois de ces pointes deſſéchées & ſolides, entrerent dans la cornée tranſparente ; deux y étoient encore lorſqu'elle ſe préſenta pour être reçue à l'Hôtel-Dieu : je me hâtois de les extraire ; j'en vins facilement à bout, parce qu'une petite portion excédoit la ſurface de la cornée ; le traitement des maladies qui ſont le ſujet de ces deux obſervations fut court, & l'événement heureux ; a quoi attribuer un tel ſuccès, ſi ce n'eſt à la promptitude que l'on apporta à donner des ſecours. Les ſaignées abondantes, les applications antiflogiſtiques ſouvent répétées, les boiſſons aqueuſes & délayantes ſans meſure, le régime le plus ſévere, tout concourut au ſuccès ; l'œil recouvre ſouvent la vue après avoir été bleſſé très-dangereuſement *.

---

* Derham, Lhéol. Phyſ. liv. 4, ch. 2, p. 152, dit que Bernard Werzaſcha en fournit pluſieurs exemples tirés des anciens & des modernes, Realdus-Colombus, Rho-

J'ai même vu guérir une rupture de la cornée transparente occasionnée par un coup de poing, avec une conduite semblable.

N... battant le bled, en fit sauter un grain contre un œil; cet accident ne lui causa d'abord qu'un peu de démangeaison; il continua ses occupations le reste du jour, & le lendemain sans la moindre incommodité: le troisieme jour il ressentit une douleur; l'inflammation fut bientôt sensible; l'œil suppura, & sa perte fut la terminaison de cette légere blessure. Cette observation prouve aussi fortement que les précédentes, la nécessité de porter des secours prompts aux plaies des yeux, & que la moindre négligence est toujours dangereuse.

Le traitement particulier des plaies doit être des plus simples *: la situa-

---

dius & Tulpius donnent des observations qui prouvent combien on peut espérer des plus grandes blessures des yeux.

* On lit dans les eph. Germ., t. 1, que Daniel Major fit sortir l'humeur aqueuse des deux yeux d'une oie, & que cet animal fut aveugle pendant deux jours; sans l'application du moindre remede, les yeux furent guéris, l'humeur aqueuse réparée au bout de huit jours. L'oie fut présentée à

tion de la partie suffit; tant elle est favorable; les paupieres sont l'appareil le plus doux que l'on puisse y appliquer; il convient seulement d'extraire tout corps étranger qui auroit pu être introduit dans le moment de la blessure, de même que le sang grumelé; de laver l'œil avec l'eau vulnéraire affoiblie, de rapprocher le bord de la plaie, de les réunir, & de les maintenir dans cet état par le moyen des paupieres: on applique sur les paupieres mêmes des compresses mollettes trempées dans quelques défensifs *, & on les soutient avec un bandeau attaché fort lâche.

---

une assemblée de trente personnes qui resterent convaincues du bon état des yeux de cet animal.

* Heer, lib. 1, obs. 4, dit qu'un Polonois qui se ventoit d'avoir plusieurs secrets, lui présenta un cocq à qui il fit piquer un œil avec la pointe d'un canif, & l'écraser avec les doigts. Ce Polonois versa dessus cet œil maltraité deux gouttes d'une liqueur; il banda la tête du cocq, & la mit dans une bourse, d'où il la tira huit heures après, & l'œil se trouva guéri. Cette liqueur étoit le suc qui se trouve au mois de Mai dans les vessies des feuilles des ormes. Heer confirme la bonté de ce remede par l'usage qu'il en a fait, à l'occasion d'une blessure à la cornée.

On ne sauroit trop insister sur cette derniere précaution ; la moindre compression, quand la cornée est ouverte, est capable de disjoindre les bords de la plaie, de les tenir séparés ; alors les humeurs de l'œil comprimées feront effort du côté de la blessure ; l'humeur aqueuse s'écoulera, la vitrée & le crystallin pousseront l'iris qui y formera staphilome **.

** Paul... vint à l'Hôtel-Dieu pour une plaie faite à la cornée par un instrument tranchant ; j'étois fondé à compter sur la réunion de cette plaie simple : Paul fut pansé selon les préceptes dont je viens de parler ; le bandeau qui assujettissoit les compresses, étoit placé de façon à ne pas faire la moindre compression : le malade étoit si tranquille, qu'il se crut guéri ; il défit l'appareil pour examiner s'il verroit quelque objet ; après son épreuve faite, il rajusta le tout comme il put ; il serra trop le bandage ; il fit compression sur l'œil, qui souleva les bords de la plaie ; le crystallin en fut déplacé, & se présentoit même pour sortir au moment du pansement. Tout cela ne s'étoit point passé sans douleur ; il avoit souffert depuis le moment où il avoit replacé son bandeau ; je n'eus d'autre parti à prendre que de finir l'extraction du crystallin. Comme la plaie ne me parut pas d'une étendue suffisante pour permettre la sortie

C'eſt pour éviter une compreſſion auſſi dangereuſe, que je me ſers d'un bandeau, de préférence à une bande dont les circonvolutions peuvent ſe déranger & faire par-là une compreſſion que l'on cherche à éviter. Ce bandeau n'exige point que le malade ſouleve la tête à chaque panſement, comme le fait l'application de la bande. Ce mouvement ne ſauroit avoir lieu ſans quelque contraction dans les muſcles de l'œil : les extrêmités du bandeau ſont terminées par des rubans que l'on noue, pour le maintenir en raiſon, & il ſuffit, dans le temps des panſements, de ſoulever la portion du bandeau qui paſſe ſur les paupieres, ce qui s'exécute ſans le plus petit mouvement de la tête.

Ces précautions ſont néceſſaires les premiers jours de la bleſſure, elles ſont ſages dans tout autre temps.

Il ne faut jamais ſe borner au panſement méthodique que je viens d'in-

---

de ce corps, devenu nuiſible par ſon déplacement, je l'aggrandis par un coup de ciſeau. L'appareil fut mollement appliqué, avec forte recommandation au malade de n'y pas toucher, & la cicatrice ſe fit ſans le moindre accident.

diquer ; il faut calmer l'impétuosité du sang ; les saignées au bras, au pied doivent être employées sans mesure, l'usage d'eau de poulet & quelques ptisannes nitrées doivent tenir lieu de toute nourriture pendant les premiers jours ; on se relâche dans la suite sur la sévérité de ce régime, selon l'exigence des cas : les malades qui font le sujet des trois observations précédentes, furent traités d'après ces principes, comme je l'ai déjà dit.

Les plaies des yeux peuvent produire sympathiquement des désordres dans des parties fort éloignées * : il faut alors avoir égard autant à la nature de ces désordres qu'à celle de la blessure.

* Th. Barth. act. Haffn. 1671, obs. 78. Un marchand reçut un coup d'épée dans l'oeil gauche ; le premier pansement fut fort simple. Le lendemain il fut agité & dans le délire ; il fut saigné, & on lui ordonna tout ce qui pouvoit calmer cet accident ; le onzieme il fut un peu plus tranquille, mais il se plaignit d'une douleur au pied gauche, qui alloit ensuite d'une jambe à l'autre. Ces parties se paralyserent, & la jambe gauche s'atrophia ; il perdit la mémoire. Les remedes appropriés à ces différents accidents vinrent à bout, à la longue, de rendre la santé à ce marchand.

§. V. Les abcès attaquent indifféremment la cornée opaque & la cornée transparente : on les distingue en abcès chauds lorsqu'ils contiennent du pus, & qu'ils sont l'effet d'un engorgement inflammatoire ; & en abcès froids, lorsqu'ils renferment une matiere mucilagineuse ; ces collections de pus sont nommées hypopyons *.

La cause de ces abcès est celle des abcès en général : lorsque l'abcès chaud se forme, il est accompagné de douleurs vives, pulsatives, de chaleur, de tension, de dureté ; la douleur s'étend quelquefois jusqu'à la tempe ; la lu-

---

* Par hypopyon, les Auteurs comprennent encore, outre cet amas de pus qui se fait entre les pellicules mêmes de la cornée qui est un vrai abcès, celui qui se forme derriere la cornée dans la chambre antérieure ou postérieure ; & quand le pus s'épanche au bas de l'œil, entre la cornée & l'iris, sous la forme d'une tache blanche à peu près semblable à celle qu'on remarque à la racine des ongles, cet hypopyon est désigné par ces auteurs sous le nom d'onix. Le mot d'hypopyon a été reçu aussi par quelques-uns pour un amas de pus dans quelque partie du corps que ce fût ; on a restreint la signification de ce terme au sens que je viens de lui donner.

miere eſt ſenſible & même inſoutenable; tous ces ſymptomes ſont plus ou moins graves, ſelon le dégré d'inflammation.

Lorſque l'abcès eſt formé, il ſe préſente ſous un autre point de vue; tous les ſymptomes dont je viens de parler ceſſent ordinairement; il forme une petite tumeur blanche qui barre le paſſage aux rayons lumineux, ſur-tout s'il approche de la pupille; quand il eſt dans la cornée opaque, il n'eſt ſenſible que par ſon volume.

Les ſymptomes des abcès froids ſont moins violents; il arrive même quelquefois qu'ils ſe forment d'une façon inſenſible.

Ces abcès en général ſe terminent par réſolution lorſque la matiere eſt douce, fluide, en petite quantité; par induration lorſque la partie la plus fluide ſe reſorbe * ou ſe diſſipe par la chaleur, tandis que la partie la plus groſſiere s'épaiſſit; & par ſuppuration. De toutes ces terminaiſons, la plus avantageuſe eſt la réſolution.

Le pronoſtic de ces abcès peut

* L'uſage mal adminiſtré des aſtringents eſt capable de produire cet effet.

être plus ou moins dangéreux : 1°. Selon leur grandeur, 2°. suivant le lieu qu'ils occupent, 3°. selon les causes d'où ils dépendent & la constitution des sujets.

Dans le traitement des abcès, il faut avoir égard aux symptomes qui les accompagnent & à la terminaison qui leur paroît la plus naturelle ; *quò vergit natura eò tendere.*

Lorsque l'abcès se forme, & qu'il est accompagné d'inflammation, il y a deux intentions à remplir : celle que présente l'inflammation & celle de la résolution qu'il faut toujours tenter, mais sans opiniâtreté.

Quant à l'inflammation, si elle est vive, il faut y avoir d'abord égard, & s'occuper à la diminuer ; le traitement est celui de l'ophtalmie.

Mais si la douleur & la tension sont médiocres, il faut rendre les collyres résolutifs ; celui-ci conviendra, eaux de melilot & de camomille, deux onces de chaque ; trochiques de blanc rasis, un scrupule ; safran oriantal, demi-dragme. Quoique l'abcès soit formé, s'il n'est accompagné d'aucun accident, s'il est petit sur-tout, il faut encore en tenter la résolution. On trouve nombre d'observations qui prouvent combien il est possible de résoudre la matiere qui forme ces tumeurs. Bidloo*, Muck**, Baſſius***, Heiſter****, Gmlin*****, fourniſſent des exemples multipliés, qui prouvent la poſſibilité de réſoudre les hypopyons. Le collyre ſuivant remplit très-bien cette indication : eaux de camomille, de melilot, de fœnugrec, de cumin, une once de chaque; trochiſque de blanc raſis camphré, quinze grains; ſel ammoniac, douze grains; poudre d'aloës, de myrrhe, huit grains de chaque.

Les collyres réſolutifs peuvent ſe faire encore avec les eaux diſtillées de roſe de chélidoine, de valeriane, de lavande; on y ajoute l'antimoine diaphorétique, le camphre.

Woolhouſe aſſure d'être venu à bout de diſſiper pluſieurs hypopyons avec de ſimples fomentations d'eau de lavande, & le cataplaſme de pomme cuite ou pourrie, auquel il ajoutoit quelques grains de camphre.

---

* *Exercitationes Anatomico-Chirurgicæ.*

** *Experimenta & operationes Chirurgicæ.*

*** *Commentationes in Nuckii experimenta Chirurg., &c.*

**** *Inſtitutiones Chirurgicæ.*

***** *Diſſertatio de hypopyo, anno.* 1742.

On peut composer un collyre sec avec le camphre, le safran, la poudre de la racine d'iris de Florence, & l'antimoine diaphorétique.

Outre l'usage des fomentations & des collyres, il faut s'occuper à combattre la cause qui a donné lieu à ces abcès: s'ils provenoient d'un principe inflammatoire, les saignées du bras, du pied sont très-bien indiquées, ainsi que celles que nous nommons locales; il faut sur-tout pratiquer ces dernieres. Si l'on apperçoit que quelques vaisseaux engorgés partent de la tumeur même, ce sont ces vaisseaux qu'il faut détruire. Les évacuants produisent de bons effets. Mais si le tempéramment du malade est cacochime; si la cause de lypopyon est scruphuleuse, il ne faut pas hésiter dans ce cas d'établir des évacuations dans le voisinage de l'œil affecté.

Woolhouse conseille de mettre les vésicatoires sur la paupiere même; J'ai trop de raison de suspecter une telle pratique pour la suivre; je crois qu'il suffit de placer les vésicatoires derriere les oreilles ou à la nue du col. Les cauteres établissent des suppurations qui durent bien plus long-temps que celles qui suivent l'application des véſicatoires ; ils méritent par là une préférence décidée ſur ces derniers moyens.

Malgré les efforts que l'on fait pour réſoudre les abcès de le cornée, il arrive quelquefois qu'il eſt impoſſible d'en venir à bout, comme lors qu'ils ſont volumineux ou que la matiere qui les forme eſt trop épaiſſe ; alors la Chirurgie propoſe une opération ; elle conſiſte à les ouvrir.

Après avoir ſitué la tête du malade au grand jour, l'on écarte les paupieres avec les doigts de la main gauche ou avec un *ſpeculum oculi*, & on ouvre de la droite les petites tumeurs. L'ouverture doit être à la partie la plus baſſe de l'abcès, & doit s'étendre au moins de ſon milieu à ſa circonférance; on lave l'œil avec des fomentations vulnéraires, & on le traite comme un ulcere de la cornée.

Si l'abcès étoit conſidérable, ou ſi la matiere qu'il renferme étoit corroſive, il feroit imprudent d'attendre la parfaite maturité ; il faut l'ouvrir de bonne heure, crainte que le pus ne ronge & ne perce la cornée du côté de la chambre antérieure de l'œil où il ne manqueroit pas de tomber, & d'y cauſer de nouveaux ravages.

Une lancette eſt un inſtrument convenable pour pratiquer cette inciſion ; elle doit être à grain d'orge, ſi la tumeur eſt conſidérable ; & à grain d'avoine, ſi elle eſt petite. Woolhouſe propoſe une aiguille d'une forme particuliere, & qui ne préſente, à mon avis, aucun avantage. Platener & Heiſter nous en ont laiſſé la figure, ce qu'avoit négligé de faire Woolhouſe, qui s'étoit contenté d'en parler & de la propoſer.

Je ſuis bien éloigné de regarder comme un moyen ſur lequel on puiſſe compter pour réſoudre l'hypopyon, celui que propoſe un Médecin oculiſte.

Ce Médecin vivoit du temps de Gallien; c'eſt ce dernier qui s'eſt chargé de faire paſſer ſa méthode juſqu'à nous; il l'a décrit dans ſes œuvres *. Cet Oculiſte vouloit que l'on ſecouât la tête du malade avec violence, que l'on la balottât pour mettre en mouvement l'humeur, & pour la réſoudre.

§. VI. Les puſtules de la cornée ont trop de rapport avec les abcès de cette partie, pour ne pas en placer le traitement à la ſuite.

Les puſtules ſont des petites éléva-

* *De methodo medendi.*

tions qui se teminent pour l'ordinaire en pointe ; elles sont remplies de sérosité ou de sang ; elles peuvent être encore produites par la matiere de la petite vérole.

Les causes des pustules sont 1°. celles de l'inflammation, 2°. l'âcreté & la grossiéreté de certaines molécules qui, venant à s'arrêter dans quelques points, y causent obstruction & gonflement, &c.

Les pustules sont sans épanchement ou avec épanchement : les premieres sont celles où le sang est encore contenu dans ses propres vaisseaux ; les secondes, celles où il est épanché dans une petite cavité.

Les pustules sans épanchement ne doivent pas être distinguées de l'inflammation, le traitement est le même ; quant à celles qui sont avec épanchement, elles doivent être regardées, quant à la cure, comme des petits abcès, dont on suit en tout la méthode curative.

Le pronostic des pustules se tire de leur étendue, de leur situation, & de la terminaison qu'elles prennent.

§. VII. Les ulceres de la cornée succedent aux inflammations, aux pustules, aux abcès, aux plaies de cette partie; ils peuvent être l'effet d'une humeur âcre, corrosive, fluxionnaire, qui séjourne sur l'œil, & qui l'excorie.

Les Auteurs ont si fort observé les particularités & les accidents qui accompagnent ces ulceres, qu'ils les ont désignés par des noms propres * : nous ne nous attacherons point à cette regle servile ; il suffit de proposer la théorie des ulceres en général. Les ulceres de la cornée ne different de ceux-là que par la nature aponévrotique & tendineuse de la partie qu'ils attaquent

Ces ulceres peuvent être superficiels ou profonds, grands ou petits : ils peuvent être simples ou compliqués d'inflammation, de callosité, d'hipersacose.

Ces complications qui s'opposent à la cure ordinaire, doivent être d'abord attaquées ; on combat l'inflammation comme il a été dit. Quoique la cornée soit d'une consistance serrée, elle produit cependant des excroissances

* Brouillard est le nom que l'on donne à l'ulcere superficiel de la cornée; on donne encore à cet ulcere, celui d'achlys ou caligo. Quand l'ulcere est un peu plus profond que le précédent, nos anciens l'ont appellé nuage, nephelion ou nubecula ; s'il est rond, on le nomme argemon ; épicauma, s'il est profond & sordide ; Bothrion, lorsqu'il est très-profond ; coloma lorsqu'il

charnues, que l'on détruit, ou par la pierre infernale, si elles sont considérables, ou par quelques collyres secs, dessicatifs *. Quant aux callosités, on vient à bout de les détruire par de légeres scarifications. N... portoit des ulceres calleux & profonds au centre de la cornée transparente de l'œil droit; il avoit éprouvé inutilement ces remedes que le préjugé accrédite, & que leur bonté pour quelques cas particuliers ont fait regarder comme universels ** : les préparations de vitriol

---

est étendu en superficie ; & encauma, lorsque l'ulcere est pourri, & fournit beaucoup de sanie.

* Un jeune homme de Mâcon avoit au centre de la cornée un tubercule charnu gros comme un pois : cette tumeur l'incommodoit beaucoup ; elle lui empêchoit de fermer les paupieres ; avec un coup de ciseau, j'enlevai cette excroissance qui étoit à pied étroit ; je détruisis le peu qui resta à la cornée, par l'application d'un mêlange de poudre d'écaille d'huitre calcinée, & d'alun de roche.

** Au rapport d'un habile Médecin de Paris, un Oculiste s'étoit attiré de la réputation pour une eau ophtalmique, qu'il disoit merveilleuse, & qu'il vendoit fort

dont je veux parler, avoient été employées inutilement : je fis de légeres ſcarifications ; j'ouvris quelques vaiſſeaux variqueux qui partoient du bord de l'ulcere, & panſai avec une eau émolliente & réſolutive ; le lendemain

---

cher. Cette derniere condition rehauſſoit le mérite de la drogue. Cet homme mourut & emporta ſon ſecret avec lui : ſa veuve jouit pendant quelque temps de la réputation de ſon mari, & continua de vendre le remede qu'il lui avoit laiſſé : quand elle l'eût débité, elle y ſuppléa tout uniment par l'eau de la Seine qu'elle vendit toujours au même prix.

Un remord de conſcience l'obligea d'aller conſulter un Médecin ſur ce qu'elle avoit à faire, & le prier de lui indiquer un remede ophtalmique, qui valût mieux que l'eau pure : elle s'adreſſa au Médecin de qui je tiens l'hiſtoire ; celui-ci ſe refuſa à ſes ſollicitations, & craignit d'indiquer un remede qui, quelque bon qu'on pût le ſuppoſer, ne pouvoit qu'être dangereux dans certains cas : cette veuve vendit encore long-temps de l'eau de la Seine qui, ſelon bien de gens, faiſoit merveille.

Le Médecin conſulté m'a aſſuré que le remede de cet Oculiſte n'étoit autre choſe qu'une très-petite quantité de vitriol calciné étendu dans beaucoup d'eau ; il l'avoit analyſé.

l'ulcere avoit changé de forme; le reste du traitement fut fait d'après les principes suivants; il convient d'abord de déterger l'ulcere; on emploie à cet effet les décoctions de plantes améres, comme celle de la racine de gensiane, d'absynthe, le vin émétique, l'eau de chélidoine, la décoction de la racine, le fiel de quelques animaux, comme de la carpe, &c. Les détersifs plus forts sont l'eau céleste, l'eau verte d'Hartman: il faut toucher légérement les ulceres avec la barbe d'une plume, & avoir la précaution de les laver sur l'instant, crainte que l'activité de ces remedes n'intéresse les parties voisines.

Quand le fond de l'ulcere est détergé, on emploie les dessicatifs, comme la myrrhe, la thutie, le pompholix, le plomb brûlé, la poudre d'écaille d'huitre calcinée *, les eaux résolutives de fenouil, de cumin, d'anis, peu-

* On doit laver plusieurs fois ces remedes pour les adoucir & les porphiriser, afin qu'ils se mêlent plus aisément dans les liqueurs, ou qu'étant employés sous la forme de collyre sec, ils n'irritent point par leur partie grossiere.

vent concourir à deſſécher l'ulcere; l'on en vient ſucceſſivement à l'uſage des aſtringents, comme de la pierre médicamenteuſe, de la pierre divine, du vitriol, de l'alun dont on compoſe des collyres.

§. VIII. Malgré l'adminiſtration la plus ſage des moyens dont je viens de parler pour la cure des ulceres, malgré la conduite la plus prudente, il arrive quelquefois que ces ulceres creuſent, & percent la cornée; ce qui conſtitue une nouvelle maladie connue ſous le nom de fiſtule.

La fiſtule pénétrante dans la chambre intérieure nuit à la vue: l'humeur aqueuſe ne manque pas de s'écouler par cette ouverture; l'œil ſe flétrit; les rayons lumineux ne tombent plus ſur une ſurface convexe, & ſe peignent avec déſordre.

Si la fiſtule eſt petite, on peut eſpérer de la guérir; on en vient à bout par l'uſage des aſtringents qui reſſerrent peu à peu ſon ouverture; mais ſi ſes bords ſont calleux, il faut détruire les callofités par quelques ſcarifications, avec la précaution de n'intéreſſer en rien les bords ſains; on en vient enſuite à l'uſage des aſtringents.

La fiſtule pénétre quelquefois dans

la substance de la cornée, sans intéresser la chambre antérieure; alors il suffit de l'ouvrir dans toute son étendue *, & l'on procéde au reste de la cure comme à celle d'un ulcere.

§. IX. L'albugo ** qui paroît sous la forme d'une tache blanche superficielle, ne sauroit être confondue comme on le fait souvent avec les cicatrices qui succédent aux ulceres: celles-ci sont incurables ***.

L'albugo, cette tache blanche, est occasionnée par une lymphe épaissie,

* Cependant si l'ouverture de la fistule étoit à sa partie inférieure, on pourroit espérer par des injections appropriées, venir à bout de la déterger & d'en obtenir la cicatrice. La petite seringue de Mr. Anel paroît assez propre à faire ces injections.

** Ou leucoma, est une maladie particuliere de la cornée transparente.

*** Cependant quelques Praticiens ratissent la surface des taches, à dessein d'en diminuer l'épaisseur; d'autres en élevent une partie par pellicules avec une lancette, ils esperent par ces procédés venir à bout de les détruire; ils pourroient peut-être réussir, si la cicatrice étoit superficielle.

arrêtée dans les vaiſſeaux lymphatiques de la cornée; la cauſe de cet épaiſſiſſement doit ſe rapporter à quelque vice particulier, à une diſpoſition fluxionnaire.

On diſtingue l'albugo des cicatrices, en ce que les cicatrices ſont d'un blanc luiſant, qu'elles ſont ſans douleur, & qu'elles ont été précédées par des ulceres. L'albugo au contraire eſt une maladie eſſentielle avec plus ou moins de douleur & d'un blanc terne. On doit être prompt à guérir ces indiſpoſitions; parce que la matiere qui les forme, pourroit par ſon ſéjour, altérer la partie, ou s'y épaiſſir au point de ne pouvoir plus ſe réſoudre.

L'indication eſt d'atténuer, de diviſer la lymphe épaiſſie, de la diſpoſer à la réſolution : les diſcuſſifs les plus doux, les réſolutifs & les aſtringents doivent être employés ſucceſſivement & par degré : je ſuis entré dans le détail de leur uſage à l'article ophtalmie & à celui qui traite des abcès de la cornée.

L'on ſe ſert, à la fin du traitement, lorſque l'inflammation eſt tombée, de remedes âcres, tels que les fiels de poiſſon, l'huile de papier, de vieux linge, j'ai réuſſi aſſez ſouvent dans ce cas avec une pommade composée d'une dragme de graisse de vipere, & de trois grains de précipité *.

---

* Rosinus Lintilius donne des éloges à la vertu de la graisse de lievre : il dit dans les actes de Copenhague, " j'ai essayé plu-
„ sieurs fois ce remede sur des hommes qui
„ avoient des tayes, & je puis protester
„ qu'il ne m'a jamais manqué „. Je crois qu'en ajoutant à cette graisse le précipité, l'effet en sera plus sûr.

SECTION SECONDE.

MALADIES DE LA CHOROIDE.

LA ſeconde membrane de l'œil eſt la choroïde; on penſe qu'elle naît de cette partie de la pie-mere qui enveloppe la pupille du nerf optique; de-là elle s'avance en avant entre la ſclérotique & la rétine. La choroïde parvenue à la jonction de la cornée tranſparente avec la cornée opaque, forme adhérence par un ceintre blanc que maître Jean & quelques autres nomment orbiculo-ciliaire, & Winſlow ligament ciliaire *. Elle abandonne

* Les ſcrupuleux Anatomiſtes diſtinguent deux membranes à la ſclérotique : ceux-là prennent pour membrane la portion colorée de la ſclérotique : elle porte le nom de ruyſchienne, parce que Ruyſch l'a découverte. MM. de l'Académie des Sciences aſſurent dans leur livre *de la diſſection des animaux*, que cette tunique colorée peut ſe ſéparer dans l'œil de la Lionne.

ensuite ce ligament pour former une surface plane, percée dans son milieu, cette portion de la choroïde est connue sous le nom d'uvée ou d'iris. On donne essentiellement celui d'iris à sa partie antérieure, rélativement aux couleurs dont elle est teinte; le trou dont elle est percée est la pupille ou prunelle.

Quoique je regarde pour le moment l'iris comme la continuation de la choroïde, je crois cependant que ce sont deux membranes différentes & distinguées : pour se convaincre de cette vérité, que l'on enleve la cornée transparente de l'œil de quelque animal, alors il sera aisé avec un linge, & sans instrument tranchant, de séparer l'iris du ligament ciliaire sans intéresser en rien la choroïde qui demeurera en place; mais comme cette découverte n'apporte pas une différence dans le traitement des maladies de cette partie, nous suivrons l'idée qu'en ont donné les Anatomistes *.

* On doit cependant conclure de cett[e] vérité anatomique, que la séparation d[e] l'iris du ligament ciliaire est très-aisée à se faire; observation qu'il ne faut jamais

La choroïde eſt pourvue intérieurement d'une humeur noirâtre que l'on peut ſéparer de cette membrane. Ce qui a déterminé Ruyſch, ce ſcrupuleux Anatomiſte, à en faire une ſeconde membrane, connue ſous le nom de ſon auteur, les vaiſſeaux qu'on y diſtingue, & qui ſont en grand nombre, ſont nommés *vaſa verticoſa*.

§. I. Les maladies de la choroïde, y compriſes celles de l'iris, ſont en grand nombre. Quelques Auteurs penſent que la choroïde peut former le ſtaphilome, c'eſt-à-dire, paſſer par une diviſion de la cornée opaque, & ſe préſenter en dehors ſous la conjonctive; dans ce cas, la cauſe du ſtaphilome ſera une humeur qui aura corrodé, ou quelqu'inſtrument qui aura diviſé les fibres de la cornée opaque. Le volume, augmenté des humeurs qui entrent dans la compoſition de l'œil, peuvent auſſi écarter les fibres; alors la choroïde qui ne pourra plus ſeule s'oppoſer à

---

perdre de vue lorſque l'on fait l'opération de la cataracte; car un cryſtallin volumineux dont on forceroit l'extraction, pourroit détacher en tout ou en partie l'iris, & cauſer des ravages funeſtes.

la ſortie de l'humeur vitrée, paſſera par cette diviſion, & formera tumeur.

Cette tumeur ſera alors recouverte par la conjonctive ; elle ſera diſtinguée facilement de toute autre, parce qu'elle cédera à l'impreſſion du doigt & diſparoîtra à la moindre compreſſion, caractere que ne ſauroient avoir celles qui ſont formées par quelque autre cauſe.

Ce ſtaphilome eſt du nombre des maladies pour leſquelles on ne ſauroit trouver de remede certain. St. Yves rapporte la cure d'un ſtaphilome opérée par la compreſſion ſur l'endroit de la paupiere qui répondoit à la tumeur *: ce moyen me paroît défectueux & dangereux. Il eſt vrai que ſi l'œil, ſur la tumeur duquel on prétend faire compreſſion étoit fixe & immobile, alors cette compreſſion ſeroit ſûre, porteroit préciſément où elle doit avoir lieu, & produiroit par-là l'effet que l'on en attend ; mais ne convient-on pas que ſi dans l'inſtant où l'on aura pris le plus de précautions pour que la compreſſion ſe faſſe ſur la tumeur,

* Traité des maladies des yeux, page 232.

l'œil toujours mobile vient à remuer ; alors cette même compression perdra son point fixe, & s'exercera sur le globe de l'œil : les choses ne peuvent se passer ainsi que les humeurs comprimées ne fassent un plus grand effort du côté des membranes déchirées, & le moyen de remédier au staphilome, en sera une nouvelle cause.

La compression sur le staphilome est donc un moyen dangereux : on est réduit pour toute ressource au seul usage des astringents stiptiques sous la forme de bains, de collyre, de fomentations, de cataplasmes ; ils rendent les membranes plus solides & plus en état de résister à l'effort que font les humeurs.

§. II. La choroïde peut être blessée & rompue par quelques instruments capables de faire ces sortes de divisions ou par les efforts que font les humeurs à l'occasion d'un coup. La plaie de la choroïde par elle-même ne sauroit être de conséquence ; mais comme elle suppose la blessure de la cornée opaque, elle est toujours dangéreuse ; puisqu'il faut présumer que les humeurs de l'œil s'échapperont par cette ouverture ; ainsi je renvois à l'article de l'œil crevé.

La choroïde est revêtue intérieurement d'une matiere noirâtre ; ce velouté noir est essentiellement destiné à absorber les rayons lumineux qui ont traversé la rétine, afin que dans leur retour ils ne troublent point ceux qui y abordent.

Dans les vieillards, cette tumeur diminue de quantité ou change de couleur ; c'est en partie par cette raison qu'ils ne voient point aussi distinctement que les jeunes gens. Cette maladie s'apperçoit par une couleur terne que l'on pourroit prendre pour une cataracte ; elle est incurable quand elle dépend de la vieillesse ; si elle dépendoit de quelque vice particulier, il faudroit chercher à le combattre.

§ IV. Je rangerai au chapitre des maladies de la choroïde, celle de l'iris, puisque celle-ci est regardée comme une continuation de la premiere : j'ai cependant prouvé qu'elle en étoit une partie très-distinguée.

Si la cornée transparente est rompue ou ulcérée en quelque part de son étendue, l'iris poussée par les humeurs ne tardera pas de se présenter & de passer par cette ouverture. Alors elle formera une tumeur sur la surface de la cornée nommée ſtaphilome *.

Cette tumeur cauſe 1°. une difformité déſagréable ; 2°. une inflammation continuelle ; 3°. une diminution plus ou moins grande de la vue. Outre ces accidents, la pupille change de forme, & il arrive du dérangement dans les humeurs.

Le volume du ſtaphilome varie beaucoup : il a plu aux Auteurs de lui donner des noms différents, ſelon la forme ſous laquelle il ſe préſente. Quand ſa baſe eſt large & la ſuperficie arrondie, ayant quelque rapport avec la moitié d'une graine de raiſin, ils lui donnent le nom de raiſiniere ; celui de pomette lorſque la tumeur plus conſidérable que la précédente approche de la figure d'une petite pomme ; quand elle a quelques rapports avec la tête d'un clou, ils la nomment clou ; enfin ils lui donnent le nom de tête de mouche, quand elle eſt petite, & qu'elle reſſemble en effet à une tête de mouche. La cure de cette maladie eſt difficile :

---

* On donne encore le nom de proptoſis à cette maladie ; mais c'eſt plutôt un nom générique que l'on donne également à tout ce qui fait tumeur ſur la cornée.

N... avoit deux ulceres à la cornée de l'œil droit ; ils furent négligés, & percerent cette membrane. L'humeur aqueuse se vuida en partie, & l'iris se présenta le surlendemain de cet accident sous la forme d'une tête de mouche. Le seul usage des astringents stiptiques vinrent à bout de faire disparoître ce petit staphilome. L'iris se retira au niveau des bords de l'ulcere avec qui elle contracta adhérence.

Marie... vint à l'Hôtel-Dieu avec un staphilome qui avoit été sans doute précédé par des ulceres ; le traitement fut le même que celui dont je viens de parler, & Marie... sortit de l'Hôtel, guérie à une petite tache près, placée au lieu qu'occupoit la tumeur.

Mais si le staphilome est ancien & volumineux ; si les bords de la cornée sont durs, calleux ou cicatrisés, ces remedes ne sauroient être d'aucune utilité : il ne reste plus d'autre ressource que celle que présente l'opération qui consiste à enlever la tumeur.

Pour ne rien omettre des circonstances qui accompagnent l'extirpation du staphilome, je dirai qu'il faut placer le malade au jour, & la tête bien solidement fixée par les mains d'un aide ; le Chirurgien traverse la base du ſtaphilome avec une aiguille armée d'un double fil. Il noue d'abord une moitié de cette baſe avec un des fils, & l'autre moitié avec celui qui reſte ; il ſerre ſeulement aſſez pour ôter toute communication de vie entre la tumeur & l'iris. Il faut enſuite vuider par un coup de lancette le ſtaphilome, afin de débarraſſer l'œil de ce volume incommode : on s'occupe enſuite à hâter la chûte de ces membranes par les collyres mondifiants & deſſéchants : telle eſt la méthode de Celſe. Paul & quelqu'autres conſeillent de paſſer le fil en X, mais cette différence eſt de nulle conſéquence.

Cette opération, au rapport de Me. Jean *, ne doit jamais être miſe en pratique. » Si je rapporte la maniere de » faire l'opération du ſtaphilome, dit-» il, que nos anciens ont propoſé, & » que tous nos modernes enſeignent, » ſans, je penſe, l'avoir pratiqué, ce » n'eſt que pour contenter ceux qui » ne veulent pas l'ignorer, & pour » avoir occaſion d'en dire mon ſenti-» ment fondé ſur la raiſon & ſur ce » que j'en ai vu par expérience.

---

* Maladies de l'œil, page 369.

„ Il y a bien trente ans que je vis
„ faire une semblable opération par un
„ Chirurgien, habile Opérateur, qui
„ opéra à la maniere de Celse. La liga-
„ ture fut faite si à propos, que le fil
„ & le staphilome ne tomberent que le
„ neuvieme ou dixieme jour de l'opé-
„ ration. Mais la plaie de l'uvée ne se
„ trouva point fermée, & l'œil se vuida
„ entiérement, & se flétrit: cependant
„ l'ouverture de la cornée se ferma &
„ cicatrisa dans la suite, après une sup-
„ puration qui arriva: voilà la seule
„ opération que j'ai vu faire „.

Il continue par dire qu'il s'étoit chargé une fois d'une semblable opération, à la sollicitation d'un malade qu'il avoit eu soin de prévenir du mauvais succès, & qu'en effet, après la chûte du fil, il resta une fistule, par laquelle l'humeur aqueuse se vuidoit de temps en temps. Me. Jean soutient son expérience du raisonnement, & pense qu'en réfléchissant sur l'événement de cette opération, il n'apperçoit pas qu'il en puisse arriver autrement toutes les fois qu'on l'entreprendra, parce que l'uvée est une membrane très-mince, que sa surface interne est naturellement abreuvée de l'humeur aqueuse qui affoiblit le suc nourricier, ſeul capable de cimenter l'union des parties, parce que la cornée d'autre part eſt ſeche, peu fournie de ſang, peu en état de donner par-là ce ſuc nourricier, parce qu'enfin le contour de la rupture eſt garni de calloſités, d'où il conclut que cette opération eſt dangereuſe.

St. Yves * a meilleure opinion de cette opération que ne paroît en avoir Me. Jean; par ce moyen, dit-il, le ſtaphilome ceſſe; ſoit que la cornée qui ſe cicatriſe devienne plus épaiſſe ou qu'il reſte un petit trou au milieu de la plaie par lequel l'humeur aqueuſe ſe vuide à meſure qu'il y en a trop dans l'œil, ce qui n'apporte aucune incommodité au malade, cette humeur prenant le cours des larmes par le nez. Il n'entend parler que des ſtaphilomes peu conſidérables: quant à ceux qui occupent toute la cornée, ou au moins une grande partie, il propoſe l'opération de l'œil poſtiche.

C'eſt, à mon avis, le dégré d'incommodité où la violence des accidents que la préſence du ſtaphilome

* Traité des maladies des yeux, page 234.

produit, qui doit décider ou à le conserver s'il est supportable, ou à l'extirper, s'il est incommode.

Quand le staphilome est petit, & que l'usage des astringents n'est pas venu à bout de le réduire, en donnant de l'astriction aux membranes, on peut tenter un moyen qui m'a réussi. Il est possible d'être heureux : autrefois M. * * * avoit un staphilome peu ancien & point adhérant à la circonférence du trou par où il passoit. Je fis une incision dans le voisinage du staphilome & avec un instrument étroit & plat, placé dans cette incision, j'étendis l'iris & l'obligeai de se mettre en place ; c'est peu encore d'avoir réduit le staphilome ; l'iris auroit repassé bientôt par la même ouverture, si j'eusse borné à cela les précautions ; elle y auroit repassé, parce que l'humeur aqueuse, par sa présence, l'y auroit déterminé ; c'est ce que je prévis ; & pour éloigner cet effet, je tins l'œil en vacuité pendant huit jours, toutes les quarante-huit heures. Je soulevai l'un des bords de la plaie que j'avois faite, & l'humeur aqueuse s'évacuoit : pendant ce temps je travaillai à la réunion de l'ulcere de la cornée, qui fut d'autant plus prompte que les bords de cet ulcere étoient naturellement rapprochés, parce que la cornée étoit flétrie.

J'ai parlé ailleurs de l'inconvénient qu'il y auroit d'user de la simple pression sur le staphilome, à dessein de le réduire.

§. V. L'iris est sujette aux plaies ; elle peut être déchirée par toutes sortes d'instruments qui, après avoir percé la cornée transparente, portent leurs effets sur cette membrane délicate : l'iris peut être déchirée & blessée par les instruments dont on se sert pour l'opération de la cataracte, lorsque ces instruments sont dirigés par une main mal adroite. Ces plaies sont sensibles, & peuvent être plus ou moins suivies d'hémorrhagie : elles peuvent être plus ou moins grandes. Ces différences désignent le pronostic qui peut être plus ou moins fâcheux. Si la plaie est petite, sans effusion de sang, les accidents seront de peu de conséquence : elle guérit communément sans secours ; ce n'est pas que je prétende qu'il se fasse une suppuration qui réunit & cicatrise ses bords ; j'entends seulement que cette toile déchirée, reste telle, sans produire nl suppuration ni inflammation. Mais si la plaie est grande, que les bords en ſoient ſéparés, le ſecours du Chirurgien ſe réduit à les rapprocher avec la pointe de quelques inſtruments, & à parer aux accidents de l'inflammation. Quand la plaie eſt accompagnée d'hémorrhagie, le ſang s'épanche au bas de la chambre antérieure & forme hypopium de ſang. Il eſt aſſez commun de réſoudre ce ſang, ſur-tout dans les premiers moments. Les connoiſſances phyſiologiques nous aſſurent d'une grande quantité de vaiſſeaux abſorbants; le ſang d'ailleurs eſt tenu en liquidité par l'humeur aqueuſe, dans laquelle il eſt placé; il en eſt d'autant plus diſpoſé à être abſorbé. L'uſage des réſolutifs en topiques, favoriſent cette réſolution.

Mais ſi le ſang eſt abondant, & que l'on ait tenté inutilement de le réſoudre, il faut l'extraire par le moyen dont nous parlerons à l'occaſion de l'hypopium.

§. VI. Quoique l'iris ne ſoit pas d'une nature à fournir de la ſuppuration, il arrive cependant que l'on remarque des ulceres ſur ſa ſurface qui ſont ſuperficiels; ils s'apperçoivent par une couleur terne, blanchâtre, qui n'eſt point celle de l'iris: les plaies de cette partie peuvent y donner occaſion, ainſi qu'un grain de la petite vérole, l'inflammation, un abſcès, &c.

Ces ulceres pourroient être détergés par des injections faites au moyen d'une inciſion à la cornée : pour cela il convient de faire l'inciſion à la partie la plus baſſe, afin que l'injection & le pus s'évacuent par une pente naturelle. Si ce pus s'accumuloit au bas de l'œil, il formeroit la maladie que l'on nomme hypopium de pus.

§. VII. L'iris eſt percée dans ſon milieu, & cette ouverture eſt nommée pupille : elle eſt deſtinée par la contraction de ſes fibres, comme je l'ai dit ; à laiſſer paſſer plus ou moins de rayons lumineux, ſelon le beſoin : quelques vices dans cette contraction, conſtituent différentes maladies * ; le défaut contraire eſt le relâchement de ces mêmes fibres qui forment une pupille trop ample **.

1°. La pupille peut ſe contracter plus ou moins, & même ſe clorre : les cauſes

* Une ſimple contriction ou reſſerrement eſt connue ſous le nom de Phthiſis.

** Cet état ou cette indiſpoſition eſt déſignée par le nom de mydriaſis.

de cette indiſpoſition ſont 1°. la conſtitution naturelle des parties, l'uſage trop long-temps continué de regarder des objets lumineux ; ils irritent fortement la rétine, occaſionnent ſympathiquement le reſſerrement de la pupille, qui venant à reſter trop long-temps dans cet état, prend un plis & une habitude de ſe reſſerrer ; la contraction particuliere de ſes fibres peut être occaſionnée par érétiſme, par convulſion, par la préſence d'une humeur âcre & dartreuſe qui les irrite. N... s'étoit ſervi imprudemment d'une pommade pour diſſiper une dartre derriere l'oreille droite. A l'époque de la diſparition de la dartre, la pupille ſe reſſerra, il ne fut pas difficile d'appercevoir la cauſe de ce phénomene ; après quelques ſaignées & quelques bains, l'application des véſicatoires derriere la même oreille, en rappellant l'humeur dartreuſe à la partie qu'elle occupoit auparavant, en débarraſſa l'iris ſur laquelle elle s'étoit jetée ; celle-ci reprit la forme naturelle. Il faut combattre les cauſes qui produiſent cette contraction, par les remedes qui leur ſont particuliers ; & pour ne pas le répéter, je renvoie à ce que j'en ai dit dans un mémoire envoyé à l'Académie de Chirurgie, & que l'on trouvera à l'article *pronostic de la cataracte.*

La contraction peut être forte, & occasionner la clôture de la prunelle, au point qu'il ne reste pas la moindre ouverture par où puisse passer les rayons lumineux *.

La cause en est assez difficile à déterminer ; cependant lorsque l'on sait que les vives impressions de lumiere au fond de l'œil déterminent la contraction des fibres circulaires de l'iris, on sera facilement persuadé que ces impressions pourront être cause déterminante de la clôture de la prunelle ; ainsi une inflammation au fond de l'œil, ou une lumiere trop vive qui y parviendroit, pourroit d'une part mettre l'iris dans le cas de la contraction, & de l'autre une inflammation à l'iris, à la membrane du crystallin qui détermineroit des adhérences entre les parties, assureroit la clôture de la prunelle.

La clôture de la prunelle peut être encore de naissance, comme dans l'aveugle né à qui Mr. Chefelden fit une

---

* Cette clôture parfaite est nommée Synizesis.

opération qui lui rendit la vue; cette cure merveilleuse a été célébrée par Mr. de Voltaire dans ses éléments de la Philosophie de Newton, par Mr. de Haller, par la bibliotheque Britannique. Il est dit dans tous ces ouvrages, que Mr. Cheselden donna la vue à cet aveugle, en lui abaissant la cataracte; leurs auteurs n'étoient pas aussi bien informés que Mr. Morand qui a été témoin d'une même opération que Mr. Cheselden fit sur un œil dont l'iris s'étoit fermée par accident; il fit une incision, dit Mr. Morand, au milieu de l'iris, avec une espece d'aiguille plus large & moins pointue que celle à cataracte, & n'ayant de tranchant que d'un côté. Il la plongea au travers de la sclérotique, à une demi-ligne du rebord de la cornée transparente; il lui fit traverser presque toute la chambre postérieure de l'humeur aqueuse: arrivé aux deux tiers & à la partie postérieure de l'iris, il tourna la pointe contre cette membrane; de façon à la couper en travers & en entamer assez en retirant l'instrument pour faire une incision orisontale, de laquelle il devoit résulter une prunelle oblongue plus ouverte dans le milieu qu'aux deux pointes, à peu près figurées, mais à contre sens comme celle des chats.

Le ſuccès de cette opération ne m'a pas enhardi; j'ai craint de piquer la membrane du cryſtallin, de le déchatonner, de l'altérer lui-même; j'ai préféré dans pareilles circonſtances de faire une ſection à la cornée tranſparente, & de porter par cette voie l'inſtrument qui fend l'iris; s'il arrive hémorrhagie, le ſang s'écoule par cette iſſue; & étant bien plus maître de l'inſtrument, j'ai la facilité de faire une inciſion en croix qui forme une prunelle à peu près ronde. Cette méthode m'a parfaitement réuſſi, & je crois qu'elle mérite la préférence ſur celle qu'a pratiqué Mr. Cheſelden *.

La pupille peut être trop dilatée;

---

* Mr... avoit été opéré de la cataracte; & quoique l'opération eût été bien faite, qu'elle n'eût été ſuivie d'aucun accident, il en réſulta la clôture parfaite de la pupille. Sûr comme je l'étois que cette clôture étoit le ſeul obſtacle qui s'oppoſoit au paſſage des rayons lumineux, j'engageai Mr... à ſe ſoumettre à une nouvelle opération. Après avoir aſſez ouvert la cornée à ſa partie inférieure, je portai contre l'iris un petit inſtrument tranchant, & je fis une inciſion en croix; le traitement fut ſimple, & Mr... vit paſſablement bien.

alors la trop grande affluence des rayons lumineux, trouble l'ordre avec lequel ils doivent se peindre, fatigue la rétine & l'ébranle trop fortement.

§. VIII. L'élargissement de la pupille peut venir 1°. d'une structure particuliere & naturelle de cette partie; 2°. de ce que l'on a habité trop long-temps des lieux obscurs; 3°. une blessure peut avoir détruit quelques fibres de l'iris, celles sur-tout qui en operent la contraction; 4°. une suppuration produira le même effet; 5°. une contraction spasmodique des fibres radieuses, comme il arrive dans les attaques des vapeurs, opérera l'élargissement de la pupille; 6°. un coup reçu sur l'œil peut, en l'applatissant, forcer les fibres circulaires, les paralyser. J'ai deux exemples de cet accident: un Docteur en Médecine, étudiant pour lors à Montpellier, reçut un coup de fleuret dans l'œil, & la pupille resta parfaitement dilatée; un Négociant de Lyon eut un sensible accident après un coup reçu dans l'œil: la paralysie de ces fibres, de quelque cause qu'elle vienne, doit occasioner la dilatation de la pupille; 7°. la paralysie du nerf optique occasionne pour l'ordinaire cette dilatation, mais alors elle est symptomatique.

S'il eſt facile de connoître la dilatation forcée de la pupille, il n'eſt pas ſi aiſé d'en connoître la cauſe ; il faut cependant s'en occuper, afin de chercher à la combattre.

Si cette dilatation eſt naturelle, ſi elle dépendoit d'une cicatrice, de la rupture des fibres circulaires, on ne doit point en entreprendre la cure. Mais ſi elle étoit l'effet d'un trop long ſéjour dans l'obſcurité, on doit ſucceſſivement & par dégré, expoſer le malade au grand jour : une contravention à ce principe pourroit être nuiſible ; ſans cette précaution, la rétine ne pourroit que ſouffrir à l'abord d'une lumiere trop vive.

Un moyen de diminuer la vivacité de la lumiere ſeroit de faire uſage des conſerves en bleu ou des verres concaves colorés ; la couleur affoiblit la lumiere & la concavité diminue les rayons lumineux.

Il eſt rapporté dans la bibliotheque chirurgicale de Minget, qu'un Docteur en droit incommodé par l'éblouiſſement que lui occaſionnoit la lumiere, au point qu'il appercevoit à peine de gros objets, eſſaya de regarder par un tuyau de trois à quatre pouces de longueur, noirci intérieurement : ce ſimple tuyau devint pour lui un inſtrument d'optique, d'un uſage indiſpenſable. Avec ce tuyau il appercevoit ſans peine tous les objets : le tuyau par lui-même interceptoit les rayons qui venoient de côté, & le noir de ſa ſurface interne abſorboit une partie de ceux qui venoient directement : ce moyen ſur-tout pourroit ſervir lorſque la pupille reſte dilatée par quelque accident particulier, tandis que la retine jouit de toute la vivacité de ſon action.

Si la dilatation de la pupille dépendoit de la diminution ou de la perte du reſſort des fibres circulaires, alors les fomentations corroborantes faites avec la petite ſauge de Provence, la fumée de caffé ; les ſpiritueux aromatiques peuvent rappeller les eſprits & redonner du ton aux parties.

La dilatation ſymptomatique de la prunelle ceſſe avec la maladie dont elle dépend.

Cette dilatation que nous avons regardée juſqu'à préſent comme maladie, devient une diſpoſition favorable dans certains animaux que la nature de leur emploi oblige d'appercevoir les objets de nuit ; tels ſont les oiſeaux nocturnes, comme la Chouette, le Hibou, le Chat, &c.

§. IX. L'iris est susceptible de convulsion : pour l'ordinaire cette convulsion est symptomatique, & dépend de quelqu'autre indisposition.

Cette maladie est fort rare : quand elle a lieu, les malades se plaignent tour à tour d'une variété dans l'eclat de la lumiere qui les incommode, & d'une obscurité qui leur fait perdre les objets de vue.

On apperçoit facilement qu'il faut combattre la cause d'où dépend la convulsion, si elle est symptomatique.

Si elle étoit essentielle, il faudroit avoir recours à ce qui peut calmer, adoucir la fougue des esprits dont le cours est irrégulier ; les saignées, les bains de pied, les lavements me paroissent être la ressource que l'on peut mettre en usage dans pareilles circonstances.

Les collyres, les fomentations émollientes doivent convenir ; on y fait entrer les fleurs de mauve, les graines de lin, de psilium, le safran.

Si la chaleur accompagnoit la convulsion, un collyre anodin rendu un peu rafraîchissant, rempliroit mieux

* Mr. de Sauvages la nomme Souris.

l'indication ; on pourroit le compoſer de la maniere qui ſuit : eau de plantin, de morelle, de roſe, deux onces de chaque ; trochique, de blanc raſis, un ſcrupule ; ſucre de ſaturne, demi-dragme.

Quoique ces remedes ne puiſſent pas agir immédiatement ſur la partie qui eſt en convulſion, cependant leur effet peut s'étendre de proche en proche, & il peut réſulter quelque bien de leur uſage.

CHAPITRE

SECTION TROISIEME.

MALADIES *DE LA RETINE.*

LA rétine eſt regardée comme la troiſieme membrane de l'œil.

Elle eſt, à proprement parler, l'expanſion du nerf optique, qui après avoir tapiſſé le fond de l'œil, s'avance juſqu'au ligament ciliaire. Elle eſt l'organe immédiat de la vue.

Cette vérité a été conteſtée par quelques Phyſiologiſtes de réputation.

Mr. Mariotte * a penſé que la choroïde étoit l'organe immédiat de la vue; il a ſoutenu ſon ſyſtême par des expériences; en voici une qui paroît d'abord concluante.

Mr. Mariotte plaça ſur une muraille d'une couleur un peu ſombre, un papier blanc deſtiné à fixer ſa vue, & ſur la droite un autre un peu plus large & un peu plus bas que le premier. Les

* Recueil des œuvres de Mr. Mariotte, Lettre à Mr. Piquet. Journal des Savants, année 1688.

choses ainsi disposées, il ferma l'œil gauche, & fixa le droit sur le premier morceau de papier. De près il appercevoit l'un & l'autre papier; mais lorsqu'en s'éloignant peu à peu, il fut à la distance de neuf pieds de la muraille, il perdit de vue le second. Cette expérience, de la façon dont il l'expliquoit, étoit trop en faveur de son opinion, pour qu'il ne la répétât pas de plusieurs manieres différentes. Le résultat fut toujours le même: il en conclut que l'image d'un des papiers disparoissoit à sa vue, parce qu'elle tomboit sur la portion même du nerf optique; donc, ajoutoit-il, la rétine qui est l'expansion du nerf optique, ne sauroit être l'organe immédiat de la vue, puisque le nerf lui-même n'est point sensible à l'impression des objets.

Mr. Mery, célebre Anatomiste & Chirurgien de grande réputation, dont le génie étoit d'apporter une extrême exactitude à l'observation, & de se bien assurer de la simple vérité des choses, donna beaucoup de soin à l'examen de ce systême.

Il plongea un chat dans un vase plein d'eau, & lui examina le fond des yeux; il savoit que lorsque l'œil est plongé dans l'eau, on en apperçoit mieux les parties internes. Il vit que la rétine étoit transparente, & il en conclut que cette membrane ne pouvoit être l'organe immédiat de la vue, puisqu'elle n'absorboit pas les rayons lumineux.

Mr. Lecat qui a adopté le sentiment de Mrs. Mariotte & Mery, a fait des expériences particulieres, & a répété celles qui avoient été faites. Celle de Mr. Mariotte lui réussit au premier essai, à cela près que c'est à la distance de huit pieds, qu'il perdit de vue le second papier placé à deux pieds du premier.

Mr. Lecat voulant savoir au juste de quelle étendue pouvoit être l'espace qui se perdoit à sa vue, plaça un papier fort grand au lieu du petit qui disparoissoit en entier; il se mit à la distance dont j'ai parlé, & il jugea que l'espace ténébreux étoit un espace circulaire d'environ neuf pouces de diametre.

Outre l'avantage que Mr. Lecat tire de ce résultat, il ajoute ce raisonnement: « la seule conséquence, dit-il, » que Mr. Mariotte a voulu tirer de » cette expérience, est d'ôter au nerf » optique la fonction d'organe immé- » diat de la vue, & la chose paroît » démontrée; mais indépendamment

„ de cette observation frappante sur
„ l'impuissance de la partie moëlleuse
„ du nerf optique, ce que la Chirurgie
„ nous apprend de l'insensibilité de la
„ substance du cerveau, sembloit de-
„ voir suffire pour en conclure que la
„ partie moëlleuse des nerfs ne peut
„ être l'organe d'aucune sensation, ni
„ par conséquent de la vision; cepen-
„ dant cette expérience seule, contre
„ une opinion reçue, n'étoit pas assez
„ forte; on lui avoit opposé mille sub-
„ terfuges. On seroit convenu que la
„ moëlle du cerveau & des nerfs n'est
„ pas sensible au tranchant du scapel,
„ mais on auroit soutenu qu'elle l'est
„ à la lumiere proportionnée à sa dé-
„ licatesse; il falloit donc des faits,
„ telle que l'expérience de Mr. Ma-
„ riotte, un homme tel que Mr. Mery
„ pour constater par les profondes
„ recherches anatomiques, ce que le
„ Physicien avoit commencé à établir
„ par l'expérience d'optique. „

Mr. Lecat, en refusant à la rétine l'avantage d'être l'organe immédiat de la vue, l'accorde à la choroïde. "
„ C'est la choroïde, dit-il, qui fait toute
„ la fonction de la vue; c'est elle qui
„ est le siege de cette sensation, & la
„ rétine ne fait, comme la glace, que

„ laisser passer les images. Quelle autre „ fonction essentielle pourroit-on attri„ buer à la choroïde dans la vision, que „ d'en être l'organe immédiat?

„ D'ailleurs la choroïde rassemble „ toutes les qualités requises pour for„ mer l'organe que l'on cherche. Elle „ est une continuation de la pie-mere „ que nous avons vu ci-devant être le „ véritable organe général des sensa„ tions; la choroïde est solide, élasti„ que, extrêmement sensible: elle est „ enduite d'une espece de velours noir, „ tout propre à absorber les rayons ou „ l'image, & par conséquent à en re„ cevoir toute l'impression, & cela „ distinctement. Nous avons déjà ob„ servé que les mamelons de la langue „ absorbent les sucs savoureux, que „ l'intérieur du nez retient les vapeurs „ odorantes, &c. C'est une structure „ presque générale dans les organes „ des sensations, & il n'y en a point „ où cette structure soit plus essentielle „ que dans l'organe immédiat de la „ vue: car si cet organe n'avoit pas „ absorbé l'image, & qu'il l'eût réflé„ chie, cette image réfléchie se fût „ éparpillée dans cette boëte, toutes „ les parties de cette boëte eussent pro„ duit de semblables réflexions, & il

„ y auroit eu dans tout cet organe une
„ confusion étrange de rayons & d'im-
„ pression, & nulle image, nulle
„ sensation distincte; c'est pour cela en
„ partie que les vieillards, en qui l'encre
„ de la choroïde perd son beau noir,
„ ne voient plus les objets avec la mê-
„ me netteté, mais avec une sorte de
„ confusion. La choroïde est donc la
„ seule membrane de l'œil, propre à
„ faire l'organe immédiat de la vue „.

Tous ces raisonnements & les expériences qui y ont donné lieu, examinés sans prévention, ne prouvent point que la rétine ne soit l'organe immédiat de la vue.

L'espace ténébreux vient, comme l'avancent en effet ces Physiologistes, de ce que l'image du papier qui tombe sur le nerf optique, n'est pas sensible: mais ils ne sauroient en conclure que la rétine n'est point l'organe immédiat de la vue. Il faut observer que nos nerfs, quoique les organes immédiats de toutes nos sensations, ne sont tels que rélativement à quelque disposition particuliere de leur part, à une organisation propre à recevoir les impressions, tantôt de l'air, tantôt des parties odorantes, tantôt de la lumiere, &c. De-là vient que l'épanouissement du nerf auditif, celui des nerfs olphatifs, celui du nerf optique, different les uns des autres. Que l'on prenne le tronc d'un nerf destiné à une sensation ; que l'on s'adresse aux nerfs brachiaux, par exemple, dont quelques-unes des dernieres divisions sont employées au sens du toucher : quelque épreuve que l'on fasse sur le tronc de ces nerfs, ils ne rendront point la sensation du toucher, parce que ce tronc de nerf n'a pas la disposition, l'organisation nécessaire à ce sens. Il en est de même du nerf optique ; il n'est point sensible aux impressions de la lumiere, sans que l'on puisse en conclure que la rétine qui est son épanouissement, n'y est pas plus sensible que lui.

On sait que la substance pulpeuse du nerf optique qui est retrécie & resserrée à son arrivée par les brides & les replis rentrants de la dure & de la pie-mere, ne se borne pas à cet étranglement ; il forme au-delà un bouton médullaire qui donne naissance par toute sa circonférence à la rétine ; le centre de ce bouton est à découvert.

Les choses ainsi disposées, les images qui tombent sur ce bouton dépourvu d'une organisation propre à en recevoir les impressions, ne seront point représentées ; tel est le sort de l'image du papier ; Mrs. Mariotte & Lecat se mettoient à une distance convenable, pour la faire tomber sur ce bouton nerveux ; à cette époque le papier disparoissoit. Cette expérience, toute ingénieuse qu'elle est, ne sauroit fournir, comme l'on voit, la moindre conséquence favorable au systême de ces Physiciens.

L'observation de Mr. Mery qui plongea un chat dans l'eau, & qui apperçut la rétine transparente, d'où il conclut qu'elle ne pouvoit être l'organe immédiat de la vue, est fausse, ainsi que les conséquences qu'il en tire. Mr. Lecat la détruit lui-même par une autre expérience ; il prend un œil de bœuf ; il le dépouille de la sclérotique & de choroïde ; en sorte que l'humeur vîtrée ne soit plus recouverte que de la rétine. Il place cet œil vis-à-vis de deux chandelles ; alors il fait voir & remarquer ces chandelles peintes, renversées sur la rétine, & que celle du côté droit tombe sur le côté gauche du fond de l'œil, &c. Mr. Lecat prouve donc que la rétine reçoit l'empreinte des images que l'on présente à l'œil.

Quant à la choroïde à qui Mr. Lecat s'efforce de donner la fonction de la vue, de la faire passer pour le siege de cette sensation, on apperçoit facilement que son usage est borné à absorber les rayons lumineux qui traversent la rétine; leur réflexion du fond de l'œil auroit été nuisible.

Mr. Haller n'est point d'accord avec Mrs. Mariotte, Mery & Lecat; ce Physiologiste savant regarde la rétine comme l'organe immédiat de la vue, *in retina pingitur imago*, dit-il *; il prouve son sentiment par plusieurs observations; selon lui, il est beaucoup d'animaux dans qui les rayons de lumiere ne parviennent point jusqu'à la choroïde; reste-t-il de doute que la rétine ne fasse dans ces cas la fonction d'organe immédiat de la vue?

Le Docteur Briggs est du systême de Mr. Haller; c'est ainsi qu'il s'explique: " l'on prétend que la faculté ,, de la vision réside dans la choroïde, ,, comme étant plus propre que la ,, rétine à recevoir les images, vu ,, que celle-ci transmet les couleurs ,, de la premiere, & que d'ailleurs le ,, tissu de la rétine est interrompu par

* Cinquieme volume de sa grande physiologie, p. 472.

„ quelques vaisseaux sanguins ; enfin, „ dit-on, l'on conçoit plus facilement „ la transmission des sensations à la „ pie-mere par le tissu ferme & con- „ tinu de la choroïde, que cette même „ transmission jusqu'au cerveau par le „ tissu mol & spongieux de la rétine.

„ Je répondrai 1°. que la rétine n'est „ pas plus transparente que le papier „ huilé, qui à la vérité transmet la „ lumiere, mais non la forme ni la „ couleur des objets ; 2°. que la rétine „ étant blanche, elle est plus propre „ à recevoir l'image des objets colorés, „ qu'une membrane obscure telle que „ la choroïde. Dans une chambre obs- „ cure, on reçoit les couleurs de la „ lumiere sur un papier blanc, & non „ sur une étoffe noire ; 3°. que la rétine „ étant une expansion de la substance „ la plus interne, & pour ainsi dire la „ plus médullaire du nerf optique, elle „ semble plus propre à communiquer „ immédiatement avec la substance mé- „ dullaire du cerveau, que la choroïde „ qui n'aboutit point au cerveau, mais „ à la pie-mere ; 4°. que l'objection „ que l'on tire contre la rétine des „ vaisseaux sanguins qui rampent dans „ son tissu, n'attaque pas moins la „ choroïde, laquelle est placée sous la

„ rétine, & par conséquent sous les vaisseaux. Cette objection auroit même „ beaucoup plus de force contre la choroïde, s'il est vrai que cette membrane ne fût en effet qu'un lacis de „ vaisseaux, ainsi qu'on croit l'avoir „ découvert depuis peu ; 5°. que le „ cerveau qui est d'une substance spongieuse & médullaire, étant propre à „ recevoir & à transmettre différents „ mouvements, la rétine dont la substance est analogue à celle du cerveau, peut transmettre les sensations „ de la vue „.

Tels sont les motifs qui déterminent le Docteur Briggs à regarder la rétine comme l'organe de la vue, & à refuser cette fonction à la choroïde; elles ne sont pas toutes également concluantes, mais je n'ai rien voulu omettre de ce qui avoit décidé le Docteur Briggs à embrasser ce systême.

Si nous voulons consulter ce que nous apprend l'inspection des cadavres, nous trouverons que souvent dans le cas d'aveuglement, le nerf optique & la rétine sont affectés & flétris : Claude Perrot qui avoit une goutte sereine depuis dix ans, vint à l'Hôtel-Dieu pour toute autre indisposition, & y mourut. Il fut l'objet de notre curiofité ; nous disséquames avec exactitude (après avoir fait les coupes nécessaires) les nerfs optiques & les parties des yeux que nous soupçonnions être le siege de la maladie ; nous trouvâmes les couches de ces nerfs très-petites, les nerfs eux-mêmes flétris, & du double plus grêles que ce qu'ils devoient être ; la rétine se présenta sous la forme de la plus mince membrane, sans consistance, & qui n'étoit presque qu'une bave ; toutes les autres parties de l'œil, la choroïde y comprise, étoient saines & sans altération.

Telles sont les raisons de l'un & de l'autre parti ; il est souvent à propos que les découvertes soient combattues ; elles s'affermissent ou succombent, & l'on sait à quoi s'en tenir.

Tous les Physiologistes se sont presque réunis & conviennent que la rétine est l'organe immédiat de la vue, & qu'elle est le siege de cette sensation.

D'après cette vérité, il est facile d'appercevoir de quelle conséquence doivent être les maladies de cette partie. En effet, quelque parfaite que fût la structure de l'organe dont je traite les maladies, l'œil n'appercevroit point les objets, si l'expansion du nerf optique étoit affectée, ou le nerf lui-même.

La ſenſation de la vue ne peut donc s'accomplir qu'autant que le nerf optique d'une part permet le libre cours des eſprits animaux, & que la rétine de l'autre conſerve toute l'intégrité de ſes fonctions. Des indiſpoſitions dans l'une ou l'autre de ces parties, qui, dans le fond ne ſont pas diſtinguées, ſont capables de produire différents phénomenes, dont l'eſſentiel eſt la perte de la vue.

L'aveuglement peut encore dépendre de l'opacité des milieux que la lumiere doit traverſer ; nous en parlerons ailleurs : il ne ſera ici queſtion que de celui qui ſuit les maladies de la rétine ou du nerf optique.

§. I. On connoît ſous le nom de goutte ſereine un aveuglement occaſionné par la paralyſie de la rétine ou du nerf optique *. La goutte ſereine eſt parfaite, imparfaite ou partiale ; elle eſt parfaite lorſque l'uſage de la vue eſt aboli au point que la lumiere n'eſt pas ſenſible ; elle eſt imparfaite, lorſque la vue eſt diminuée peu ou beaucoup, & partiale lorſque les objets apperçus ne le ſont qu'en partie.

* Amauroſis, ou goutte ſereine.

La rétine peut avoir perdu sa sensibilité & l'usage de ses fonctions, par la paralysie du nerf optique, par une inflammation qui aura précédé & fait tomber cette membrane en suppuration, par une abondance de sérosité pituiteuse qui abreuve cette membrane, relâche son tissu, & en abolit ou diminue les fonctions.

La paralysie du nerf optique est la cause la plus commune de celle de la rétine; aussi importe-t-il de connoître tout ce qui peut l'occasionner.

Outre les causes générales qui peuvent donner occasion à la paralysie de ce nerf, il en est de particulieres qu'il faut connoître & que l'ouverture des cadavres nous a démontrée; tel est son desséchement, telles sont des tumeurs qui le compriment, ce qui a été observé par *Bonet, sepulcret. Anat. lib.* 10, *sec. xvij, observat.* 1, 3 *&* 5; & le même dit avoir vu, observ. 4, l'artere carotide extrêmement pleine de sang, qui à son entrée, produisoit compression sur le nerf optique. Wepser a trouvé du sang & de la sérosité extravasé & pesant sur les couches du nerf optique; j'ai vu après un coup reçu à la tête un semblable épanchement sanguin & séreux, qui causa la mort au sujet ; le malade peu de temps après le coup reçu, perdit la vue qu'il ne recouvra plus.

Des tumeurs derriere le globe de l'œil qui le chasse en dehors & allonge le nerf optique, peuvent altérer ses fonctions.

La sclérotique peut, par son épaississement inflammatoire ou séreux, placé dans la partie qui entoure le nerf optique, le comprimer & le paralyser en tout ou en partie.

Les arteres qui pénétrent dans la substance du nerf peuvent, par leur plénitude, le comprimer contre la circonférence du trou orbitaire.

Telles sont les causes de paralysie du nerf optique qui entraînent nécessairement celle de la rétine.

Mais, en supposant le nerf dans toute son intégrité, la rétine peut être paralysée particuliérement * par quelques-unes des causes de paralysie par

* St. Yves rapporte qu'un homme perdit la vue pour s'être approché de trop près du feu, à dessein d'attacher une poularde qui tournoit à la broche ; qu'un autre devint aveugle par l'éclat du brillant du feu ; son métier étoit de jetter à la monnoie le métail dans les creusets.

un coup reçu à l'œil qui aura détruit l'organisation de son tissu par une abondance d'humeurs phlogistiques ou séreuses qui en dérange les fonctions & lui fait perdre sa sensibilité. Toutes ces causes peuvent agir plus ou moins efficacement, & produire une paralysie parfaite ou imparfaite.

Elle peut être encore partiale, si les causes n'ont porté leurs effets que sur une partie de la rétine. La paralysie dont étoit attaqué le Chanoine que cite St. Yves, étoit partiale: „ il y a onze ou douze ans, dit-il, „ qu'un Chanoine régulier de Rheims „ vint à Paris me consulter. J'apperçus „ qu'un de ses yeux étoit attaqué d'une „ paralysie imparfaite ; il y avoit une „ dilatation à la prunelle qui n'avoit „ qu'environ un quart de son mouvement de constriction ; mais je fus „ très-surpris de ce qu'il me dit, qu'en „ regardant dans un livre (l'œil sain „ étant fermé) il voyoit son œil malade parfaitement représenté. La premiere idée que j'eus de ce Chanoine „ fut de le croire hypocondriaque ; „ cependant, pour m'assurer de la vérité, je le priai de fermer l'œil sain, „ & de regarder dans un livre ; ensuite „ je lui demandai ce qu'il voyoit sur la

„ page, il me répondit qu'il apper-
„ cevoit les lignes comme des rayons
„ noirs, sans distinguer les lettres, &
„ que dans le milieu il voyoit son œil
„ représenté „.

Cette paralysie que St. Yves nomme imparfaite, étoit partiale, & voici comment on doit supposer que la chose se passoit: les rayons lumineux qui se portoient sur la portion paralytique de la rétine, étoient renvoyés sur la surface postérieure de l'uvé d'où ils étoient encore réfléchis sur la partie non paralysée de la rétine qui étoit susceptible d'en recevoir l'impression, & que le Chanoine avoit soin de rapporter sur le papier qu'il regardoit; de sorte que ce que le Chanoine voyoit, n'étoit autre chose que la partie postérieure de l'uvé qui lui formoit l'idée de la portion colorée de son œil. Ajoutons à cela que la pupille devoit également être représentée, ou plutôt les rayons lumineux ne pouvant être réfléchis de cette ouverture, donnoient, par leur absence, une idée de quelque chose de rond, & qu'il prenoit pour la pupille.

Pour réduire sous un seul point de vue, ce que j'ai dit des causes de la goutte sereine, je dirai qu'elles sont ordinaires ou extraordinaires ; les ordinaires ſont ſanguines, pituiteuſes ; les extraordinaires ſont celles qu'on ne peut que ſoupçonner, & qu'on ne peut reconnoître qu'à l'ouverture du cadavre.

La goutte ſereine a des ſymptomes qui la caractériſent, & d'autres qui ne ſont que ceux des cauſes qui la produiſent.

Le ſymptome qui annonce plus particulierement cette maladie eſt l'élargiſſement de la pupille & ſon immobilité, qui d'ailleurs n'a pas lieu lorſqu'on fait agir celle de l'œil ſain, parce qu'alors elles ſe meuvent l'une & l'autre ſympathiquement par un mouvement commun ; l'élargiſſement de la pupille eſt proportionné au dégré de la goutte ſereine ; la perte de la vue, c'eſt-à-dire, ſa diminution ou ſon abolition, ſont des ſymptomes caractériſtiques de cette indiſpoſition.

Quant aux ſymptomes des cauſes, ils varient autant que les maladies qu'ils annoncent. Les malades ſe plaignent : les uns quand la cauſe eſt inflammatoire, de douleur, de battement, de chaleur au fond de l'œil, de mal de tête, de tintement d'oreille, de la fievre, ces malades ont à accuſer quelques évacuations ſupprimées ou suspendues. Les autres, quand la cause est pituiteuse, se plaignent de pesanteur de tête, de fraîcheur peu ordinaire, d'assoupissement incommode; la vue se perd insensiblement dans ceux-ci; d'autres enfin sont attaqués de goutte sereine sans aucun des symptomes dont je viens de parler.

Les hypocondriaques sont sujets à une sorte de goutte sereine périodique qui revient aussi aisément qu'elle se dissipe.

La curation de la goutte sereine doit être dirigée selon les indications que présente la nature des causes qui l'ont produites, mais leur nombre est très-multiplié; les situations & les circonstances ne sont pas toujours fixes; de cette diversité prodigieuse doit résulter dans la conduite une aussi grande diversité de moyens.

La goutte sereine causée par un engorgement de vaisseaux sanguins, sera efficacement combattue par les saignées révulsives, par les sang-sues appliquées à la tempe, par le rétablissement des évacuations supprimées, & sur-tout par les bains des extrêmités inférieures; ils sont très-capables d'y rappeller le sang qui se porte à la tête en trop grande abondance. Je connois un paysan d'un village voisin qui est sujet à une attaque de goutte sereine au commencement de chaque printems ; quelques saignées suffisent pour le rendre à son premier état. Si la goutte sereine est soupçonnée être l'effet d'une humeur pituiteuse * , cacochime, qui abreuve les parties, alors les remedes altérants, les vésicatoires appliqués sur la tête même, les cauteres au bras, & mieux encore le seton à la nuque fait avec le feu, seront mis en usage. Il ne faut point négliger les applications de médicamens chauds faites sur la tête ; les feuilles de cassis employées dans ce cas, sont une ressource à ne pas négliger.

Les applications sur les yeux ne produisent que difficilement l'effet que

* On lit dans une lettre du jeune Batholin, de Leide le 22 Janvier 1675, qu'une fille de 10 ans, affligée depuis l'âge de 4 d'une goutte sereine, avoit pris tout à-coup un écoulement par les narines, d'une limphe claire & limpide, mais âcre & salée, & que depuis ce temps elle se trouve soulagée. Les évacuations par la voie de la membrane pituitaire, ne devroient point être négligées à mon avis, sur-tout lorsqu'une humeur pituiteuse est soupçonnée être la cause de la goutte sereine.

l'on paroît être en droit d'en attendre, vu l'éloignement de la rétine & du nerf optique ; cependant on peut avoir recours aux bains locaux qui se font dans une petite baignoire faite exprès, aux fumigations capables de rappeller les esprits : on réussira d'autant mieux, que l'engorgement séreux de la sclérotique aura plus de part à la goutte sereine.

Si la goutte sereine étoit symptomatique, il faut attaquer la maladie d'où elle dépendroit. Gabriel Clauder fut appellé pour une femme * qui avoit perdu la vue ; cette indisposition avoit été précédée par une constipation opiniâtre, une pesanteur de tête, & une espece d'étourdissement. Il prévit par les avants-coureurs, que la malade auroit une attaque d'épilepsie ; il ordonna en conséquence le sel volatil huileux de succin, l'essence de castoreum préparée avec l'esprit de sel ammoniac, & une poudre de cinnabre fixé ; il fit faire un liniment avec l'esprit de sauge, de genievre & de sel ammoniac sur la nuque, les tempes

* Ephémérides des curieux de la nature, déc. 2, an. 7, obs. 161.

& l'épine dorſale ; il preſcrivit des lavements avec l'hiera picra, l'agaric, &c., & l'aveuglement ſe diſſipa le ſurlendemain de l'uſage de ces remedes.

Taylor, cet Oculiſte prétendu fameux, avoit une méthode particuliere dans le cas de goutte ſereine ; il ouvroit la jugulaire au malade au moment où il faiſoit les plus grands efforts pour rendre un vomitif. Il diſoit que les effets réunis de ces deux évacuations étoient capables de faire une révolution avantageuſe. Si ce moyen peut être utile dans un cas d'un ſimple embarras, il doit être nuiſible quand l'embarras eſt confirmé.

La rétine, comme expanſion nerveuſe, cauſe des phénomenes bien ſinguliers dans la viſion, & les ſymptomes de ſes maladies ſont ſouvent bien difficiles à expliquer. Hanneman a été conſulté par une femme de trente-cinq ans qui ſe plaignoit d'une maladie aſſez particuliere. Elle voyoit parfaitement juſqu'à dix heures du matin, alors ſa vue s'affoibliſſoit : les lettres lui paroiſſoient plus grandes qu'à l'ordinaire, mais coupées ; l'obſcurciſſement de ſa vue étoit précédé de mouvements convulſifs dans les téguments du front. Elle fut guérie par l'application des véficatoires ; tant qu'ils coulerent, fa vue fut auffi nette que dans l'état ordinaire, mais elle ceffa d'appercevoir les objets à dix heures du matin lorfque leur effet eut ceffé ; Hanneman lui confeilla un cautere qui la guérit. Il lui ordonna auffi un opiat avec l'écorce de cannelle blanche, l'écorce appellée caffia lignea, la femence de fenouil, les feuilles de féné, le diagrede, le tartre vitriolé.

Une femme d'environ vingt-cinq ans perdit la vue quelque temps après avoir accouché *; les fueurs abondantes la lui rendirent : au rapport de Daniel Hoffman **, un homme de foixante-dix ans, peu exact dans fon régime, fe trouva tout-à-coup faifi d'un mal de tête, fur-tout du côté gauche : trois jours après cet accident, le malade vit les objets doubles ; il fut faigné ; on lui fit des fcarifications au dos : on ne négligea point les céphaliques, les antifpafmodiques. Ces remedes firent difparoître la douleur de tête, mais la vue étoit toujours dans le même

* Act. Phyf. Med. Germ.

** Act. Phyf. Med. Germ., vol. 2, obf. 1, pag. 1.

état. Le Médecin lui fit appliquer les véficatoires au bras droit & au pied gauche ; l'écoulement d'humeur qui en réfulta, & qui dura trois femaines, le guérit parfaitement.

Hanneman dit * qu'un bucheron, âgé de cinquante-quatre ans, le vint confulter ; il fe plaignoit d'appercevoir dans un air clair & ferein les objets doubles, toutes les fois qu'il fumoit du tabac.

On lit dans les tranfactions philofophiques ** l'obfervation fuivante : une femme ne vit d'abord les objets qu'en partie, & bientôt après elle fut attaquée d'une goutte fereine parfaite. Après quelques évacuations, elle revint à fon premier état, & voyoit les gens fans tête, fans bras ; quelquefois elle croyoit voir les objets à travers un filet ; enfin elle tomba dans un état fixe. Lorfqu'elle ouvroit les deux yeux, elle appercevoit l'objet dans tout fon entier ; mais dès qu'elle en fermoit un, elle voyoit voltiger un nuage qui couvroit une partie de l'objet, & cela

* Journal de Copenhague, vol. 3, obf. 31, pag. 63.

** An. 1724, n. 384, art. 7.

diversement, selon que c'étoit l'œil droit ou l'œil gauche qu'elle tenoit ouvert ; si par exemple elle cherchoit à lire ces mots : *Je suis aveugle*, & qu'elle se servît de l'œil gauche, lorsqu'elle fixoit ses regards sur le mot *suis*, elle ne voyoit que les deux mots *je aveugle* ; & si elle vouloit lire *je*, elle ne voyoit plus que *suis aveugle*. Le phénomene changeoit en ce qu'elle appercevoit la quatrieme partie de l'objet lorsqu'elle se servoit de l'œil droit.

Un Moine perdoit la vue lorsqu'on le rasoit, & il la recouvroit à mesure que la barbe croissoit. Un autre Moine de l'ordre de St. Augustin, qui avoit naturellement la vue très-foible, voyoit beaucoup mieux quand il se coupoit les poils sous les aisselles, mais la foiblesse revenoit avec les poils : c'est Hannæus qui rapporte ces faits *.

Jean Laserre a vu à Montpellier une fille qui éprouvoit un aveuglement périodique : il commençoit aux approches du mois de Mai, & duroit trois ou quatre mois. Cet aveuglement n'avoit lieu que lorsque le soleil étoit

* Eph. Germ. déc. 2, an. 7, obs. 152, pag. 294.

couché ; il étoit si parfait, qu'elle n'appercevoit pas une lumiere qu'on lui approchoit fort près des yeux. Le même Auteur assure avoir vu un Paysan qui étoit dans le même cas *.

George Heintke dit avoir connu une femme qui devint aveugle à l'occasion d'une tumeur stéatomateuse qu'elle se fit extirper ; l'aveuglement commença dès que la suppuration fut tarie **. Comme Heintke ne donne aucune idée de ce qui se passa dans l'œil de cette femme, il est à présumer que l'humeur stéatomateuse se jeta sur la rétine, & en abolit les fonctions. On sait que les maladies de la rétine ne s'annoncent par aucun accident sensible que par la perte de la vue ; c'est le silence qu'a tenu Heintke, sur les symptomes qui accompagnerent cette indisposition, qui nous autorise à juger qu'il n'y en eut point que la perte de la vue.

Un porte-faix de cette ville perd la vue d'un œil dans un temps marqué : voici les circonstances qui accompagnent cet aveuglement passager ; un de ses yeux est plus gros que l'autre, presque du double ; il voit habituel-

* Ephémérides des curieux de la nature.
** Ephémérides des curieux de la nature.

lement bien des deux ; mais dans le temps où les vaches, comme l'on dit vulgairement, ſont en chaleur, il apperçoit un trouble aſſez conſidérable, pour ne plus voir les objets diſtinctement, du côté de ſon gros œil ſeulement.

Ce particulier eſt fort raſſuré ſur ſon état, & m'a dit, d'après les queſtions que je lui ai faites, què cet œil étoit une envie d'un œil d'une tête de veau, & qu'il croyoit qu'il voyoit trouble de ce côté, parce que les vaches ne voient pas différemment dans le temps où elles ſont en chaleur.

Ce fait, qui eſt vrai, peut avoir des conſéquences qu'il n'eſt pas ici le lieu de tirer.

§. II. On peut rapporter en général à trois genres de maladie tous les phénomenes que fournit la rétine affectée. Elle peut pécher par défaut de force & de vigueur; par trop de ſenſibilité, & enfin elle peut ſe s'éréthiſer par une cauſe générale de vapeur, comme chez les Hyſtériques.

La rétine peut manquer de force & d'énergie ; (il n'eſt pas ici queſtion de ſa paralyſie parfaite ; j'en ai déjà parlé.) Cette foibleſſe eſt nommée héméralopie * ; ceux qui ſont affectés de cette indiſpoſition ne voient que médiocrement pendant le jour ; ils voient avec peine lorſque la lumiere eſt moindre, & rien ou preſque rien ſur le ſoir. La peſanteur de tête accompagne preſque toujours cet obſcurciſſement de vue.

La cauſe de l'héméralopie, 1°. peut dépendre d'une lymphe groſſiere qui circule avec lenteur dans la ſubſtance de la rétine, ou d'une abondance de ſéroſité qui diminue le reſſort & l'énergie de cette membrane, lui ôte la faculté d'être ébranlée facilement par une foible lumiere. 2°. Le nerf optique, ainſi que tous les autres nerfs, peut avec le temps devenir calleux, & par-là être moins propre à l'uſage auquel il eſt deſtiné, ce qui arrive chez les vieillards. Enfin l'héméralopie,

* Je ne diſtingue pas la plûpart des maladies de la rétine, de celle du nerf optique, quant aux effets qu'elles produiſent. Ainſi, que la rétine ſoit paralyſée ſeule, ou que cette paralyſie dépende de celle du nerf optique, l'aveuglement en eſt toujours la ſuite. Dans le cas de l'héméralopie, le vice peut être dans le nerf comme dans la rétine.

qui doit être regardée comme une disposition à la goutte sereine, peut être produite par les mêmes causes.

L'héméralopie qui dépend de la vieillesse, est incurable ; elle est quelquefois difficile à guérir, si elle est ancienne ; son pronostic peut encore se tirer des causes dont elle n'est que l'effet.

La méthode curative doit dépendre de ces causes ; mais comme elles sont nombreuses, il est aussi un grand nombre d'indications particulieres qui devroient être appliquées aux indications de chaque cause ; cependant, comme plusieurs des symptomes de l'héméralopie dépendent plus généralement d'une lymphe grossiere qui embarrasse le tissu de la rétine, ou d'une sérosité qui l'abreuve & la relâche, je me contenterai de rapporter le traitement qui convient dans ces cas.

Ce qui peut donner ces qualités nuisibles à la lymphe, sont un air chaud & humide, chaud & sec, froid & humide, les aliments épais, gluans, visqueux, les boissons échauffantes, le grand usage des boissons aqueuses ou des boissons trop froides, le sommeil trop long, le défaut d'exercice, les évacuations sanguines ou pituiteuses supprimées, celle de la transpiration. Les passions de l'ame, comme le chagrin, la tristesse, la mélancolie, les levains acides, comme ceux de la vérole, du scorbut, du cancer, des écrouelles, tout ce qui peut en général épaissir la lymphe ou la faire dégénérer; joint aux dispositions particulieres de la rétine, sont les causes éloignées les plus communes de l'héméralopie *.

Quand l'héméralopie survient dans un tempérament sanguin, dans la fleur de l'âge, & après des évacuations supprimées, comme les regles, les hémorrhoïdes ou les saignées habituelles, il faut commencer le traitement par saigner une ou deux fois, selon les forces, ou débarrasser ensuite

---

* On doit être bien éloigné d'en croire, à ce que l'on dit dans les Transactions Phylosophiques sur la cause de cette maladie. L'Auteur l'attribue à une disposition qu'il suppose dans les humeurs de l'œil, à s'éclaircir ou à se troubler, selon que les vapeurs de l'atmosphere sont raréfiées par l'action du soleil, ou condensées par la fraîcheur du soir. Il pense que comme les urines s'éclaircissent ou se troublent, suivant le dégré de chaud ou de froid; il doit en être de même des humeurs de l'œil.

l'estomac par quelques grains d'émétique en lavage, selon l'exigence du cas ; on doit pratiquer une saignée de pied le lendemain du vomitif, & lui faire succéder les purgatifs apéritifs ; les lavements qui doivent préparer les premieres voies & déterminer les humeurs de ces côtés-là, seront composés de deux onces de lénitif, & de deux onces de vin émétique double.

La prisanne dont le malade sera son unique boisson, sera faite de bois de genevrier & de sassafras.

Les remedes plus particuliers sont ceux qui rendent les humeurs plus fluides, tels que les mercuriaux, les cloportes, les sudorifiques en apozemes, les bouillons fondants, les eaux minérales ferrugineuses acidules ; on pourra faire prendre les eaux de balaruc, celles de bagnieres, à la dose de deux pintes par jour, & on aura soin de les aiguiser de trois jours l'un avec une demi-once de sel de seignette par pinte.

L'héméralopie dans un tempérament pituiteux, cacochime, n'exige point que l'on fasse des saignées si copieuses. Il suffit souvent de faire prendre au malade quelques grains d'émétique en lavage, quelques lavements composés d'une once de diaphœnix, de deux onces de vin émétique trouble, & de trois gros de crystal minéral. La ptisanne sera une infusion de bourgeons de sapin de Russie. On multiplie le nombre des purgations selon le besoin, & on ordonne la décoction suivante pour en prendre un verre toutes les quatre heures. Prenez racine de patience sauvage, deux onces; de bois de gayac, de sassafras, de racine d'impératoire, de chaque une demi-once; des fleurs de mélilot, de camomille, une pincée; des feuilles de marjolaine, une demi-poignée: on fait bouillir & infuser le tout, & on s'en sert, comme je l'ai dit.

Si la maladie résiste à ces premiers secours, on fait prendre les eaux thermales, on applique les vésicatoires, on pratique des setons, des cauteres.

On peut encore avoir recours à l'opiat suivant: conserve d'écorce d'orange, une once & demie; poudre de salsepareille, de sassafras, de chaque une demi-once; esprit volatil de corne de cerf, deux gros; œtiops minéral, demi-once; poudre de cloportes, de vipere, demi-once de chaque; gomme ammoniac, trois gros: il faut mêler le tout avec suffisante quantité de sirop d'œillet pour en faire un opiat dont le malade en prendra un gros le matin, & autant sur les cinq heures du soir, en buvant par-dessus un verre de ces eaux.

On lit dans le Mercure de France * un mémoire de Mr. Fournier, Médecin de l'Hôtel-Dieu de Montpellier, dans lequel il rapporte des guérisons de plusieurs héméralopes: ils furent d'abord trois; ils étoient soldats du Régiment de Briqueville. Après un examen sérieux de la maladie & de la cause qui la produisoit, Mr. Fournier fit saigner du bras ces trois malades; il leur fit donner l'émétique & appliquer les vésicatoires derriere les oreilles. " Je trouvai, dit-il, à la » visite du matin, ces soldats beau- » coup mieux à tous égards. Ils m'as- » surerent qu'ils commençoient à voir » les objets, ce qui ne leur étoit point » arrivé depuis leur maladie. L'émé- » tique avoit très-bien réussi, & les » vésicatoires avoient fait couler une » quantité surprenante de sérosité.

» Cependant la tête se trouvoit en- » core lourde & embarrassée; l'esto-

* 1756. Fev. pag. 168.

» mac étoit moins chargé, mais on » y sentoit encore un poids, & les » envies de vomir n'étoient point en» tiérement dissipées, quoiqu'elles fus» sent moins fortes & moins fréquentes, » les indications se trouvant par-là di» rigées du côté du dégagement de » la tête & de l'estomac. J'insistois » sur les premiers moyens qui avoient » été employés avec tant de succès, » & je revins à une saignée au pied » & à l'émétique, faisant soutenir » constamment le vésicatoire aux deux » oreilles.

» Cette derniere tentative emporta les » autres accidents, & le reste des em» barras qu'il pouvoit y avoir dans la » tête; ces trois soldats me proteste» rent qu'ils voyoient aussi parfaite» ment qu'ils eussent jamais vu de leur » vie. On abandonna alors les vésica» toires, & ils partirent quelques jours » après très bien portants pour se rendre » à leur quartier. A peine furent ils » arrivés, qu'ils publierent leur gué» rison, ce qui engagea d'autres Hé» méralopes à se rendre dans notre » Hôpital, il en vint tout-à-coup huit » dans le même état que les premiers, » & qui ne pouvoient faire aucun ser» vice ».

Mr. Fournier employa pour ceux-ci la même méthode, & il eut le même succès. Depuis ce temps les Héméralopes se sont succédés à l'Hôpital de Montpellier, où ils ont été traités & guéris de la même maniere.

Mr. Fournier n'eut une conduite si uniforme, que parce qu'il crut que la cause étoit la même dans ces héméralopes, & qu'il la faisoit consister dans une lymphe épaissie de la rétine, provenant d'une transpiration supprimée par les grands froids, les neiges, les vents & les brouillards.

Outre les remedes internes, il en est d'externes propres à rendre la fluidité aux humeurs; tels sont les fondants & les résolutifs, comme les eaux de fenouil, d'eufraise, de cumin, de chelidoine, sous la forme de collyres, de fomentations.

Quand on croit qu'il convient de donner de l'activité à la rétine affoiblie, il faut que les collyres soient spiritueux, aromatiques : la fumée d'infusion de café, de sauge de Provence dirigée contre l'œil, peut réhausser l'activité de cet organe : j'ai conseillé quelquefois de baigner l'œil dans l'eau de balaruc.

Taylor, cet Oculiste trop connu; & qui n'a jamais été jaloux que de procurer des guérisons promptes & apparentes, se contentoit de donner à la rétine une activité passagere: il passoit à plusieurs reprises une lime d'or très-douce sur la cornée transparente; l'irritation étoit générale, & se communiquoit à l'organe immédiat de la vue; celui-ci ébranlé en devenoit plus sensible pour le moment.

Il ajoutoit à cette petite manœuvre tout ce que la charlatanerie & la ruse ont de plus rafiné pour duper sûrement ceux que sa réputation faisoit tomber dans ses mains. Immédiatement après qu'il avoit passé sa lime, ce qu'il donnoit pour l'opération la plus délicate, & pour laquelle il prenoit fort peu de témoins, il présentoit quelqu'objet à la personne opérée; celle-ci voyoit en effet mieux à cette époque; il chantoit victoire, il crioit au miracle; il bouchoit l'œil avec grande recommandation de ne le point découvrir qu'au bout de cinq à six jours, & il partoit le quatrieme, après avoir mis à contribution les victimes de sa mauvaise foi.

Cet homme rusé avoit pour chaque maladie des yeux des opérations particulieres qui étoient toujours fondées sur son principe ; il ne vouloit que procurer des guérisons apparentes.

Il n'oublioit aucune des ressources que les gens de sa sorte emploient pour s'accréditer & se faire connoître : elles sont toutes fondées sur la facilité du public, à croire ce qu'on lui débite ; il ne sauroit faire réflexion que ces gens qui se chargent de faire leur éloge, se gardent bien de mettre en parallele leur impéritie, dont ils ne manquent pas d'avoir bien des preuves en main, avec ce qu'ils disent d'avantageux de leur dextérité prétendue ; Taylor faisoit courir des billets où il annonçoit ses talents.

Je donne une de ses annonces : chaque Oculiste a la sienne ; elles ne différent que du plus au moins.

Epitaphe destinée à être mise sur le tombeau du Chevalier de Taylor ; lorsque, par une cruauté fatale à toute la terre, la Parque aura tranché le fil de ses jours.

« Près de cette place que les Passants arroseront de leurs larmes, reposent en paix les cendres d'un homme, le phénomene de son siecle par l'excellence de ses talents, par son habileté supérieure dans un art le plus utile au genre humain. Son intelligence éclairoit les ténebres ; dans ses opérations, sa main légere perçoit dans les secrets les plus intimes, & sembloit être conduite par le génie même qui préside à l'économie naturelle. Ceux qui doutoient le plus de son adresse, devenoient ses admirateurs, en devenant les témoins de ses travaux.

Ce n'est point sur de vaines paroles que sa gloire est fondée; elle est constatée par une longue suite d'expérience, par des découvertes curieuses, développées dans un grand nombre de livres écrits en toutes les langues de l'Europe. Enfin, par ses éleves qui, dispersés dans toutes les régions de la terre, publient par-tout ses talents, justifient par leur habileté, celle de leur excellent maître, & feront passer son nom jusqu'à la postérité la plus reculée.

O vous qu'il a tiré des ténébres, dans lesquelles, semblables à des morts, au milieu des vivants, vous gémissiez sans cesse d'avoir perdu la lumiere, le souverain avantage de l'humanité! O vous, dis-je, à qui il a donné pour ainsi dire une nouvelle vie, publiez par-tout ses louanges, & faites sentir au monde de quelle douleur il doit être pénétré par la perte de cet homme si intéressant à l'humanité.

Qui fut jamais plus digne d'être regretté ? Au ſavoir qui le rendoit utile, il joignoit les graces & l'aménité qui le rendoit aimable dans les ſociétés les plus diſtinguées ; ſublime dans les ſujets ſérieux, léger dans les ſujets badins ; il enchantoit toujours, toujours il charmoit par les graces dont toutes ſes paroles étoient accompagnées. Il poſſédoit un fond d'éloquence qui imprimoit à ſes diſcours le ſceau de la perſuaſion. Il connoiſſoit & parloit avec facilité la langue Latine, l'Italienne, la Françoiſe, l'Eſpagnole, la Portugaiſe, l'Allemande & pluſieurs autres. Il ſaiſiſſoit avec tant de juſteſſe le génie & le ſtyle des différents peuples dont il parloit les langues, qu'on eût dit qu'il étoit le premier citoyen de tous les pays.

Les penſées les plus brillantes venoient en foule s'offrir à ſon imagination ; les mots les plus choiſis ſe plaçoient avec ordre dans ſes phraſes ; tout y étoit guidé par un jugement juſte, animé par le feu du génie, & aſſaiſſonné par le ſel d'une plaiſanterie fine & délicate. Quelque ſujet qu'il entreprît, il étoit toujours sûr des applaudiſſements ; la Phyloſophie ſe dépouilloit pour lui de ſes épines, tant étoit grande la clarté de ses arguments.

Ovide lui-même, ce Poëte habile, cet amant ingénieux, auroit écouté avec plaisir notre héros discourir sur l'art de connoître les cœurs, de les enflammer & de les fixer.

Il a voyagé plus qu'aucun homme du monde, mais personne n'a profité plus que lui de ses voyages ; il avoit recueilli des richesses immenses pour fournir à des conversations longues & suivies. Toujours varié, toujours nouveau, son commerce étoit une école savante, où chacun avoit la liberté de s'instruire.

Une curiosité vague & inutile ne fut point le motif de ses voyages ; il n'avoit d'autre desir que d'acquérir dans son talent le degré de perfection auquel il étoit parvenu. Il a parcouru les trois Royaumes soumis à son Roi ; l'Angleterre, l'Ecosse & l'Irlande. Ses recherches se sont étendues dans la Turquie, la Russie, la Suede, le Dannemarck, la France, l'Espagne, le Portugal, l'Italie, l'Allemagne, la Hollande, la Suisse. Les Cours & les Capitales ont toujours été le premier objet de ses soins : il sera même difficile de trouver aucune ville en Europe, de la moindre considération où il n'ait point été dans le cours de ſes voyages.

La poſtérité ſaura qu'il a eu l'honneur de prononcer des diſcours en public devant deux Souverains Pontifes, trois Empereurs, devant toutes les têtes couronnées & les Princes Souverains de l'Europe entiere. Les Univerſités, les Sociétés des Savants ſe ſont fait une gloire de l'aſſocier dans leur corps illuſtre ; les Princes lui ont donné à l'envi des marques de leur bienveillance, en le décorant de titres flateurs, & le comblant de magnifiques préſents, pour annoncer à toute la terre la haute idée qu'ils avoient conçue de ſon mérite & de ſon habileté.

Admis aux converſations des Princes, à leur table même, en ſociété avec les Miniſtres de toutes les Puiſſances d'une partie du monde, il a connu, dans le centre même de leur action, ces reſſorts ſecrets qui uniſſent & déſuniſſent les Rois ; ce grand art de la politique, ce moteur de la paix & de la guerre, que l'on ne rompt preſque jamais ſans baigner la terre du ſang des mortels. Notre héros a vu nombre de fois ſe former près de lui ces terribles tempêtes, dont le bruit a ébranlé les fondements même du monde.

Il n'étoit jaloux de la gloire des autres, que pour lui donner un nouveau lustre, une plus vive lumiere, bien loin de vouloir les éclipser. Le plus bel éloge que l'on puisse lui donner, c'est d'avoir fait celui des autres avec plus d'empressement que le sien. Il a recherché avec une ardeur singuliere dans tous les pays où il s'est trouvé, les savants célébres ; & le comble de sa joie étoit de mériter leur amitié.

Ennemi des plaisirs fougueux & de toutes les passions auxquelles l'ame se livre toujours aux dépens du corps, il a su, par la tempérance, conserver la santé, ce dépôt précieux que l'homme sacrifie souvent à des goûts excessifs, que son caprice a divinisé. Aussi a-t-il conservé long-temps cette fraîcheur, cet air de jeunesse, qui ne connoît de bornes que celles que la nature prescrit aux mortels. Toujours agile, toujours livré aux exercices du corps, qui font avec la sobriété le second soutien de la vie, il a rempli avec joie toute l'étendue de sa course.

Qui pourra donc modérer ses regrets, en voyant tant de vertus, tant de talents ensevelis dans les ténébres de la mort? Passant, que ce portrait vous touche jusqu'au fond du cœur, mais qu'il vous touche aussi pour vous-même; & en donnant des pleurs à celui que tout l'Univers regrette, souvenez-vous que vous n'êtes que poudre & mortels comme lui. »

Tel est le ton modeste que prend Taylor pour faire lui-même son panégyrique; ne doit-on pas bien l'en croire sur sa parole?

On peut cependant tirer une conséquence de l'effet que produisoit l'usage de la lime de cet Oculiste; elle ne manquoit guere de réveiller l'action de la rétine; on peut en conclure que les remedes actifs, continués long-temps sous la forme de collyre, doivent, en agissant d'abord sur les parties externes de l'œil, communiquer leur effet jusqu'à cette membrane, quoique un peu éloignée.

§. III. Il arrive quelquefois que la rétine n'est pas affectée dans toute son étendue, qu'elle ne l'est que dans un ou plusieurs de ses points; ce qui produit des taches qui semblent devoir être rapportées à l'objet que l'on regarde: ces taches, que Me. Jean nomme imaginations, représentent des ombres comme des pattes d'araignée, de flocons de laine, des aîles de mouche, &c.

La cataracte qui se forme, donne les mêmes symptomes : il est essentiel de les distinguer des premiers. Lorsqu'ils annoncent une cataracte commençante, ils augmentent presque toujours & assez constamment pour être suivi tôt ou tard d'une diminution très-sensible de la vue, & d'un obscurcissement visible dans la substance du crystallin.

Quand ces taches sont produites par quelques vices de la rétine, elles varient en forme, en consistance, elles paroissent & disparoissent alternativement avec des intervalles souvent très-longs. Les milieux tels que la cornée, l'humeur aqueuse, le crystallin & l'humeur vîtrée, conservent leur netteté & leur transparence.

Ces sortes de taches semblent voltiger, quoique nous les fassions dépendre d'un ou plusieurs points fixes de la rétine ; voici la raison de ce phénomene.

Si nous supposons un point de la rétine affectée, nous rapporterons une tache noire à la partie de l'objet regardée, qui doit être peint sur cette partie insensible ; l'envie d'examiner la tache noire nous fera insensiblement tourner l'œil ; & par là-même, le point affecté, l'apparence de cette tache ſera donc tranſportée, & donnera la même ſenſation qu'un corps opaque auroit occáſionné par ſes mouvements. Cette ſenſation eſt occaſionnée par le mouvement du point inſenſible, quoiqu'il ſoit très-fixe, rélativement aux autres parties de la rétine ; on chercheroit inutilement à regarder ces taches, en tournant l'œil du côté où elles ſont repréſentées. C'eſt la vacillation de l'axe optique qui nous fait attribuer des mouvements à ces taches, tandis que c'eſt nous-mêmes qui mouvons leurs cauſes dans le fond de l'œil ſans y faire attention. D'après ces principes, il n'eſt point difficile d'expliquer pourquoi cette femme, dont j'ai rapporté l'hiſtoire, voyoit les gens ſans tête, ſans bras ; pourquoi encore, lorſqu'elle vouloit voir ces mots : *je ſuis aveugle*, & que ſa vue portoit ſur le mot *ſuis* elle ne voyoit que *je aveugle.*

Les cauſes éloignées du vice de la rétine qui donne naiſſance à ces imaginations, ſont toutes celles qui peuvent abolir ou diminuer l'énergie & l'action de la rétine dans quelques-unes de ſes fibres médullaires, nerveuſes ; nous les rapporterons à celles de la goutte ſereine & de l'héméralopie, & particuliérement à de petits anévriſmes ou à quelques varices. S'il y a donc dans le fond de l'œil des vaiſſeaux ſanguins ou lymphatiques tuméfiés qui couvrent quelques points de la rétine, tous les rayons qui y tomberont seront inviſibles, & il en réſultera une tache noire.

Le pronoſtic de cette indiſpoſition dépend de la cauſe qui l'a produite, dépend de ſon ancienneté, de l'étendue de la tache, & du lieu qu'elle occupe dans l'œil.

Pour mettre en état le malade de dire au juſte de quelle étendue eſt la tache noire, il faut placer devant ſon œil quelque objet à la diſtance convenable; alors on fait fixer ſa vue ſur un ſeul de ces points; par ce moyen il ſera facile de connoître de quelle étendue eſt la tache, & quelle eſt la partie de la rétine qui eſt affectée.

Plus la tache eſt dans les parties latérales de l'œil, moins il y a de danger; mais ſi elle ſe trouve au fond de l'œil, c'eſt à dire, ſur le même axe de l'objet que l'on fixe, il y a plus à craindre pour la perte de la vue.

La cure de cette indiſpoſition a beaucoup de rapport avec celle que j'ai propoſé pour la goutte ſereine & pour l'héméralopie; on peut même dire que c'eſt une goutte ſereine ou une héméralopie partiale, ſelon que la tache eſt plus ou moins obſcure.

Si le mal eſt récent, & que l'on ſoupçonne qu'il dépende d'une exceſſive dilatation des vaiſſeaux ſanguins ou lymphatiques, on viendra à bout de le guérir, en ramenant les vaiſſeaux à leur état naturel. On remplit cette indication en deux manieres, en diminuant la force du liquide qui les diſtend, & en rendant aux vaiſſeaux leur reſſort & leur ton; ainſi les ſaignées abondantes, les bains de pied, ſi les vaiſſeaux ſanguins ſont engorgés, seront indiqués.

On peut eſſayer de donner du ton aux vaiſſeaux par l'application de l'eau fraîche. Mr. Boerhaave dit s'être guéri d'une tache qui lui étoit ſurvenue, allant un jour à cheval, par un ſoleil brûlant & dans des lieux ſablonneux. Mais, ſi après l'uſage de l'eau fraîche, la tache ne diſparoît point, on doit en conclure que la cauſe conſiſte dans un liquide obſtruant arrêté dans les vaiſſeaux lymphatiques, il convient d'employer les purgatifs mercuriaux, de les répéter ſouvent & de ſupprimer les ſaignées.

Si tous ces remedes étoient infructueux, on seroit en droit de craindre pour la perte de la vue. On auroit recours aux larges vésicatoires de cantharides; on connoît le double effet qu'ils produisent; ils attirent l'humeur en dehors, tandis que la partie qui en entre dans le sang, résout la lymphe.

Les femmes du pays, dit Borrichius, * emploient dans le cas des taches noires voltigeantes, des remedes qui guérissent quelquefois; elles font brûler un mouchoir usé dont elles se couvrent le sein sur une serpette ** : quand il est tout brûlé, elles trouvent une huile épaisse : elles en font l'application sur l'œil malade.

D'autres femmes grattent l'écorce du gingembre, & en frottent une pierre à éguiser les rasoirs, en y mêlant un peu d'eau rose, jusqu'à ce qu'il en tombe une matiere épaisse. C'est cette matiere

---

* Act. Haff. vol. 5, obs. 63, pag. 156.

** Il ne faut pas croire que ce mouchoir en qui les femmes paroissent mettre beaucoup de confiance, vaille mieux que tout autre linge.

Il en est de même de la serpette : une autre piece de fer seroit aussi propre à la composition du topique.

qu'elles

qu'elles appliquent ſur les paupieres matin & ſoir, juſqu'à ce que le malade ſente une chaleur dans les yeux.

On pourroit ſimplifier ces remedes, qui dans le fond peuvent produire de bons effets. Le premier contient des particules de fer que le feu a détaché, & qui ſont capables de raffermir les parties ſur leſquelles on en fait l'application, & l'huile de linge brûlé eſt une huile âcre, pénétrante, capable d'irriter la partie, & d'en rehauſſer l'action.

On trouve la même analogie dans le remede du gingembre; il s'y rencontre une partie de fer que le raſoir ne manque jamais de laiſſer ſur la pierre, & le gingembre eſt la partie active du topique qui produit le même effet que l'huile de linge.

§. IV. Nous venons de voir que la foibleſſe de la rétine produit des maladies particulieres; ſa trop grande ſenſibilité en établit quelqu'autres.

La rétine, comme expenſion nerveuſe, eſt ſuſceptible d'une ſenſibilité fatiguante qui en abolit l'uſage ou qui le rend difficile. Cette indiſpoſition eſt connue ſous le nom de nyctalopie: ceux qui en ſont affectés ne voient pas durant le jour ; ils voient assez bien à la tombée de la nuit, & pendant la nuit même, pourvu cependant qu'elle soit claire.

Cette maladie paroît dépendre de ce que les fibres de la rétine sont trop tendues ou par inflammation * ou par sécheresse : elle peut venir de l'habitude que l'on a contractée de ne voir les objets que dans l'obscurité **.

---

* Le Journal d'Allemagne, Déc. 1, an. 1, obs. 72, pag. 195, rapporte l'histoire d'un Théologien fameux, qui par amusement accordoit un instrument de musique. Une corde cassa & frappa son œil avec violence : ce Théologien, après cet accident, voyoit les objets au milieu de la nuit, au point qu'il auroit été en état de lire. S'étant fait apporter de la lumiere par son domestique, il ne put la soutenir & cessa de voir. Ce symptome disparut avec l'inflammation ; c'étoit l'inflammation qui avoit rendu la rétine assez sensible pour être ébranlée par les foibles images de la lumiere nocturne.

** Un Gentilhomme Anglois accusé d'un grand crime, fut conduit dans un cachot obscur & très-profond, où il lui étoit impossible d'appercevoir la moindre lumiere : au rapport de Boile, il fut renfermé un mois sans y rien voir, mais qu'enfin il apperçut une foible lumiere qui augmenta peu à peu,

L'état phlogistique de la rétine est le plus ordinairement occasionné par une inflammation de la conjonctive ; aussi est-il assez ordinaire de rencontrer une difficulté d'appercevoir le jour dans ceux qui ont des abscès, des pustules, des ulceres à la cornée, parce que dans tous ces cas, celle-ci ne manque guere d'être peu ou beaucoup enflammée. La phlogose de la rétine peut encore être l'effet des violents maux de tête, des plaies à la dure, à la piemere, &c.

La sécheresse des fibres de la rétine que j'ai regardée comme cause de la nyctalopie, peut avoir lieu à la suite des maladies aiguës, à la suite des veilles, des travaux pénibles, à la suite de l'usage immodéré des boissons spiritueuses, &c.

La nyctalopie a des signes assez bien caractérisés, outre qu'elle se manifeste souvent par les maladies dont elle dépend ; elle en a qui lui sont

---

au point qu'il distinguoit les objets qui étoient dans son cachot. Ayant été dans la suite reconnu innocent, comme il montoit l'échelle pour sortir de ce lieu obscur, il fut ébloui par la lumiere ordinaire.

propres : les nyctalopes ne peuvent supporter une lumiere ordinaire ; leurs paupieres sont presque fermées ; leur pupille se contracte constamment.

Lorsque cette indisposition est causée par une inflammation des meninges, ou de la conjonctive & de la cornée, elle cesse en même temps que l'inflammation de ces parties cesse. Mais si cette inflammation est particuliere à la rétine, ce que l'on connoîtra par une douleur sourde au fond de l'œil & par l'absence des signes qui doivent annoncer l'inflammation des parties dont je viens de parler, il faut combattre particuliérement l'inflammation de cette membrane. Les saignées plus ou moins répétées de bras, de pied ; les boissons abondantes & nîtrées ; les demi bains doivent suffire pour abattre cette inflammation.

Quand la nyctalopie est l'effet de la séchereſſe de la rétine, qu'elle est habituelle, elle exige des soins & un régime sur-tout. Ce régime doit être humectant ; il faut conseiller au malade de respirer un air frais & humide, des boissons abondantes, des aliments humectants, comme la soupe, les légumes, les crêmes de riz, d'orge, les herbes potageres, cuites ou crues, l'usage des lavements, des bains tiedes, un exercice modéré; il doit éviter les liqueurs spiritueuses, les mets échauffants, le gibier, & tout ce qui est capable de porter le feu dans le sang, & de le soulever.

Les applications sur les yeux doivent être émollientes & relâchantes: les collyres peuvent se faire avec les infusions de graine de lin & de psilium, les eaux distilées d'oignons de lys; on y ajoûte le safran. L'usage des verres colorés soulage la vue.

Il est des vues qui sont naturellement assez foibles pour ne pas pouvoir soutenir le grand jour: Wafer a vu en Amérique des peuples blancs qui ne pouvoient voir que la nuit à cause de la trop grande délicatesse de la rétine. Quel remede pour remédier aux maux qu'occasionne une constitution naturellement vicieuse? Le seul parti qui reste à prendre est de ne point fatiguer l'organe, & d'éloigner toute lumiere capable d'ébranler trop fortement la rétine. Quand on veut avoir des faucons dont la vue soit perçante, on leur bouche les yeux; c'est ainsi que l'on s'y prend pour ceux qui doivent servir à la chasse du Roi. Il est évident que plus on fait usage de sa vue, plus on s'en prive. Les voyageurs du nord ont la vue si fort incommodée par l'aspect des plaines couvertes de neige, qu'ils sont obligés de se couvrir d'un voile, s'ils ne veulent pas la perdre entiérement.

On apperçoit, par ce que je viens de dire, tout le mal que les nourrices font à la vue des enfants qui leur sont confiés, lorsqu'elles les exposent, comme elles ont coutume de le faire, devant des fenêtres à un grand jour. Les vues ruinées dont on se plaint quelquefois dans le monde, datent d'aussi loin ; & si l'on remontoit jusqu'au principe, on le trouveroit dans l'innocente, mais pernicieuse habitude de ces nourrices.

§. V. Si jusqu'à présent j'ai pu donner la raison des phénomenes que fournissent la goutte sereine, la méralopie, la nyctalopie & la trop grande sensibilité de la rétine, c'est ici le temps d'avouer que j'entreprendrois difficilement d'expliquer ceux que donne la rétine éréthisée par ce que l'on nomme assez communément vapeurs.

Ces phénomenes sont si multipliés, les faces sous lesquelles ils se présentent, sont si variées, qu'il seroit impossible de les décrire tous avec quelques détails. Tantôt ce ſont des points étincellants qui brillent, indépendamment d'aucune lumiere, & dans la plus profonde nuit. Ces points couronnent ou environnent un objet, ou ſont répandus ſur toute l'étendue de ſa ſurface, tantôt ce ſont des pyramides lumineuſes qui s'élevent peu à peu juſqu'à perte de vue, & qui diſparoiſſent auſſi-tôt; quelquefois ce ſont des ondulations fatiguantes qui repréſentent les objets dans un mouvement perpétuel; ſouvent des figures dont les variations dans la forme ſont infinies, paroiſſent ſous différentes couleurs. Ici ce ſont des yeux qui ne peuvent ſupporter la plus foible lumiere; là ils perdent leur axe, & les objets paroiſſent doubles & confus.

On lit dans la Traduction du Traité des Vapeurs de Mr. Whytt, que la diminution ou l'affoibliſſement de la vue, dépend ſympathiquement de quelques dérangements de l'eſtomac. On y voit qu'une Dame fort ſujette aux aigreurs & aux rapports aigres, ne voyoit aucun objet d'une maniere diſtincte, lors ces incommodités étoient conſidérables; elle croyoit voir une fumée ou brouillard qui ſubſiſtoit autant que les aigreurs duroient. On y trouve encore l'histoire d'un malade, dont les yeux, dans le temps où son estomac souffroit de la présence des acides & des vents, devenoient quelquefois si sensibles, qu'une clarté ordinaire lui occasionnoit non seulement des étourdissements, mais encore une foiblesse dans la vue & des vomissements bilieux.

Tous ces phénomenes qui sont l'effet de la sympathie, sont mal à propos rapportés à la rétine qui semble être affectée primitivement. C'est donc la cause générale des vapeurs qu'il faut attaquer, si l'on veut réussir à détruire des symptomes aussi fâcheux.

Les traités des vapeurs sont assez multipliés pour que l'on soit d'abord rassuré sur le sort de ceux qui sont en proie à cette maladie. Mais si l'on fouille dans ces ouvrages, que l'on y consulte leurs Auteurs, on trouve dans la plûpart des hypotheses des suppositions, & beaucoup plus de visions que d'observations.

Si nous rassemblons à travers les premiers âges du monde ce que les anciens ont enseigné sur la cause des vapeurs, nous verrons que ces Médecins Grecs, Arabes & Latins l'attribuoient la plupart à l'atrabil, humeur morbifique, peu exactement déterminée, & nous trouverons qu'Hypocrate & Gallien, dont les écrits sont le dépôt des connoissances de leurs prédécesseurs, & des réflexions de deux grands génies, où ceux qui sont venus après en ont abondamment puisé, reconnoissoient pour cause de vapeurs la mélancolie, la bile & la viscosité du sang, &c.

Une longue suite de Médecins après Gallien, ont attribué, comme lui, les affections hypochondriaques, ainsi que la mélancolie, à la bile & au sang épaissi, visqueux, à l'atrabile, aux vents. C'est dans le courant du siecle dernier & dans celui-ci, qu'ont paru des traités des vapeurs avec des systêmes nouveaux; j'en rapporterai quelques-uns; ils serviront à prouver combien l'on s'accorde encore peu sur la nature de cette maladie.

Charles Pison, Médecin de la Faculté de Paris, & un des plus anciens Ecrivains du siecle passé, dit que tous les symptomes hystériques & hypochondriaques viennent de la tête; c'est cette partie, qui étant affectée non sympathiquement, mais idiopathiquement, produit les phénomenes qui paroissent dans les différentes parties du corps.

Sennert dit que l'affection hypochondriaque est un amas d'humeurs viciées, mélancholiques ou atrabilaires; souvent pituiteuses & bilieuses, qui a pris sa source dans les rameaux de la veine-porte, de l'artere cœliaque & mésentérique, dans les hypochondres, & sur-tout dans le gauche entre l'estomac & la rate. Il s'éleve une partie de ces humeurs, qui se portant sur d'autres organes, donne naissance à différents symptomes morbifiques.

P. Zacchia & quelqu'autres pensent que l'on doit rapporter à l'excessive chaleur des entrailles, la cause des affections hypochondriaques. Ces affections, selon lui, ont principalement leur siege dans l'estomac: les intestins & sur-tout les intestins grêles dans le mésentere, le pancréas, les vaisseaux lactés, la veine-porte, les vaisseaux sanguins du mésentere, le foie, la rate & les nerfs du bas ventre. Lorsque la chaleur de ces parties se trouve à un degré trop foible ou trop fort, leurs fonctions se font mal ou imparfaitement, & les accidents qui en résultent, sont plus ou moins violents, selon que chacun de ces visceres jouent un rolle plus ou moins essentiel dans l'économie animale.

Selon Hyghmor, la passion hystérique est occasionnée par la grande abondance d'un ſang trop fluide, qui venant à éprouver dans les vaiſſeaux des poumons, dans les ventricules & les oreillettes du cœur, un mouvement d'efferveſcence s'y raréfie & y forme des engorgements ſanguins; de-là l'oppreſſion, la difficulté de reſpirer, la ſuffocation, les ſyncopes. Le diaphragme eſt forcé, par l'augmentation du volume des poumons, de ſe porter en bas, de-là le gonflement des hypochondres, &c.

Willis penſe que les principaux myſptomes des affectionshypochondriaques dépendent immédiatement de l'irrégularité du cours des eſprits animaux.

Sydenham eſt du même ſentiment; &, après avoir diſtingué les affections que l'on nomme hypochondriaques, quand elles attaquent les hommes, & hyſtériques dans les perſonnes du ſexe, dit qu'elles viennent de l'irrégularité du cours des eſprits, qui ſe portant avec trop d'impétuoſité ou en trop grande quantité, ou trop lentement, ou ne ſe portant point du tout dans certaines parties, il doit réſulter de cette diſtribution inégale, les ſymptomes multipliés & bizarres des affections hyſtériques & hypochondriaques.

Selon Lange, les vapeurs ſont un tranſport de corpuſcules écartés par quelque fermentation intérieure, allumée hors des vaisseaux sanguins, au moyen de laquelle les corpuscules sont transmis vers une partie différente de celle où est le foyer.

Mr. Dumoulin attribue les symptomes de la maladie dont il s'agit à un dérangement dans les fonctions ou l'action des fibres mouvantes.

Ridley place dans les nerfs le siege des vapeurs.

John Purcell ne sauroit regarder comme cause suffisante des vapeurs, ni les solides du corps ni le sang, ni les produits des secrétions, tels que les esprits animaux, la lymphe, la bile, le suc pancréatique, &c. Il n'y a que les aliments, selon lui, capables d'occasionner de pareils maux. Ce sont les sels grossiers de ces aliments mis en mouvement, qui, venant à entrer dans le sang, produisent tant de phénomenes prodigieux.

Selon Sthal, l'atonie venteuse est la cause accidentelle des symptomes du mal hypochondriaque hystérique.

Boerhaave attribue tous les phénomenes des vapeurs à la sensibilité extrême, à la mobilité & à l'irritabilité du genre nerveux.

D'après Pitcarn, l'affection hypochondriaque vient de ce que le chyle & le sang ne sont pas suffisamment travaillés, broyés dans l'estomac, les poumons & la rate.

Cette maladie, selon Hoffmann, consiste dans l'irrégularité du mouvement péristaltique du canal intestinal; ce qui peut arriver lorsqu'il est trop foible dans une partie, & trop fort dans une autre.

Richard Blackmore dit que cette affection paroît consister en une constitution morbifique des esprits, ou dans une disposition à sortir de leur réservoir, & à se consommer.

Viridet pense que les nerfs peuvent se contracter, ce qui hâte, arrête ou suspend le cours des esprits animaux qu'il dit être des sels alkalis qui ont beaucoup de pores, dont les uns sont remplis par des souffres déliés, & les autres par le passage de l'œther.

George Cheyne attribue aux solides, les accidents des vapeurs, comme lorsqu'ils sont trop secs & roides, ou trop humides & lâches.

Charles Perry donne pour cause éloignée des vapeurs l'astagnation, la circulation trop lente du sang, & les obstructions, selon lui, constituens l'essence des maladies hypochondriaques.

La véritable cause des vapeurs, dit Mr. Tissot, est une trop grande irritabilité ; ce principe combiné avec la sensibilité, rend raison des phénomenes les plus bizarres.

Le ton & le degré de cohésion de la substance du cerveau & des nerfs trop augmentés ou trop diminués, est un état morbifique, selon Kloekof, qui doit être regardé comme cause de vapeurs.

Le spasme, l'éréthisme ou le racornissement des nerfs, est, selon Mr. Pomme, la cause prochaine & immédiate de ces affections, & la seule à combattre ; ... partout, selon lui, le spasme, l'éréthisme & le racornissement se rencontrent.

Quant à moi, je pense que la cause prochaine de cette maladie réside dans les nerfs, & le fluide qui y coule, que tantôt l'un, tantôt l'autre, & quelquefois tous les deux ensemble sont affectés. Mais en quoi consiste cette perversion? Celle des nerfs dans sa trop grande irritabilité, sa trop grande sensibilité & délicatesse, celle des esprits animaux dans leur trop grande fluidité, ces esprits émanés & extraits des différentes humeurs de notre corps, peuvent encore partager avec elles leur mauvaiſe qualité ; en le ſuppoſant, il n'eſt point étonnant qu'un ſang dartreux fourniſſe des eſprits animaux chargés d'une matiere capable d'irriter les nerfs, ce qui formeroit une branche de vapeurs, peut-être très-étendue.

Il faut donc s'occuper, ſi l'on veut guérir les vapeurs, à découvrir leur véritable cauſe prochaine, & enſuite les cauſes éloignées.

Les cauſes éloignées ſont multipliées, les évacuations ſupprimées, une nourriture trop ſucculente, les veilles forcées, une trop grande application, le défaut d'exercice, &c. paroiſſent être les cauſes les plus communes qui peuvent augmenter & même occaſionner la trop grande délicateſſe & la trop grande ſenſibilité du ſyſtême nerveux.

Les cauſes éloignées qui peuvent changer la nature du ſuc nerveux ſont toutes celles qui peuvent déranger les fonctions du cerveau, & lui empêcher de fournir des eſprits animaux bien conditionnés, & capables, en coulant librement dans les nerfs, de faire exécuter ſans trouble & avec ordre toutes les fonctions de l'économie animale : telles ſont les paſſions vives de l'ame, comme la colere, la peur, une trop grande application. Les causes éloignées sont encore tous les principes morbifiques dont le sang peut être attaqué, & qu'ils ne manquent pas de communiquer aux esprits animaux: tels sont les vices dartreux, véroliques, scorbutiques, &c.

Il est certain que les remedes capables de combattre les vapeurs doivent être aussi multipliés qu'il y a de causes différentes: ainsi, lorsqu'il sera question de fortifier les nerfs trop foibles, on proposera les amers, le quinquina, la racine de gentiane, les sommités de petite centaurée, l'écorce d'orange, &c., le fer, les bains froids sont très-convenables: l'exercice augmente les forces du corps.

Si les nerfs sont trop sensibles & irritables, l'usage des médicaments, qui affoiblissent la faculté de sentir, propre aux nerfs, doit être conseillé tels que l'opium & ses préparations.

Si le désordre du systême nerveux dépend de quelque évacuation supprimée, il convient de les rétablir.

Quant aux moyens particuliers de rendre au fluide nerveux son état naturel, si le désordre dépend des veilles, du travail d'esprit, le plus sûr est sans doute de s'abstenir du travail, d'éloigner toute occaſion de triſteſſe, d'inquiétude, & tout ce qui peut fixer l'eſprit d'une façon déſagréable.

Si les eſprits animaux participent aux infections d'une matiere morbifique engendrée dans le ſang, il faut chercher d'abord à la connoître pour la combattre; elle peut être ſoupçonnée du genre de la matiere qui produit la goutte, les rhumatiſmes, de celle qui produit les dartres, les boutons: le ſcorbut, la vérole peuvent enfin infecter la maſſe des humeurs.

Ce n'eſt pas ici le lieu de donner le détail des moyens multipliés qu'il conviendroit d'employer, pour guérir les maladies nerveuſes occaſionnées par l'infection des humeurs; ils ſont en trop grand nombre pour entreprendre de les ſpécifier. Il paroît ſuffiſant de dire en général, qu'outre les remedes particuliers dont l'uſage eſt déſigné par chaque maladie, il convient d'avoir égard à l'état actuel où ſe trouvent les nerfs.

Les nerfs ſe communiquent tous; c'eſt par cette communication que l'on vient à bout d'expliquer comment une partie affectée communique ſon état aux parties mêmes les plus éloignées *. Si les nerfs ne se communiquent pas immédiatement les uns avec les autres, ils communiquent toujours au moyen du cerveau, d'où ils prennent leur origine.

C'est d'après cette sympathie, que la rétine, expension nerveuse, donne tant de phénomenes singuliers dans les cas des vapeurs: c'est aussi aux causes des vapeurs, qu'il faut s'en prendre pour détruire ces phénomenes.

* Hyppocrate & Gallien ont connu la sympathie générale qui est entre les parties du corps, sans en connoître la vraie cause: ceux qui les ont suivi jusqu'à Willis n'ont pas eu la moindre idée que les affections sympathiques pussent être produites par le moyen des nerfs. Riolan lui-même, ce savant Anatomiste, du commencement du dix septieme siecle, n'a rien dit de nouveau sur la sympathie; Riviere, son contemporain, attribue à cinq causes les symptomes sympathiques, savoir la connexion, la situation, le voisinage des parties avec leurs ressemblances, tant de structure que d'usage. C'est Willis le premier qui a publié une description plus correcte des nerfs que celle de ceux qui l'avoient précédé, & qui a expliqué la sympathie par leur connexion & leur communication.

MALADIES

Des Membranes propres de l'œil.

OUtre les membranes communes de l'œil dont nous venons de décrire les maladies, il en eſt encore deux, la cryſtalline, c'eſt-à-dire, celle qui forme le chaton du cryſtallin & la vitrée; celle qui contient dans ſes cellules l'humeur vitrée.

L'une & l'autre peuvent perdre leur tranſparence, ſont ſujettes aux inflammations, aux abſcès.

SECTION PREMIERE.

MALADIES

De la Membrane Cryſtalline.

§. I. LA membrane du cryſtallin peut s'enflammer, & cette inflammation ſe terminer par ſuppuration. Il ne faut rien négliger pour combattre cette inflammation, & éloigner la suppuration, si l'on veut éviter l'opacité de cette membrane qui ne manqueroit pas de s'en suivre.

§. II. Mr. Morand reconnut en 1722 * l'épaississement de la membrane du crystallin, qu'il caractérisa de cataracte membraneuse.

Quand cette membrane est opaque, il y a diminution ou perte de vue. On apperçoit alors une blancheur, d'un blanc de perle, qui est moins enfoncée que le crystallin, si c'est la portion de cette capsule qui recouvre la partie antérieure du crystallin qui est affectée; mais lorsque c'est la partie qui en recouvre la face postérieure, la blancheur paroît plus enfoncée que le crystallin lui-même. Ce blanc est couronné d'un cercle noir, sur-tout quand la pupille est dilatée; ce n'est autre chose que le fond de l'œil qu'on apperçoit; parce que le crystallin ne bouche pas complétement l'ouverture de la prunelle.

L'épaississement de la membrane peut se rencontrer quelquefois avec celui du crystallin; ce sont alors deux

* Histoire de l'Académie royale des Sciences.

corps opaques placés l'un devant l'autre qui s'effacent, & que l'on ne fait plus distinguer aisément.

Il arrive d'autres fois que cet épaississement ne commence & n'a lieu qu'après l'opération de la cataracte crystalline. Mr. Hoin, associé de l'Académie royale de Chirurgie, & membre de celle de Dijon, a communiqué * une observation de cette derniere espece d'opacité qu'il nomme cataracte secondaire.

Cet Académicien qui a prévu le danger qu'il y auroit de confondre cette opacité avec celle que présente un crystallin cataracté qui a remonté après avoir été abattu, donne pour signe distinctif dans ce cas la couleur de la cataracte primitive que l'on a dû observer, différente de celle de la secondaire ou membraneuse.

Mais l'Oculiste consulté a-t-il toujours été à portée d'avoir vu & examiné la cataracte primitive pour appercevoir en quoi elle differe de celle qui se présente pour lors ? n'est-il pas possible que la cataracte secondaire soit

---

* Mémoire de l'Acad. roy. de Chirurg., tom. 11, pag. 428.

revêtue des mêmes caracteres visibles que ceux que présentoit la primitive; le crystallin une fois hors de son chaton ne peut-il pas changer de couleur, en acquérant un plus grand degré de dépravation; de sorte que remonté, il se présente sous un autre accident capable d'en imposer à l'Oculiste qui l'auroit connu avant son abattement? Il paroît constant que l'on ne peut avoir égard au signe que donne Mr. Hoin pour distinguer la cataracte primitive de la secondaire, sans s'exposer à l'inconvénient de se tromper.

Mais si l'opération de la cataracte a été faite par extraction, l'épaississement de la membrane ne peut être méconnu; on ne sauroit rapporter la blancheur qui paroît à celle que peut présenter le crystallin obscurci, puisqu'il a été extrait.

Si l'épaississement de la membrane du chaton a lieu & se reconnoît au moment où l'on fait l'extraction du crystallin, le parti est bientôt pris, l'on extrait tout de suite cette membrane ou avec des pinces, ou on la sépare avec des ciseaux; j'en ai parlé dans un Mémoire envoyé à l'Académie que l'on trouvera à l'article pronostic de la cataracte.

Mais si cet épaississement succéde à l'extraction du crystallin, & ne paroît qu'après que la cicatrice de la cornée est faite, il faut ouvrir de nouveau la cornée pour extraire, comme je viens de le dire, cette membrane devenue nuisible par son opacité.

Enfin il peut arriver que l'épaississement de la membrane capsulaire ne soit point accompagné de celui du crystallin; alors l'opération que l'on seroit obligé de faire, supposeroit l'extraction du crystallin nécessaire; celui-ci ne sauroit tenir en place après l'extraction de cette membrane, & deviendroit un corps nuisible. On ne sauroit donc dans ce cas se dispenser d'enlever le crystallin, de même que la membrane, quand même il auroit conservé sa lucidité naturelle.

SECTION SECONDE.

MALADIES

De la Membrane de l'Humeur vitrée.

§. I. LOrſque c'eſt la membrane qui contient dans ſes cellules l'humeur vitrée *qui a perdu ſa tranſparence, la vue eſt diminuée ou perdue totalement, ſelon ſon dégré d'opacité & on apperçoit au-delà du cryſtallin & de ſes membranes qui ont conſervé leur tranſparence, un blanc plombé qui occupe tout le fond de l'œil ; on ne voit plus le cercle noir qui couronne le blanc que préſente l'obſcurciſſement du cryſtallin ou de ſes membranes ; cette maladie eſt connue ſous le nom de Glaucome.

* Mr. Demours, fameux Oculiſte, a fait pluſieurs expériences pour connoître la nature & la forme de cette membrane ; il a découvert qu'elle eſt compoſée de cellules qui ſe communiquent les unes avec les autres, & qu'elles ſont beaucoup plus amples à proportion de ce qu'elles ſont plus éloignées du chaton du cryſtallin.

Il eſt poſſible de rendre la tranſparence à ces membranes ; (on en peut dire de même de celle qui forme le chaton du cryſtallin,) lorſqu'elle l'a perdue depuis peu & à l'occaſion d'une humeur pituiteuſe qui l'abreuve ; les véſicatoires, les ſetons, les fondants, les remedes capables d'en détruire la cauſe particuliere, peuvent être mis en uſage avec ſuccès ; mais ſi l'opacité eſt ancienne, ſi elle eſt l'effet d'une inflammation, ces moyens ſont inutiles. La Chirurgie efficace ne propoſe aucune opération capable d'en débarraſſer l'organe à qui elle nuit.

§. II. L'inflammation & la ſuppuration que l'on peut regarder comme cauſe de l'opacité de l'humeur vitrée, doivent être combattues & éloignées avec vigilance, puiſque les ſuites en ſont ſi funeſtes.

ARTICLE SECOND.

MALADIES

DES HUMEURS DE L'ŒIL.

LEs humeurs de l'œil ſont au nombre de trois : l'aqueuſe, la cryſtalline & la vitrée.

SECTION PREMIERE.

MALADIE

DE L'HUMEUR AQUEUSE.

L'Humeur aqueuſe eſt une humeur claire, lympide ; ſon nom ſeul indique ſa nature : cette liqueur remplit parfaitement la chambre antérieure & la poſtérieure, c'eſt-à-dire, tout l'eſpace qui ſe trouve depuis la cornée juſqu'au cryſtallin, & qui eſt diviſé en deux chambres, par l'iris ou en deux parties.

Cette humeur peut perdre ſa tranſparence ; elle peut être en trop grande

& en trop petite quantité ; du ſang ou du pus renfermé dans les chambres de l'œil, peuvent lui ôter ſa lucidité naturelle.

§. I. La tranſparence de cette liqueur, ſi néceſſaire pour le libre paſſage des rayons lumineux, eſt quelquefois altérée.

Vu la circulation commune de cette liqueur avec toutes celles du corps humain, les choſes ſe rétabliſſent ſouvent elles-mêmes dans leur premier état. L'humeur aqueuſe viciée eſt abſorbée & repompée, tandis que la nouvelle qui ſe reproduit a toutes les qualités qu'exige la tranſparence qui lui eſt néceſſaire. On peut favoriſer ce changement avantageux, & le hâter, en combattant la cauſe qui a donné lieu à la maladie.

Mais ſi ces ſecours ne ſuffiſoient pas, & que l'humeur aqueuſe empregnée de quelques miaſmes de liqueurs mal élaborées, ne put être repriſe par les vaiſſeaux abſorbants, il conviendra alors de faire une inciſion au bas de la cornée tranſparente ; l'humeur aqueuſe ſera évacuée dès l'inſtant ; on doit être raſſuré ſur ſa réproduction ; la ſaine anatomie & l'expérience journaliere nous apprennent qu'il faut même peu de temps pour qu'elle aie lieu *.

§. II. L'humeur aqueuse peut être trop abondante, ou en trop petite quantité : ces deux vices contraires sont également nuisibles à la vision ; je traiterai de l'un à l'article hydropisie de l'œil, & de l'autre à celui de son atrophie.

§. III. Nous avons vu à l'article des abcès de la cornée, connus sous le nom d'hypopyons, que ces abcès pouvoient creuser les tuniques de cette membrane, & se vuider dans la chambre antérieure de l'œil.

Cet amas de pus dans cette chambre retient aussi le nom d'hypopyon ; on appelleroit encore hypopyon une collection de sang, de quelque part qu'il vint, pourvu qu'il y fût renfermé.

* Nous aurions bien tort, à l'exemple de quelques empyriques, de vanter l'usage des collyres pour la régénération de l'humeur aqueuse. Depuis long-temps Celse, après avoir observé qu'une hirondelle à qui l'on a crevé les yeux, recouvre la vue au bout d'un certains temps, a frondé l'erreur de ceux qui attribuent au soin des pere & mere de ces oiseaux, ou à la vertu de la chélidoine, une cure dont l'honneur n'appartient qu'à la nature.

Il y a donc, outre les abcès de la cornée, deux sortes d'hypopyon, rélativement à la matiere renfermée ; hypopyon de pus & hypopyon de sang.

La premiere indication qui se présente est la résolution ; elle sera d'autant mieux indiquée, que les collections de pus & de sang ne seront pas anciennes & que le fluide sera en petite quantité.

J'ai parlé des moyens qui peuvent remplir cette indication à l'article abcès.

Si les remedes capables de résoudre, employés à propos & avec sagacité, ne produisent aucun effet ; & si la matiere est toujours au bas de l'œil en stagnation, il convient alors de faire une incision au bas de la cornée ; le pus & le sang sortiront dès l'instant avec l'humeur aqueuse. On verra par ce que j'aurai à dire, à l'occasion de l'opération de la cataracte faite par extraction, combien cette incision est peu dangéreuse.

SECTION SECONDE.

MALADIES DU CRYSTALLIN.

LE cryſtallin, quoique peu reſſemblant à une liqueur, n'en ayant ni la conſiſtance ni la forme, eſt cependant mis au nombre des humeurs qui concourent à former le globe de l'œil; en ſuivant l'uſage adopté, je dirai que le cryſtallin eſt la ſeconde humeur de cet organe *; elle ſe rencontre après l'humeur aqueuſe & à la partie antérieure de l'humeur vitrée, dans laquelle il eſt placé comme un diamant dans un chaton; il eſt retenu aſſez ſolidement en place, au moyen d'une mem-

* Henri-Jacques Scriverius prétend que le cryſtallin des animaux peut ſe régénérer; il en donne des exemples, mais ſa crédulité ne diminue rien de l'abſurdité de ces prétendus faits; elle ſert ſeulement à prouver le cas qu'on doit faire du témoignage de cet Auteur, quand il n'eſt appuyé de celui d'aucun autre.

brane dont j'ai déjà parlé, connue ſous le nom de capſule du cryſtallin, de membrane cryſtaloïde, d'arachnoïde. Le cryſtallin renfermé dans cette capſule, baigne dans une petite quantité d'eau découverte par Morgagni.

Sa forme eſt lenticulaire & convexe; cette convexité ſe perd avec l'âge; ſon diametre a pour l'ordinaire quatre lign. à quatre & quart ou quatre lignes & demie; ſon épaiſſeur, deux lignes à deux lignes & quart. Sa convexité antérieure n'eſt point auſſi convexe que la poſtérieure; celle-ci eſt une portion de de ſphere dont le diametre eſt de cinq lignes ou cinq & demie; & l'antérieure eſt une portion de ſphere dont le diametre eſt de ſix à ſix lignes & demie.

L'uſage du cryſtallin eſt de faire l'office du verre dont il porte la forme, & de réunir les rayons lumineux pour en former un cone, dont la pointe tombe ſur la rétine. S'il n'eſt pas abſolument néceſſaire à la vue, il aide à la perfectionner.

Le cryſtallin eſt ſujet à quelques maladies : elles dépendent de ſa ſituation, de ſon volume, de ſa forme &

de ſon opacité * ce qui cauſe dépravation, diminution ou abolition de la vue.

§. I. Le cryſtallin, dont le plan vertical doit être poſé parallelement à celui de la cornée, n'a pas toujours cette ſituation favorable; quelquefois ces deux plans ne gardent pas leur parallélisſme; il eſt rare que cet accident ſoit naturel; alors le cryſtallin tourné de côté produit une ſorte de ſtrabiſme.

Ceux qui ont le cryſtallin déplacé, louchent, parce que l'axe de viſion eſt différent dans chaque œil; ce qui fait tourner l'un d'un côté, & l'autre de l'autre, ou ils voient deux objets, ſi l'habitude de tourner les yeux par un mouvement commun, l'emporte ſur l'avantage de voir le même objet par un axe commun.

Il eſt aſſez évident, par ce que j'ai dit de la cauſe qui produit ce dérangement, que cette indiſpoſition eſt ſans

* L'opacité du cryſtallin eſt connue ſous le nom d'hypochyſie ou hypochyma, de gutta obſcura ou caliginoſa, de cataracte, de ſuffuſio.

ressource, & que la Chirurgie ne présente aucun moyen curatif, à moins qu'on ne prétendît faire l'extraction du crystallin.

§. II. La myopie & la presbitie sont deux défauts contraires qui peuvent dépendre du volume & de la forme du crystallin : dans la myopie, le crystallin est trop volumineux, trop convexe ; dans la presbitie, il est trop petit ou trop applati ; il est bien facile de reconnoître cette indisposition ; les myops sont obligés d'approcher les objets de fort près pour les voir distinctement ; les presbites sont obligés de les éloigner. Quoique la myopie soit une incommodité incurable, elle se corrige par l'âge, parce que les surfaces du crystallin, s'applatissant avec le temps, corrigent les trop grandes réfractions des rayons lumineux ; quant à la curation palliative, il faut faire usage des verres concaves.

§. III. La presbitie n'est pas une incommodité fâcheuse ; elle augmente toujours avec l'âge ; on supplée à ce défaut, par l'usage des verres convexes ; il faut sur-tout avoir la précaution de n'user d'abord que des moins convexes pour se conserver l'avantage d'avoir recours à ceux qui le sont plus, & de proportionner leur convexité aux progrès que fait la presbitie.

La plus dangéreuse & la plus commune des maladies du cryſtallin eſt ſon opacité.

§. IV. Le cryſtallin obſcurci établit une indiſpoſition connue ſous le nom de cataracte : la variété des ſyſtêmes ſur le ſiege, & la nature de la cataracte qui, tour à tour ſe ſont ſuccédés & ſe ſont établis ſur la ruine les uns des autres, nous prouve que l'on parvient avec peine à établir une vérité chirurgique dénuée de faits, & que les connoiſſances anatomiques doivent être la baſe de nos opinions *. Ce n'eſt qu'à l'époque des ouvertures multipliées des cadavres dont les yeux étoient cataractés, que l'on a pu diſtinguer le vrai du faux. La nature doit être notre école : les phénomenes qu'on y obſerve

* Si on eſt parvenu avec peine à découvrir la nature de la cataracte, la difficulté ſans doute de s'inſtruire ſur le cadavre n'y a pas peu contribué. Mr. Genty, perſuadé de cette vérité, prit le parti de léguer ſes yeux à Mr. Mery, pour qu'il pût en tirer quelque connoiſſance utile. Mr. Genty étoit devenu aveugle quelque temps avant ſa mort. *V. Mem. Acad. de 1713.*

ſont les ſeules leçons que l'on doive en recevoir ; il vaut mieux en être l'Hiſtorien que l'Interprete.

Sans nous arrêter aux opinions différentes qui ont diviſé les Grecs & les Latins, & tous ceux qui, depuis un ſiecle ont défendu avec acharnement leur ſyſtême, dont les diſputes ſont conſignées dans pluſieurs écrits *, je dirai que la cataracte conſiſte dans l'obſcurité du cryſtallin; on donne encore le nom de cataracte à la membrane de ſon chaton obſcurcie & à l'humeur de Morgagni dans laquelle il baigne, quand elle a perdu ſa tranſparence, ce qui établiroit trois eſpeces de cataractes, celle du cryſtallin, celle de ſa membrane dont j'ai déja parlé, & celle de l'humeur de Morgagni.

La cauſe qui fait perdre au cryſtallin ſa tranſparence, eſt difficile à déſigner.

---

* Voyez le ſupplément du Mercure de Mai 1722, celui de Mai 1723, les Mémoires de Trévoux 1728, les obſervations faites ſur les Mémoires Académiques de Mr. Morand, le fils, imprimés en 1726, la Theſe de Mr. Fretay, dont l'extrait eſt dans le Journal des Savants, les diſſertations de Mr. Woolouſe, d'Heiſter.

Le cryſtallin tout nouvellement ſorti de ſa capſule & dans ſon état naturel, n'eſt qu'une humeur qui paroît être de la nature des ſucs albumineux, dans laquelle on n'apperçoit aucun principe d'organiſation : deſſéché, il paroît être compoſé de pluſieurs feuillets, de pluſieurs lames ſphériques poſées les unes ſur les autres *.

Tant que le cryſtallin baigne dans une liqueur douce & capable de lui fournir un aliment analogue à ſa ſubſtance, tant que la diſpoſition de ſes pores livre un paſſage aiſé à cette liqueur nourriciere, le cryſtallin doit conſerver ſa limpidité ; mais ſi ces qualités requiſes pour une libre intuſuſeption, viennent à manquer, le cryſtallin, à cette époque, ne manque guere de s'obſcurcir ; ainſi que les pores rétrécis par le raccorniſſement, effet de la vieilleſſe, ou par quelqu'autre cauſe, ou que la liqueur deſtinée à y être reçue,

* On prendra pour le délire d'une imagination échauffée, ce qu'en dit Leewenhoeck : d'après ſon calcul, il y a environ deux mille de ces écailles, depuis le centre du cryſtallin juſqu'à ſa circonférence. *Voyez* les Tranſactions Philoſophiques de la Société royale de Londres.

s'embarrasse par les désordres qu'elle y apporte, soit par acidité, en rétrécissant les pores, soit par épaississement, en embarrassant ces mêmes pores ; c'est toujours par le défaut de circulation, si nécessaire à nos humeurs, que le crystallin se dénature, se dessseche ou s'épaissit, & qu'enfin il perd sa transparence.

Les causes éloignées de cet obscurcissement qui peuvent agir tant immédiatement sur le crystallin que sur l'humeur de Morgagni, sont très-multipliées & difficiles à désigner ; on les trouve en général dans les différentes dépravations de nos humeurs, dans le principe de quelque vice particulier. J'ai vu une cataracte vérolique se guérir par l'usage bien administré du mercure. Les inflammations, en dissipant l'humeur de Morgagni, en desséchant les fibres du crystallin, y cause une altération ; un coup reçu dans l'œil opere presque toujours cet effet.

Les signes de la cataracte sont différents selon son ancienneté ; il convient de les décrire d'après l'ordre où ils se présentent, à mesure que le mal s'éleve à ses différents périodes. L'obstruction ne se fait que par dégre ; la cataracte s'annonce ordinairement par des ſymptomes qui en ſont comme le préſage. ; l'affoibliſſement de la vue n'eſt pas tout à coup ſenſible ; d'abord ce ſont des mouches voltigeantes incommodes, des pattes d'araignée * ; ce ſymptome n'eſt ſenſible qu'au malade ; l'œil conſerve encore toute ſa tranſparence, mais bientôt la vue s'obſcurcit, le cryſtallin devient terne : quelque temps après la vue ſe perd ; & au lieu d'appercevoir la prunelle d'un noir

* Ce ſymptome n'annonce pas toujours un commencement de cataracte ; Bartholin, en réponſe à Jean-Louis Hanneman, Médecin, qui ſe plaignoit de voir voltiger devant ſes yeux des toiles d'araignée, lui écrivit „ : les toiles d'araignée dont vous „ vous plaignez, ne doivent point vous „ alarmer. Il y a plus de trente ans que „ j'eus à Padoue pour la premiere fois les „ mêmes accidents ; je craignois, comme „ vous, que ce ne fût des avant-coureurs „ de la cataracte ; mais le Docteur Sala „ me raſſura, en me diſant qu'elles cau„ ſoient plus de peur que de mal. Depuis „ ce temps-là, je n'ai tenu compte de ces „ images qui me voltigent devant les yeux... „ j'ai eu attention cependant à ne jamais „ veiller depuis ce temps là, & à ne point „ ni lire ni écrire après mon ſouper à la „ chandelle. J'ai fait uſage du tabac qui m'a „ fait beaucoup de bien. „

éclatant, on n'y voit qu'un voile blanc ou obſcur qui n'eſt autre choſe que le cryſtallin lui-même, qui ayant perdu ſa tranſparence, ne permet plus d'appercevoir au travers de la pupille le fond de l'œil qui eſt naturellement noir : ſi l'ordre de ces ſignes ne varie guere, le temps qu'ils mettent à ſe ſuccéder varie beaucoup ſelon la diſpoſition du malade, & la cauſe qui détermine la cataracte. J'ai vu une Religieuſe qui perdit preſque la vue en ſix jours ; d'autrefois l'aveuglement n'a lieu que bien des années après que les premiers ſignes ſe ſont manifeſtés.

Le pronoſtic de l'opération de la cataracte dépendoit autrefois, lorſqu'on faiſoit l'opération par abattement, d'un nombre infini de circonſtances toujours critiques qui le rendoient douteux : ceux qui étoient aſſervis à cette méthode le tiroient de l'ancienneté de la cataracte, de ſa conſiſtance, de ſon étendue, de ſa couleur ; auſſi trouvons-nous dans les Auteurs ces diviſions de cataracte, en vraies, en fauſſes, en mixtes ; de-là cette nombreuſe quantité d'eſpece de cataractes, telle que la laiteuſe, la caſeuſe, la pierreuſe, l'enkiſtée, la filandreuſe, la citrine, la verte, la jaune, la noire ; mais aujourd'hui, qu'au moyen d'une incision suffisante l'on parvient jusqu'au siege de la cataracte pour l'en extraire quelle qu'elle soit, les divisions & les nomenclatures sont devenues inutiles, & le pronostic est toujours avantageux, à moins qu'il ne soit compliqué avec d'autres indispositions difficiles à guérir ; par exemple si la cataracte étoit accompagnée d'un glaucome, d'une goutte sereine, de vaisseaux variqueux dans la conjonctive & dans la cornée, de mal de tête, il seroit imprudent d'en entreprendre l'opération ; & l'on s'exposeroit au plus mauvais succès, si l'on ne venoit à bout, au préalable, de combattre victorieusement ces maladies & ces accidents.

Il paroît donc que l'on peut entreprendre l'opération de la cataracte quand elle n'est point compliquée avec d'autres maladies dangéreuses, de quelque couleur qu'elle soit, quelque consistance & quelque âge qu'elle ait.

Le plus funeste des symptomes qui puisse accompagner la cataracte, & qui nous a obligé jusqu'à-présent à en abandonner l'opération, est lorsque le malade n'apperçoit pas le jour ; on a trop donné cependant d'étendue à ce principe, vrai dans le fond ; & comme mon expérience m'a appris que cette regle n'étoit pas sans exception, j'ai recueilli des observations que j'ai envoyées à l'Académie royale de Chirurgie dans le Mémoire suivant.

MÉMOIRE

Envoyé à l'Académie de Chirurgie.

PEut-on entreprendre l'opération de la cataracte, & oser se flater du succès, dans le cas où la personne affectée de cette indisposition n'y verroit pas même le jour.

Que j'ouvre les ouvrages de ceux qui ont écrit sur cette matiere, & que je les consulte, si la multitude des opinions & leur uniformité doit me convaincre, je serai persuadé qu'il ne faut jamais l'entreprendre ; ils s'accordent tous sur ce point, & ils regardent cette vérité si universelle, que pas un d'eux n'a cherché à en faire la moindre exception. Je vais prouver la possibilité de l'entreprise & du succès ; je serai fondé sur l'expérience & l'observation ; il n'est pas plus indifférent d'éclaircir ce point, que de condamner pour toujours un grand nombre d'aveugles à la privation de la vue, lorſqu'il ſeroit poſſible de leur rendre l'uſage du plus utile & du plus agréable des ſens.

Lorſque les Praticiens ſe ſont accordés, & ont dit qu'il falloit que l'affecté de la cataracte y vît au moins le jour, pour que l'on pût eſpérer le ſuccès de l'opération, c'eſt qu'ils craignoient que l'aveuglement parfait ne dépendît de la goutte ſereine: dans ce cas ils ſeroient fondés; mais cet état d'aveuglement ne peut-il pas dépendre de quelqu'autres circonſtances qui ne ſont pas des obſtacles invincibles? c'eſt ce que je vais examiner.

La préſence du cryſtallin opaque ou ſain, & ſa poſition eſt telle dans l'état naturel, qu'il ne bouche pas parfaitement le trou de la prunelle; ſon volume ne répond pas à l'épanouiſſement de celle-ci; les rayons lumineux paſſent autour de ſa circonférence en aſſez grande quantité pour ſe rendre ſenſibles au fond de l'œil, & y peindre quelquefois des objets préſentés de côté; mais les choſes ne ſont pas toujours dans cet état avantageux; il peut arriver un défaut de proportion entre l'ouverture de la pupille & le cryſtallin obſcurci ; ſoit que celle-ci ſe ſoit rétrécie, ſoit que le cryſtallin ait augmenté de volume. Il peut arriver encore que la membrane du chaton ſe ſoit obſcurcie, & ſe ſoit rendue adhérente à l'uvée: dans ces trois cas, l'intervale circulaire autour du cryſtallin ſera effacé ; le paſſage des rayons lumineux ſera intercepté ; l'aveuglement ſera parfait.

Cet état d'aveuglement ne doit pas être confondu avec celui de la cataracte, accompagné de goutte ſereine: voici les moyens de le diſtinguer.

Premierement, le défaut de proportion entre l'étendue de la prunelle & le volume du cryſtallin, peut dépendre du rétréciſſement de la premiere : on ne doute pas que les mouvements de la prunelle, par leſquels elle s'étrécit & ſe dilate, ne dépendent de petites fibres de l'uvée, dont les unes circulaires faiſant l'office de ſphinter en opérent le rétréciſſement lorſqu'elles ſe contractent, & les autres poſées en forme des rayons qui vont du centre à la circonférence, & qui croiſent les premieres, en opérent la dilatation.

Ces dernieres fibres ne ſont point muſculeuſes comme les premieres, mais ſeulement élaſtiques & très-minces ; elles obéissent facilement à la contraction des circulaires, & ce n'est que par leur élasticité qu'elles rendent à la prunelle sa dilatation lorsque les circulaires cessent d'agir ; le rétrécissement de la prunelle sera donc un état forcé, puisqu'il dépend de la contraction continuelle des fibres circulaires *.

Cette contraction si nécessaire pour dimihuer à propos l'abondance des rayons lumineux dans un temps trop clair, peut être maladie ; alors au lieu d'une contraction modérée & proportionnée au besoin, devient un resserrement total, au point que la prunelle est effacée ; le resserrement parfait constitue une maladie particuliere dont il n'est pas ici question ; il s'agit seulement d'un simple rétrecissement qui efface l'intervale circulaire par où passent les rayons lumineux dans l'état ordinaire : ce rétrecissement peut dé-

* Mr. Demour a prouvé cette vérité dans une dissertation insérée dans les Mémoires de l'Académie des Sciences ; elle avoit été indiquée par Anguilonius, qui dit : *opt. lib. 1, prop. 17, constrictio pupillæ dolorem infert, dilatatio verò anodina est.*

pendre de la contraction des fibres circulaires de l'uvée ; & cette contraction reconnoît pour cause la présence du crystallin trop volumineux, qui, appuyé contre ces fibres, les touche, les irrite, les fait contracter, reconnoît pour cause tout ce qui peut agacer le genre nerveux, occasionner convulsion & contraction. Le resserrement de la prunelle peut être l'effet d'une constitution naturelle de l'usage trop long-temps continué, de regarder des objets trop volumineux, d'une cicatrice dans l'uvée après des déchirures des ulceres.

Dans un pareil rétrecissement, la prunelle est immobile, & l'on ne voit que le centre du crystallin : dans le cas d'une goutte sereine, la prunelle est dilatée, immobile, à moins que l'on ne suppose de la mobilité dans la prunelle de l'autre œil, parce qu'alors les deux prunelles suivent le même mouvement ; la circonférence du crystallin est visible. Telle est la différence des symptomes qui nous empêchent de confondre la cataracte accompagnée de goutte sereine, avec celle qui l'est du rétrecissement de la prunelle.

Si le rétrecissement dépendoit de l'irritation augmentée par la présence du cryſtallin, le ſeul remede ſeroit l'extraction du cryſtallin même, devenu déja néceſſaire par ſon opacité.

Si ce rétreciſſement venoit de la cauſe générale des convulſions, les ſaignées, les bains froids, le petit lait & tout ce qui peut calmer le ſpaſme & l'éréthiſme, doivent être mis en uſage avant l'opération.

Marie Revol, âgée environ de quarante ans, de la côte St. André, canton célebre par les liqueurs, vint à l'Hôtel-Dieu en mil ſept cent ſoixante-trois, pour s'y faire opérer de la cataracte. Cette femme ne voyoit pas même le jour; la prunelle étoit immobile & reſſerrée; le ſuccès de cette opération me parut par cette circonſtance fort incertain; je cédai à ſes inſtances, & je fis l'opération. Le cryſtallin n'avoit que le volume ordinaire; ſon extraction fut cependant difficile & laborieuſe, parce que la prunelle ſe dilata avec peine. Après l'opération, la prunelle reprit ſon premier état de rétreciſſement, ce qui n'empêcha pas que la malade ne vît auſſi bien que l'on a coutume de le faire après l'opération de la cataracte.

J'ai eu pluſieurs fois occaſion d'obſerver le rétreciſſement de la prunelle :

Benoît Aſtran de Cotouvre en Mâconnois, étoit dans le même cas, & vit après l'opération.

Si ce rétreciſſement étoit l'effet d'une conſtitution naturelle, de l'uſage long-temps continué de regarder les objets trop éclairés, on doit toujours entreprendre l'opération; on peut eſpérer que l'iris ſera aſſez ſouple pour livrer paſſage au cryſtallin.

Mais ſi des cicatrices de l'iris rétreciſſoient la pupille, on auroit tort de compter ſur les reſſources de la nature; il faudroit faire inciſion à la partie de l'iris qui formeroit l'étranglement.

Un autre défaut de proportion entre l'ouverture de la prunelle & le cryſtallin, peut venir, comme je l'ai dit, du volume du cryſtallin augmenté. Ainſi, par quelque cauſe que ce puiſſe être, que ce ſoit par l'augmentation réelle du cryſtallin, que ce ſoit par l'addition au cryſtallin même de ce que les Auteurs appellent accompagnements, qui n'eſt autre choſe que la liqueur limpide dans laquelle il nage, qui perd de ſa tranſparence, & qui acquiert de la conſiſtance, il eſt certain qu'il arrive ſouvent que le cryſtallin a aſſez de volume pour répondre parfaitement au trou de la prunelle, & le boucher.

Dans ce cas le malade ne voit point le jour, parce que les rayons lumineux ne peuvent pénétrer jusqu'au fond de l'œil. La prunelle est plus ou moins dilatée, mais toujours immobile.

Je sens qu'il est assez difficile de distinguer dans ce cas, si la cataracte est accompagnée de goutte sereine. Cependant, si la pupille est fort dilatée, cette grande dilatation laissera appercevoir le volume augmenté du crystallin, & dès-lors on a quelque droit de le regarder comme la seule cause de l'aveuglement parfait; mais on ne sauroit trop compter sur ce signe, attendu que la dilatation de la prunelle annonce presque toujours la goutte sereine.

Jeanne Achintre, âgée de trente-sept ans, de Comblanc en Mâconnois, femme de Jean-Baptiste Jendard, Tisserand à Mornan, fut opérée à l'Hôtel-Dieu en 1764; elle n'y voyoit pas le jour; je ne remarquois rien de particulier dans la dilatation de la prunelle: je ne pus faire l'expérience dont je viens de parler, pour en appercevoir les mouvements; elle étoit aveugle. L'extraction du crystallin fut laborieuse, aussi avoit-il acquis un volume considérable; il étoit même charnu en quelques

ques points de sa circonférence, & fort inégal; la prunelle qui avoit souffert pendant l'opération une dilatation forcée, ne reprit pas parfaitement sa forme naturelle. Jeanne Achintre ne voit pas avec autant de précision que bien d'autres; cependant elle fait le gros de son ménage avec aisance. Je ne doute pas qu'une lunette appropriée à son état, ne la mît dans le cas de lire de gros caracteres. J'ai plusieurs exemples de crystallin très-volumineux, devenus pierreux, charnus, qui mettoient ceux qui les portoient, dans l'impuissance d'appercevoir la moindre apparence de clarté.

L'adhérence enfin de la membrane du chaton à l'uvée, peut intercepter le passage des rayons lumineux, & rendre l'aveuglement parfait; dans ce cas la prunelle est un peu rétrecie, très-immobile, inégalement ronde; ces symptomes different trop de ceux de la cataracte, accompagnée de goutte sereine, pour qu'on puisse les confondre.

Mr. Gautier, célebre Avocat à Bourg-en Bresse, fut opéré en 1764 à Bourg même. Il avoit une cataracte sur chaque œil; il voyoit d'un côté comme on voit avec une cataracte ordinaire, qui conſerve de ſa tranſparence, de l'autre il ne voyoit goutte, & la prunelle qui étoit immobile n'avoit pas l'ombre de mouvement. Quoique cette derniere cataracte ne fût pas de mon choix, je fus obligé de lui en faire l'extraction; il vouloit conſerver l'œil qui lui rendoit encore quelques ſervices; le cryſtallin fut extrait aſſez facilement, en préſence de Mr. Dutil, Docteur en Médecine, & de Mr. Bon, Chirurgien. Le malade à qui le génie & l'état avoit donné des connoiſſances, s'étoit perſuadé que la cataracte étoit le ſeul obſtacle à la viſion, & qu'il devroit voir dès qu'il ſeroit levé. Il fut aſſez ſurpris, d'après ſon raiſonnement, de ne voir pas plus après l'extraction qu'auparavant; ſa ſurpriſe fut proportionnée aux eſpérances qu'il avoit conçues; je le raſſurois bientôt; & dès qu'il m'eut permis d'enlever avec des pinces fort délicates une membrane obſcure, il diſtingua les objets. L'œil opéré lui ſuffit pour faire ſon état, & il porte une cataracte ſur l'autre.

J'opérois à peu près dans le même temps une femme fort âgée, de Juliena en Mâconnois: elle avoit deux cataractes, accompagnées chacune d'une membrane adhérente, que j'enlevai avec les pinces, en présence des Eleves en Chirurgie de l'Hôtel-Dieu où cette femme fut opérée : elle voit très-bien malgré son grand âge. François Feriol, Maurice Sauneri étoient dans le même cas ; ils ont été opérés également à l'Hôtel-Dieu.

Il n'est pas toujours aussi aisé d'enlever cette membrane ; elle peut être plus ou moins adhérente, & son extraction exiger différentes précautions. On peut d'abord essayer les moyens les plus doux & les plus aisés : ils consistent à pincer cette membrane avec des pinces très-aiguës, afinque leurs pointes soient plongées dans la membrane, sans quoi elles ne pourroient y avoir prise, parce qu'elle présente une surface plate. Si on la saisit solidement de cette façon, on tire un peu, & elle suit pour l'ordinaire ce léger effort ; mais pour peu qu'elle résiste, il faut avoir recours à d'autres moyens, sans quoi l'on s'exposeroit à détacher l'uvée du cercle ciliaire : il faut dans ce moment couper avec des ciseaux fort délicats ce qui est compris dans les serres de la pince. Cette opération n'est point aussi difficile qu'elle le paroît ; l'œil est saisi par cette membrane adhérente qui le tient fixe ; mais si l'on juge par la grande mobilité de l'œil, que cette opération ne soit pas praticable, l'on peut se contenter de faire avec une lancette deux incisions en croix qui formeront une ouverture à peu près ronde, & qui sera d'une grande utilité. J'ai choisi deux fois ce dernier moyen : dans ce cas, je lui crois devoir donner la préférence ; il est plus sûr & paroît moins dangereux.

Madame ***, demeurant à Montluel, avoient deux cataractes, dont l'extraction lui avoit permis de voir de très-petits objets : quelques mois après une imprudence lui causa une inflammation aux yeux ; cette maladie, combattue vigoureusement, cessa sous peu de jours ; mais l'aveuglement lui succéda ; il étoit occasionné par l'épaississement de la membrane du chaton. Elle me manda pour lui abattre (me dit-elle) la cataracte qui étoit remontée ; je lui ouvris la cornée, & je fendis avec une lancette la membrane épaissie : le premier coup fit une ouverture longue ; par une seconde incision je donnois une forme plus avantageuse à cette nouvelle prunelle ; dès l'instant la malade vit les objets avec précision, au point qu'elle distingua le dessein des boutons de mon habit. Dans la suite, après avoir joui quelque temps du plaisir de voir, elle perdit la vue pour la troisieme fois, mais ce fut par une goutte sereine; la pupille reste bien ouverte, & l'œil est fort beau. Anthelme Guinat, âgé de cinquante ans, du Bugey, n'eut pas le même sort. Opéré successivement & pour la cataracte & pour la membrane épaissie, il conserve sa vue. Je me conduisis dans ce cas comme dans le précédent; il m'avoit été impossible dans l'un & dans l'autre d'extraire cette membrane par les moyens que j'avois employé autrefois avec succès.

Ces observations me font naître une réflexion: Madame *** & Anthelme Guinat sont les seuls où je n'aie pu extraire avec les pinces la membrane du chaton; cela vient de ce que de toutes celles que j'ai opérées, elles étoient les plus adhérentes; en effet, dans le cas de Mr. Gautier, de la femme de Juliena, de Maurice Sauneri, cette membrane s'étoit détachée sans effort; la structure des parties nous donnera la raison de cette différence: avant l'extraction du crystallin, cette membrane ne touche point à l'uvée; elle en est séparée par un intervale connu ſous le nom de chambre poſtérieure, remplie d'un peu d'humeur aqueuſe. Après l'extraction, l'adhérence à l'uvée en doit être bien plus facile ; l'intervale qui exiſtoit avant l'opération, & qui ſéparoit cette membrane de l'uvée, n'exiſte plus. Le cryſtallin qui formoit la parois poſtérieure de cette chambre a été extrait : dès ce moment, l'humeur vîtrée à qui il ſervoit de digue, s'eſt avancé, a pris ſa place, & a collé la membrane cryſtalline contre l'uvée. Ce qui a pu favoriſer l'adhérence de ces membranes, eſt encore l'abſence de l'humeur aqueuſe qui rempliſſoit la chambre poſtérieure. Il eſt vrai que cette humeur ſe répare ; mais en ſe réparant, elle reſte dans la chambre antérieure ſans pouvoir reprendre le lieu qu'elle occupoit dans la chambre poſtérieure où elle a été remplacée par l'humeur vîtrée. Les obſervations multipliées me prouvent que cela n'arrive pas différemment ; d'un très-grand nombre d'yeux que j'ai opérés, je ne me reſſouviens pas d'avoir apperçu de la mobilité dans la prunelle d'aucun, au moins bien peu. D'où viendroit ce phénomene, ſi je ne le fais pas dépendre de l'attouchement de la membrane du chaton contre l'uvée, assez fort pour lui ôter toute puissance de mouvement ?

Je suis donc obligé d'avouer d'après ce qui se passe dans l'œil après l'extraction du crystallin, d'après l'immobilité de la prunelle, que la membrane du chaton touche l'uvée, après l'opération de la cataracte, que l'adhérence de ces deux membranes sera facile ; en un mot, que si l'épaississement de cette membrane n'a lieu que quelque temps après l'opération de la cataracte, on doit s'attendre à des fortes adhérences, comme les deux dernieres observations le prouvent.

Au reste, il ne faut pas confondre l'opacité de la membrane dont je viens de parler, & qui forme le chaton du crystallin, avec sa membrane propre : celle-ci s'obscurcit également, & peut rester après l'extraction du crystallin ; mais comme elle ne tient à rien ou à peu de chose, elle sort avec quelque compression sur le globe de l'œil, & se présente facilement pour sortir, ou bien l'on est obligé de la prendre avec des pinces, mais tout cela se passe sans effort.

Tels sont les moyens de connoître les maladies de l'œil qui portent le caractere de la goutte sereine, & ceux que j'ai employés pour les guérir. Le rétreciſſement de la prunelle, l'augmentation du volume du cryſtallin, l'épaiſſiſſement & l'adhérence de la membrane du chaton peuvent dans le même temps ſe rencontrer dans le même œil; l'opération en devient plus compliquée, mais le ſuccès dans des mains habiles ne doit pas en être incertain: le tout conſiſte à bien diſtinguer ces cas différents de la cataracte, accompagnée de la goutte ſereine, avec laquelle il ſeroit également facile & dangereux de les confondre.

Mr. Bordenave, Commiſſaire pour les correſpondances, m'informa par la lettre qui ſuit que l'Académie de Chirurgie avoit approuvé mes réflexions.

« L'Académie, Mr., a pris connoiſſance des obſervations dont vous lui avez fait part ſur la cataracte; elles paroiſſent avoir pour but, de prouver la poſſibilité de l'opération dans des cas où les Auteurs n'ont pas conſeillé de l'entreprendre, & vous leur oppoſez avec raiſon l'obſervation & l'expérience qui ſeules peuvent décider en pareille matiere. Le rétreciſſement de la prunelle, le cryſtallin trop volumineux, l'adhérence du chaton à l'uvée, empêchent souvent de distinguer la lumiere, & peuvent en imposer pour la goutte sereine. Vous distinguez ces maladies, vous exposez les signes qui les font reconnoître, & ces signes ne peuvent être trop attentivement recueillis. Les faits que vous avez présentés établissent sur ce point une doctrine utile ; & comme elle ne peut être trop solidement appuyée, l'Académie verra avec plaisir les autres observations que vous avez sur ce sujet : elle vous invite à les lui communiquer, & elle vous assure d'une reconnoissance qu'elle donne toujours aux travaux utiles & à ceux qui veulent bien s'en occuper. Paris 7 Février 1767. "

Quelque temps après cette lettre reçue, j'envoyai à l'Académie les observations suivantes sur le même sujet qui tendent à prouver qu'il est une autre circonstance capable d'en imposer pour une goutte sereine.

Le crystallin baigne dans une liqueur connue sous le nom d'humeur de Morgagni, que d'habiles Anatomistes ont pris pour la matiere de sa nourriture, sans l'avoir suffisamment prouvé.

Cette humeur acquiert pour l'ordinaire une consistance gélatineuse dans le cas de cataracte, & a reçu le nom d'accompagnement.

Cette humeur quelquefois cantonnée dans le fond de la capsule crystaloïde, & même attachée à ses parois par sa viscosité, ne s'échappe pas toujours avec le crystallin lorsqu'on en fait l'extraction, malgré toutes les précautions que l'on prend pour que cela soit. Il est encore possible que cette liqueur ait conservé sa transparence au moment de l'opération, ait par-là échappé à l'exactitude de l'Opérateur, & se soit épaissie après coup : quoiqu'il en soit, on trouve quelquefois après l'opération la mieux faite, une matiere blanche qui occupe toute la pupille, & qui intercepte le passage des rayons lumineux. Cette matiere est obligée de venir occuper cette place de préférence à celle où elle étoit fixée, parce qu'elle en est chassée par l'humeur vîtrée qui bombe en devant après l'opération.

Mr. Mongirod, Avocat, fut opéré de l'œil gauche; le droit étoit perdu par une goutte sereine.

Cette opération que je fis à la fin du mois d'Avril 1766, ne fut suivie d'aucune sorte d'accident : cette tournure avantageuse me persuada que je n'avois rien à craindre d'examiner l'œil opéré ; je le fis avec toute la précaution néceſſaire. Je remarquai dans le moment, à la place du cryſtallin extrait, une matiere blanche qui laiſſoit Mr. Mongirod dans l'aveuglement.

Je me déterminai à ſoulever la cicatrice encore imparfaite, & il en partit en fuſée la matiere que j'avois apperçu au milieu de la pupille, & Mr. Mongirod vit, & voit diſtinctement.

Ce cas m'eſt arrivé au nommé St. Olive ; mon pronoſtic & mon procédé fut le même, & le malade recouvra la vue. Ne peux-je pas rapporter cette cataracte ſecondaire qui a pu être obſervée, mais dont perſonne n'a fait mention, à la claſſe de celles qui en impoſent par leur complication différente pour une cataracte accompagnée de goutte ſereine ? En effet, cette matiere acquiert avec le temps de la conſiſtance, s'épaiſſit, bouche parfaitement le trou de la pupille qui, d'autre part, ſe trouve rétrecie par la préſence de cette humeur qui irrite ſes fibres.

Dans ce cas, l'hiſtoire de l'opération de la cataracte par extraction, qui aura précedé, nous apprendra que le blanc que nous appercevons, ne peut être le cryſtallin, mais ſeulement la membrane capsulaire ou l'humeur de Morgagni qui se sont épaissies. Les inégalités dans la blancheur, en forme de nuage, fera distinguer l'amas d'humeur, de la simple membrane dont la couleur est pour l'ordinaire égale; enfin, comme il est probable que cette humeur bouche par elle-même le passage des rayons lumineux, l'on est dispensé de rapporter à la goutte sereine l'aveuglement, puisqu'il paroît dépendre de sa présence au trou de la pupille.

Je ne joignis point cette observation aux premieres que j'envoyai dans mon Mémoire, parce qu'il me restoit quelque doute, & que je n'avois pas assez de faits qui m'eussent prouvé que cette matiere placée au trou de la prunelle pût causer un aveuglement parfait. Je soumettois mes réflexions au jugement de l'Académie qui ne me répondit pas directement; quoiqu'elle me donnât pour lors des marques de sa satisfaction *, je n'ai pas acquis depuis ce temps de nouvelles preuves qui aient pu lever mes doutes.

Pour me résumer en deux mots, la

---

* J'eus l'honneur d'en recevoir une médaille d'or.

pronoſtic de la cataracte eſt ſimple, & toujours avantageux, tant qu'elle ne ſera pas accompagnée de maladies ou d'accidents qui pourroient s'oppoſer au ſuccès de l'opération ; & je dis qu'il eſt eſſentiel de ne pas groſſir, faute de réflexion & de connoiſſance, le nombre de ces maladies qui ſouvent n'exiſtent pas, & qui paroiſſent s'oppoſer à cette opération.

Les anciens connoiſſoient deux moyens de guérir de la cataracte, les remedes & l'opération.

Celſe (*a*), Hilden (*b*), Aquapendente (*c*) & Riviere (*d*) penſent qu'il eſt très-poſſible de guérir une cataracte commençante ; Mr. Lemoine (*e*), Médecin de Paris annonce quelques guériſons opérées par l'uſage du ſuc de mille-pied. On lit une lettre de Mr. l'Abbé Saget (*f*), Conſeiller au Parlement de Toulouſe, ſur des cataractes guéries par l'uſage des cloportes.

(*a*) Lib. VII, cap. 7, p. 431 & 432.
(*b*) Epiſt. LXIX.
(*c*) Oper. Chirur. Cap. de ſuffuſ.
(*d*) Praxis Med. lib. 11, cap. 4.
(*e*) Dans une Theſe ſoutenue à Paris, an. 1728.
(*f*) Mercure du 25 Mars 1705.

* Les remedes ne ſont guere aujourd'hui employés que pour préparer à l'opération ; ils ſont peu efficaces pour en arrêter les progrès, & nous les regardons inutiles quant à la cure. J'ai cependant rapporté l'obſervation d'une cataracte vérolique, guérie par l'uſage du mercure ; elle s'eſt paſſée ſous mes yeux. Mr. Maréchal, Membre de notre Compagnie, m'a rapporté avoir vu un fait ſemblable. Il n'eſt jamais dangereux de tenter les remedes qu'on croira capables d'en combattre la cauſe ; leur uſage ne peut qu'aſſurer le ſuccès de l'opération ; Gallien ** donne ce précepte : *neminem pungi debere ante humoris peccantis vacuationem.*

Juſqu'à préſent les différentes méthodes d'opérer la cataracte ſe bornent à ſon abattement & à ſon extraction ;

---

* Mr. Wooloufe ſuſpecte les guériſons opérées par Mr l'Abbé Saget, & fait réponſe à ſa lettre dans le Journal de Trévoux, du mois de Février, p. 321. Il avoue qu'il n'a jamais pu guérir une ſeule cataracte confirmée par l'uſage des cloportes, quoiqu'il les regarde comme un bon remede pour la plûpart des maladies des yeux.

** Lib. 1. *de elementis.*

la premiere eſt auſſi ancienne que la Chirurgie, & le nom de l'inventeur ne nous eſt point parvenu : d'après les conjectures de feu Mr. Petit, Médecin, nous pouvons en fixer l'époque au temps d'Hérophile * & d'Eraſiſtrate qui floriſſoient en Egypte ſous le regne de Ptolomée Soter & Philadelphe.

La ſeconde méthode eſt de nos jours, l'unique que la ſaine Chirurgie mette en pratique.

La premiere méthode conſiſtoit à plonger une aiguille emmanchée du côté du petit angle dans la cornée opaque, à deux lignes de la tranſparente, afin de ſortir le cryſtallin de ſon chaton pour le placer entre l'humeur vîtrée inférieurement & l'uvée ; on trouvera un plus long détail de cette opération dans Maître Jean **

Cette méthode a des inconvénients reconnus de tous les Praticiens : 1°. il étoit abſolument néceſſaire que le cryſ-

* Hérophile paſſe pour avoir diſſequé 600 cadavres ; il a donné le nom à pluſieurs parties de l'œil ; il pourroit être par-là plus ſoupçonné d'avoir rencontré des cataractes, & d'avoir indiqué le moyen de les abattre.

** Maladies des yeux, pag. 146.

tallin eût acquis assez de consistance pour que l'aiguille pût l'ébranler & & le déplacer, sans quoi il se partageoit en plusieurs pieces, & l'aiguille n'avoit plus d'action sur lui. Le temps où cette consistance devoit avoir lieu, ne pouvoit être réglée sur l'ancienneté de l'obscurcissement, puisqu'on a vu des cataractes de dix ans n'avoir pas acquis le dégré de solidité nécessaire. Lorsque l'on s'étoit trompé sur la consistance du crystallin, il se partageoit & flottoit çà & là, ce qui incommodoit plus que l'aveuglement continuel qu'occasionne la cataracte: d'autrefois il étoit liquide & se mêloit avec l'humeur aqueuse qu'il troubloit. 2°. On peut blesser l'iris avec l'aiguille, occasionner une petite effusion de sang. 3°. La cataracte peut passer par le trou de la prunelle dans la chambre antérieure, & y causer des ravages. 4°. La cataracte bien abattue peut remonter; comment peut-on concevoir que le crystallin puisse se fixer inébranlablement dans le lieu où l'aiguille de l'Opérateur l'aura placé, sur-tout lorsque la personne opérée sera obligée de tousser, cracher, éternuer? Le seul mouvement des yeux ne s'oppose-t-il pas au succès de cette opération? 5°. Le cryſtallin peut cauſer par ſon poids des douleurs, des inflammations, peut décoler le cercle ciliaire, ſur-tout ſi ſa ſituation eſt telle que ſon diſque ſe préſente du côté de ce cercle, & que l'humeur vître l'oblige à faire effort contre cette partie. 6°. L'aiguille peut, par ſon intermiſſion & par les différents mouvements néceſſaires pour abattre & placer le cryſtallin, déchirer les cellules de l'humeur vîtrée, il en peut réſulter inflammation & épaiſſiſſement des membranes qui compoſent les cellules; 7°. Les accompagnements compliquent beaucoup cette opération, & ils ſont toujours capables d'en traverſer le ſuccès : ceux-mêmes qui pratiquoient cette opération ne diſſimuloient point ces inconvénients ; on peut s'en convaincre & conſulter les obſervations de Me. Jean dans ſon traité des maladies des yeux.

Mr. Daviel, perſuadé par ſa propre expérience de la variété des circonſtances, & du peu de ſuccès qui accompagne l'abbattement du cryſtallin, ſe détermina à réduire en méthode l'opération qu'il fut obligé de faire à l'Hermite d'Aiguilles en Provence, dont le cryſtallin étoit paſſé dans la chambre antérieure, à l'exemple de celle que pratiqua Mr. Petit en 1708. * à un Prêtre, à l'exemple de celle que St Yves fit en 1707 à un Marchand de Sedan, & une autre en 17:6 à un pauvre homme, rue Cassette, Fauxbourg St. Germain.

Cette méthode consistoit à ouvrir la cornée pour extraire le crystallin.

Sans chercher à affoiblir le mérite de l'invention accordée à Mr. Daviel, on voit cependant que cette opération lui étoit indiquée, & que Mr. Meri, célebre Chirurgien, en avoit parlé très-amplement **. Morgagni veut même donner à entendre que la méthode de Mr. Meri avoit été désignée dix-huit ans auparavant par Wepfer ***. Mais tout est successif dans les sciences; la plûpart des Artistes fameux ne mériteroient pas nos éloges, si leurs prédécesseurs n'eussent défriché le terrein, & ne les avoient mis en état d'exécuter ce que nous admirons de leur ouvrage.

---

* Mémoire de l'Académie royale des Sciences, an. 1708.

** Mémoires de l'Académie des Sciences, an. 1707, pag. 500.

*** Morgagni *Epistola Anatomica XIX.*

Le cryſtallin ſouvent remonté & paſſé entre l'iris & la cornée tranſparente, auroit dû leur déſigner la route ordinaire & facile que la nature vouloit frayer pour la ſortie d'un corps devenu nuiſible par ſon opacité ; tous ont été ſourds à ce langage muet ; Mr. Petit & St. Yves s'étoient contentes de récourir à l'inciſion de la cornée ſeulement, lorſque le cryſtallin étoit placé dans la chambre antérieure ; Mr. Meri l'avoit ſeulement propoſé ; il étoit réſervé à Mr. Daviel la gloire d'en faire une méthode générale, & de la mettre en pratique dans tous les cas : en effet, le cryſtallin encore enveloppé de ſa membrane, & placé dans ſon chaton, en eſt détrôné & extrait par la méthode de cet habile Oculiſte ; il en a expoſé lui-même le détail dans un ouvrage enrichi de plantes, préſenté à l'Académie royale de Chirurgie *.

Voici comment il s'explique : » je prépare le malade ſuivant la maniere ordinaire & connue ; le jour déterminé » pour l'opération je diſpoſe l'appareil » qui conſiſte en bandeaux, compreſſes, petits morceaux de linge, ém-

* Tom. II, pag. 342.

» plâtre de diapalme, de figure ovale,
» petites éponges, morceaux de coton
» en rame, de l'eau chaude & du vin.

» Les instruments que j'emploie sont
» une aiguille pointue, tranchante &
» demi courbée, ayant la forme d'une
» lancette destinée pour faire la pre-
» miere ouverture, une aiguille mousse,
» tranchante & aussi demi-recourbée,
» pour aggrandir la même ouverture;
» deux paires de ciseaux courbes con-
» vexes, une petite spatule d'or, d'ar-
» gent ou d'acier légérement recourbée,
» pour relever la cornée. Une autre
» petite aiguille pointue & tranchante
» des deux côtés, pour ouvrir la mem-
» brane qui recouvre antérieurement
» le crystallin. Une petite curette d'or,
» d'argent ou d'acier pour faciliter
» quelquefois l'issue du crystallin, ou
» tirer les fragments de ce corps lorf-
» qu'il en est resté dans le trou de la
» prunelle. Une petite pincette pour
» emporter les portions de membrane
» qui pourroient se présenter.

» Tous ces instruments seront rangés
» par ordre sur une assiette, & remis
» entre les mains d'un éleve qui aura
» soin de les donner au Chirurgien,
» selon qu'il en aura besoin.

» Tout étant ainsi disposé, le malade » sera placé dans une chambre médiocrement éclairée, afin que le trop » grand jour ne fasse pas rétrecir la » prunelle, & ne pénétre pas dans » l'œil avec trop de force, après » l'opération, ce qui pourroit l'offusquer.

» Le malade sera assis sur une chaise » un peu basse ou sur un tabouret; » celui qui opere s'assiéra devant le » malade sur une chaise plus élevée » que lui & vis-à vis, afin qu'en opérant il appuye ses coudes sur ses genoux: il couvrira l'autre œil avec un » bandeau, ensuite de quoi un éleve » placé derriere le malade posera une » main sur le front, en allongeant » deux doigts sur la paupiere supérieure, & l'autre main sous le menton.

» Le Chirurgien baisse la paupiere » inférieure, & prenant la premiere » aiguille, il la plonge dans la chambre antérieure près de la sclérotique, » évitant cependant de blesser l'iris, & » la porte jusqu'au dessus de la prunelle; il la retire ensuite doucement » pour prendre l'aiguille mousse, » avec laquelle il aggrandira l'incision » commencée, en portant cette aiguille » à droite & à gauche, pour ouvrir

» la cornée en forme de croissant, » suivant sa rondeur ; mais comme la » cornée se trouve alors un peu lâche, » le Chirurgien prend des ciseaux cour- » bes, convexes, dont il introduira » la branche mousse entre cette mem- » brane & l'iris, & achevera la sec- » tion tant d'un côté que de l'autre, » afin de la porter de chaque côté, » un peu au-dessus de la prunelle. On » observera que la courbure des ciseaux » doit regarder le globe, & que par » rapport à leur courbure sur le plat, » il en faut deux paires pour s'accom- » moder à la rondeur de la cornée, » d'un côté & de l'autre.

» Le Chirurgien prend ensuite la pe- » tite spatule avec laquelle il releve » doucement la partie de la cornée » qui a été coupée & incise avec la » petite aiguille pointue & tranchante » la membrane du crystallin. Quelque- » fois il faut couper cette membrane » circulairement & l'emporter en en- » tier, si elle étoit épaisse & ridée, » de peur qu'elle ne bouche la pru- » nelle ; & alors cette membrane étant » bien coupée, on peut l'emporter » avec les petites pincettes.

» Après avoir coupé la membrane » qui enveloppe le crystallin, on aura

» soin de porter la petite spatule entre » ce corps & l'iris pour détacher abso- » solument la cataracte & faciliter son » issue. On laisse ensuite tomber la » calotte de la cornée pour achever » l'opération.

» C'est alors que le Chirurgien a » besoin de toute sa prudence, puis- » qu'il s'agit de tirer le voile qui ca- » choit la lumiere. Il faut pour cela » presser le globe de l'œil sans le fa- » tiguer ; par là on évite la rupture » de la membrane postérieure du crys- » tallin qui sert de digue & qui em- » pêche la sortie de l'humeur vîtrée ; » On voit avec plaisir la prunelle s'é- » largir peu à peu ; & le crystallin » ayant une fois présenté son biseau, » glisse doucement dans la chambre » antérieure, & de-là sur la joue ".

Mr. Daviel ne se livra pas à l'anthousiasme qu'excite la nouveauté ; il ne se déguisa pas les défauts qui se dérobent aux yeux d'un inventeur, & que les lumieres que donne la pratique ne mettent qu'à la longue en évidence.

Mr. Daviel convient que cette opération n'est point sans quelque accident ; en effet, il peut arriver 1°. effusion d'une partie de l'humeur vîtrée ; 2°. l'iris peut être blessée ; 3°. cette membrane peut encore ſortir par l'ouverture de la cornée & former ſtaphilome : ces légers accidents peuvent-ils être mis en parallele avec ceux qui accompagnent l'abbattement du cryſtallin ? 1°. L'effuſion d'une partie de l'humeur vîtrée n'entraîne point avec elle la perte de la vue ; il faut cependant chercher à éviter cet accident, en faiſant la moindre compreſſion poſſible ſur le globe. 2°. La bleſſure de l'iris n'eſt point dangéreuſe ; & s'il en réſulte une effuſion de ſang, il s'écoule par l'ouverture faite à la cornée ; 3°. Quand l'iris forme ſtaphilome, ſi c'eſt au moment de l'opération, & tant qu'il n'a point formé d'adhérence, il ſera aiſé de le réduire : s'il en eſt contracté, on viendra à bout de le diſſiper avec les collyres deſſicatifs, & il n'en réſultera qu'une difformité dans la prunelle.

Dès que l'on a été convaincu de l'excellence de l'opération de la cataracte par extraction, l'on a cherché à la ſimplifier & à la perfectionner.

Pluſieurs Chirurgiens de réputation ſont entrés en lice & ont préſenté des moyens différents : j'ai tâché de les raſſembler, & je vais en rendre compte : ces collections peuvent être regardées comme les archives des découvertes, capables

capables de satisfaire la curiosité des Savants, & le dépôt de nos connoissances ouvert aux maîtres de l'art qui voudront y ajouter & l'enrichir de nouveau.

1°. Monsieur Sigward * proposa pour perfectionner la méthode de Monsieur Daviel, de faire une incision trapesoïde, c'est-à-dire, qu'après avoir percé la cornée avec l'aiguille mirtiforme de Mr. Daviel, il veut que l'on finisse l'incision avec un coup de ciseau de chaque côté; ces ciseaux doivent être droits & obtus.

Mr. Martin, dans une these soutenue au College de Chirurgie **, revendique l'avantage d'avoir proposé cette section particuliere en faveur de Mr. Garengeot, *operationem illam, inquit, à D.* Garengeot *cum successu priùs celebratum fuisse novimus, quàm apud nos innotesceret, D.* Sigward *dissertatio.*

---

* These de Médecine, an. 1752, *an in cataractâ potior lentis crystallinæ extractio per incisionem in cornea, quàm depressio per acum.* Autre These de Médecine *de cataractæ extractione ulteriùs perficiendâ, an.* 1762.

** *An.* 1759, *de variis cataractam extrahendi modis.*

2°. Monsieur Palluci s'étoit proposé de faire l'incision de la cornée avec un seul instrument : il cherche à prouver l'avantage de l'avoir indiqué le premier : il prétend même avoir envoyé à Monsieur Morand l'instrument qu'il destinoit à cet effet, & qui fut présenté à l'Académie : *indubiè igitur, inquit, primus ipse indicavi modum quo unico instrumento corneæ sectio peragi debet* *.

Cet instrument est composé de trois pieces, d'un manche ou cannoniere, d'une aiguille & d'une lame à longue queue : cette aiguille est crenelée, applatie, sur-tout près de sa pointe ; elle est fixée solidement au bout de la cannoniere, & la lame est renfermée dans la cannoniere, qui n'étant point assez ample pour contenir la largeur de cette lame, porte à l'endroit qui y répond, deux prolongements ou aîles. La longue queue de la lame sort par l'extrêmité de la cannoniere opposée à celle où est fixée l'aiguille crenelée, & c'est au moyen de l'extrêmité de cette queue terminée par un bouton, que l'on pousse la lame dont la pointe engagée

* *Descript. nov. instrum. pro curâ cataractæ nuper inventi ac exhibiti.* Page 37.

en temps de repos dans la crenelure de l'aiguille est prête à la parcourir. Cette queue est quarrée, afin qu'elle ne puisse point vaciller dans la gaîne particuliere qui la maintient en raison, & qui est elle-même renfermée dans la cannoniere.

Voici la façon de se servir de cet instrument composé : on fixe l'œil & les paupieres avec un speculum ; on enfonce du côté du petit angle l'aiguille crenelée dans la cornée transparente, un peu au-dessus d'une ligne qui traverseroit l'œil dans son milieu ; on en fait sortir la pointe, après avoir traversé la chambre antérieure ; alors on abandonne le speculum & l'aide-Chirurgien qui est placé derriere la tête du malade, se rend maître de la paupiere supérieure, tandis que l'Opérateur abaisse l'inférieure. Dans cette position, le Chirurgien pousse le manche de la lame avec le pouce, en donnant à celle-ci une direction parallele au plan de l'iris ; cette lame parcourt la crenelure de l'aiguille qui l'a dévancée, & coupe d'un côté à l'autre toute la cornée, d'où il résulte une incision qui représente un arc. C'est avec la pointe de cet instrument, que l'on perce la membrane aracnoïde ou capsulaire du cryſtallin.

Mr. Palluci propoſa encore un petit inſtrument fourchu qu'il dit très-commode pour enlever cette membrane lorſqu'elle eſt devenue opaque. Ces inſtruments ſont gravés dans l'ouvrage de l'Auteur.

Les avantages que Mr. Palluci trouve dans ſon inſtrument ſont la ſolidité & la ſûreté avec laquelle il opere & la forme de l'inciſion. En effet, au moyen du ſpeculum qui aſſujettit les paupieres & le globe dans un temps où la compreſſion n'eſt point nuiſible, & de cette aiguille qui la traverſe, l'œil eſt exempt de tous les mouvements ſubits qu'il éprouve méchaniquement à l'approche de quoi que ce ſoit. La ſection de la cornée ſe fait donc avec toute la ſûreté poſſible ; cette ſection, vu la largeur de ſon inſtrument dont le tranchant eſt dirigé du côté de la partie inférieure de la cornée, fait une inciſion qui repréſente un arc.

3°. Monſieur Lafaye, que la Chirurgie ſe fera gloire de mettre au nombre de ceux qui l'ont illuſtrée, préſenta à l'Académie un inſtrument avec lequel ſeul il prétend faire une inciſion ſuffiſante : c'eſt un biſtourit fixe dans ſon manche, dont la lame plus mince & plus étroite que celle des biſtourits ordinaires, eſt convexe ſur ſon plat, afin d'en éloigner la pointe de l'iris, en traverſant la chambre antérieure ; la pointe ſeulement en eſt tranchante des deux côtés ; le manche eſt à pans, long de trois pouces neuf lignes ſur trois lignes de diametre. Voici la façon dont Mr. Lafaye ſe ſert de ſon inſtrument d'après les mémoires conſignés dans ceux de l'Académie de Chirurgie *. Le malade ſitué à l'ordinaire devant un grand jour, l'Aide-Chirurgien ſouleve la paupiere ſupérieure, & celui qui opere abaiſſe l'inférieure avec l'indicateur ; en même temps celui-ci applique dans le grand angle le bout du doigt du milieu de la même main ſur le globe, afin de l'aſſujettir : alors avec le biſtourit qu'il tient comme une plume à écrire, il perce la cornée tranſparente, à une demi-ligne de l'opaque, traverſe l'humeur aqueuſe, & va ſortir du côté oppoſé à une égale diſtance de la cornée opaque ; il faut alors incliner un peu devant le tranchant du biſtourit, & le faire gliſſer

* Page 563.

doucement en long ; ce qui donne une incision en croissant, & suffisamment grande pour livrer passage au crystallin.

Mr. Lafaye propose encore un seul instrument pour remplacer la curette qui souleve la cornée, & la petite lance destinée à inciser le chaton du crystallin, désignée par Mr. Daviel. Cet instrument est une espece de pharingotôme en petit ; la gaîne & la lame est un peu courbée sur son plat, & n'a qu'une ligne de largeur sur sept de longueur. La cannoniere qui renferme le ressort a trois lignes de diametre & deux pouces de longueur ; la lancette est proportionnée à la gaîne, & ne déborde que fort peu lorsqu'on pousse le ressort. On souleve la cornée divisée avec l'extrêmité de la gaîne, tandis que l'on fait l'incision suffisante à la membrane du crystallin avec l'extrêmité de la lancette que l'on a soin de faire sortir dans ce moment de la gaîne, en poussant le ressort.

Les avantages que présente l'usage de ces instruments sont séduisants & spécieux : en effet, l'opération doit être fort prompte & peu compliquée.

4°. Peu de temps après, Mr. Poyet proposa un autre instrument ; c'est une lame emmanchée ſolidement, longue de deux pouces, à langue de ſerpent, tranchante ſur les côtés juſqu'à ſa partie moyenne, percée à peu de diſtance de ſa pointe pour le paſſage d'un fil. Après avoir traverſé la cornée comme avec l'inſtrument de Mr. Lafaye, l'on dégage le fil de ſon trou avec un petit crochet; on ſaiſit les deux bouts de fil qui forment une ance, qui ſoutenant le globe de l'œil, l'aſſujettit & empêche qu'il ne ſuive le mouvement que l'on eſt obligé de lui donner lorſque l'on coupe la partie inférieure de la cornée. C'eſt toujours avec cette ance, que l'on ſouleve la portion de la cornée coupée, lorſqu'il eſt queſtion de faire les inciſions ſuffiſantes ſur la membrane du cryſtallin pour le déchatonner.

5°. Mr. Sharp, Chirurgien Anglois dont nous connoiſſons quelques bons ouvrages; Mr. Tenon, des Académies royales de Chirurgie & des Sciences; Mr. Tenhaaf, Chirurgien Hollandois; Mr. Wincel actuellement en réputation à Paris, operent avec des inſtruments qui different peu les uns des autres, & qui ont beaucoup de rapport avec celui de Mr. Lafaye: ce ſont tous des lames emmanchées, plus ou moins longues, plus ou moins larges, destinées à couper la cornée d'un seul coup.

6°. Mr. Beranger, Oculiste de Paris, a offert quelques moyens particuliers pour faire la section de la cornée : comme la mobilité de l'œil avoit toujours rendu cette opération difficile, ses instruments concourent à le fixer. Il fait soulever la paupiere supérieure par un aide, au moyen d'une hérine obtuse & large; il se rend maître lui-même de l'inférieure, & saisit avec une double hérine pointue la portion de la conjonctive qui est au bas de l'œil, ce qui le rend immobile. Les choses ainsi disposées, il traverse l'humeur aqueuse, en passant d'un angle à l'autre, comme dans la façon d'opérer de Mrs. Lafaye & Poyet, avec un instrument dont la lame differe peu de celle de l'instrument de Mr. Palluci. Je ne saurois ici à qui attribuer la priorité de l'invention : Mr. Martin qui paroît l'avoir consigné le premier dans les écrits publics, l'a fait en 1759; & l'ouvrage de Mr. Palluci où il est décrit, est imprimé en 1763; mais dans cet ouvrage, ce dernier assure l'avoir envoyé depuis plusieurs années à Mr. Morand qui le présenta à l'Académie.

Cet inſtrument a une pointe aſſez longue pour qu'elle puiſſe atteindre l'autre extrêmité de la cornée après avoir traverſé l'humeur aqueuſe, avant que ſa portion la plus large réponde à la partie inférieure de cette même cornée & l'aie coupée : cet avantage eſt grand. Comme la partie de la ſection la plus délicate eſt celle qui ſe fait au bas de l'œil, il importoit que l'œil dans le temps où elle ſe pratique, fût dans une parfaite immobilité ; ce qui arrive lorſque l'inſtrument la traverſe. Il ne peut alors tourner dans aucun ſens. Cet inſtrument ne coupe que d'un côté ; ſi l'on en excepte l'extrêmité de ſa pointe, le côté qui n'eſt point tranchant eſt tiré ſur une ligne droite ; & l'autre, après avoir fourni une pointe un peu longue, forme un arc ; c'eſt là que la lame a acquis aſſez de largeur pour couper la partie inférieure de la cornée, indépendamment d'aucun effort particulier de la part du Chirurgien.

7°. Mr. Pamard, Chirurgien auſſi adroit qu'éclairé, & qui s'occupe avec ſuccès de toutes les parties de ſon art, a fait des changements dans les inſtruments deſtinés à faire l'opération de la cataracte. Il ſe ſert d'une lame de lancette à abcès, emmanchée solidement, & tranchante seulement d'un côté, & d'une pique également emmanchée, qui porte deux arêtes, une de chaque côté, à une ligne de distance de sa pointe. Cette pique qui paroît faire la plus grande particularité de la maniere d'opérer de Mr. Pamard, est d'une grande utilité ; elle a une courbure pour recevoir l'éminence que forme le nez, attendu qu'elle est toujours portée du côté du grand angle. On tient de l'une & de l'autre main ces instruments : par exemple, si l'on opere l'œil gauche, on doit tenir de la main droite l'instrument tranchant, & de la gauche la pique : l'un & l'autre doivent être saisis comme une plume à écrire, & portés en même temps & par un seul mouvement sur la cornée transparente, bien près du cercle ciliaire. C'est ainsi que l'œil se trouve tout-à-coup saisi, de façon à ne pouvoir bouger. On continue de pousser l'instrument tranchant du côté de la pique qui fait le point fixe ; l'on traverse sans obstacle la chambre antérieure, & la cornée par là même se trouve coupée à raison de la largeur de la lame qui est proportionnée à la section qui doit avoir lieu. Cette section finie, l'instrument tranchant sort de l'œil par l'ouverture qu'il s'est procurée, & la pique manquant tout-à-coup de point d'appui, sort également de l'œil qui se trouve naturellement abandonné.

Dans cette façon d'opérer, les deux mains de l'Opérateur sont occupées; ainsi Mr. Pamard a recours à un aide, qui placé un peu à côté le malade, saisit avec deux doigts de chaque main les paupieres supérieures & inférieures, & les porte sur le bord osseux de l'orbite, sans atteindre en aucune façon le globe de l'œil, crainte de le comprimer.

Telle est la variété des moyens d'opérer, proposés pour la section de la cornée; ils ne présentent pas tous un égal avantage; souvent la nuance qui les distingue n'est pas sensible.

La façon d'opérer de Mr. Daviel, est, selon tous les Artistes, susceptible d'une réforme, & c'est celle que l'on a cherché à faire, en proposant les différens instruments dont je viens de parler. Le grand nombre de ceux qu'il employoit a paru un défaut, ainsi que la longueur du temps qu'on étoit obligé d'employer dans leur usage. Les différentes allées & venues de ces instruments exercés dans un organe aussi sensible & aussi mobile que l'œil, ne pouvoit que l'altérer & le disposer à une inflammation. On peut même ajouter que Mr. Daviel, sur la fin de ses jours dans le dernier voyage qu'il fit à Lyon, nous communiqua un projet pour la reforme de sa premiere méthode d'opérer, mais la mort qui nous l'a enlevé ne lui a pas laissé le temps de la mettre dans tout son jour.

Peut-on regarder comme avantageuse la réforme que Mr. Sigward a faite aux instruments de Mr. Daviel? Elle consiste à se servir de ciseaux droits à la place des courbes, d'où il résulte une incision trapesoïde plutôt que circulaire; il supprime au reste quelques instruments sans y suppléer.

Séduit par la solidité avec laquelle il me paroissoit que l'on devoit opérer avec l'instrument de Mr. Palluci, je le fis exécuter; l'habileté de l'ouvrier ne fut point en défaut, & ne me laissa rien à désirer sur les conditions de cet instrument. Son usage m'a désabusé; il est vrai que l'on opere avec solidité, malgré la mobilité de l'organe; mais à part cet avantage, il a des inconvénients. D'abord l'aiguille doit avoir une certaine épaisseur, puisqu'elle est creusée par une crenelure: cette aiguille ſait donc une ouverture qui doit être contuſe. Quand l'aiguille a traverſé la chambre antérieure, l'humeur aqueuſe s'écoule par la crenelure, ce qui flétrit l'œil & lui ôte cette tenſion ſi néceſſaire pour une ſection nette. Un autre inconvénient ſe rencontre lorſqu'il eſt queſtion de pouſſer la lame tranchante dans la crenelure; alors la cornée déja un peu flétrie, cherche à fuir devant l'inſtrument, s'allonge, prend une forme dans le moment de la ſection qui n'eſt point naturelle, & qu'elle eſt obligée d'abandonner après l'opération, d'où il réſulte un défaut de rapport entre les bords qui doivent ſe joindre & ſe réunir: en total cette opération m'a paru accompagnée plus fréquemment d'inflammation que bien d'autres.

L'inſtrument de Mr. Lafaye ne remédie en rien à la mobilité de l'œil; il le dit lui-même *: « la mobilité de » de l'œil qui arrive toujours à l'approche d'un inſtrument quelconque, » eſt la ſeule difficulté que j'aie rencontré: mais, ajoûte-t-il, on la ſurmonte » avec un peu de patience. »

---

* Mémoire de l'Acad. de Chirurg. tom. II, pag. 569.

Bien des Chirurgiens n'ont pas regardé avec Mr. Lafaye la mobilité de l'œil comme un obstacle facile à surmonter ; on voit au contraire que tous se sont attachés à trouver des moyens pour le fixer ; je veux compter pour rien la difficulté d'entrer dans la cornée, mais n'est-il pas bien dangereux que l'œil dans lequel on aura pénétré jusqu'au milieu de la chambre, ne vienne à se mouvoir avec d'autant plus de vivacité & de force, qu'il est irrité par l'instrument qui le pénetre ; alors on risque de piquer l'iris ; on se trouve dans le cas de ne pouvoir pas atteindre l'autre partie de la cornée, sur-tout si les mouvements de l'œil sont dirigés de façon à le faire fuir devant la pointe de l'instrument : pendant tous ces tâtonnements, l'humeur aqueuse s'échappe, l'œil devient flasque, & l'on se trouve dans l'impossibilité de tirer partie de l'opération commencée.

La courbure de cet instrument ne me paroît d'aucune utilité ; & si elle n'étoit faite que pour éviter d'assaillir l'iris, je trouverois la précaution inutile, puisque la surface de cette membrane est plane ; la seule direction de l'instrument doit suffire pour éviter cet accident.

Il faut avouer que l'avantage que présente cet instrument de n'être tranchant que d'un côté, est considérable, outre que l'on évite par-là de couper les bords des paupieres supérieures, c'est que l'on peut mesurer avec précision la hauteur de la section ; elle ne va jamais au-delà du point de la cornée que l'on pique ; c'est toujours du côté de la partie inférieure qu'elle se pratique, puisque c'est toujours de ce côté là qu'est dirigé le tranchant de la lame.

La nécessité où l'on est après avoir traversé l'œil, de couper encore la partie inférieure de la cornée, me paroît dure & susceptible de quelque accident : on a beau, comme le conseille Mr. Lafaye, faire couler l'instrument ; il se fait dans ce moment un tiraillement de tout le globe, un alongement capable de faire rompre avec vivacité la membrane du crystallin, qui dans ce moment est la seule digue qui s'oppose à la sortie de l'humeur vitrée ; une largeur à cet instrument, proportionnée à la section de la cornée qui doit avoir lieu, auroit éloigné cet inconvénient.

Je me réunis à tous les Chirurgiens éclairés pour faire l'éloge du génie de

Mr. Lafaye, qui a ſu approprier l'uſage du pharingotome à l'opération de la cataracte pour la ſection de la capſule du cryſtallin, en lui donnant les dimenſions qu'exige la petiteſſe de l'organe ſur lequel il eſt exercé. C'eſt un bon inſtrument auquel j'ai cependant fait quelques réformes : l'extrêmité de la gaîne coupée pour la ſortie de la lame qu'elle renferme, préſentoit une gueule dans laquelle s'engageoit preſque toujours le bord de la cornée que l'on cherchoit à ſoulever. J'ai fait retrancher à celui que j'ai fait exécuter deux lignes de l'extrêmité de la gaîne qui ſe trouve du côté de ſa concavité.

L'inſtrument que Mr. Poyet propoſa & préſenta à l'Académie, n'eut de réputation qu'autant que l'immobilité des yeux des cadavres en favoriſa l'uſage ; mais dès qu'il fut queſtion de s'en ſervir ſur des ſujets vivants, Mr. Poyet lui-même en apperçut les inconvénients, & en convint. Le fil ne paroiſſoit dans cette opération que capable de l'allonger.

Les inſtruments de Meſſieurs Tenon, Sharp & Wincel, qui different peu de celui de Mr. Lafaye, doivent à quelque choſe près mériter les mêmes reproches, & réunissent aussi les mêmes avantages.

Dans ce conflit de moyens presque égaux en bonté, ce qui nous décide en faveur de l'un plutôt que de l'autre, dépend plutôt de la dextérité de l'Opérateur & de ses succès, que de la bonté particuliere du moyen qu'il emploie.

Les instruments de Mr. Beranger ont l'avantage d'arrêter les mouvements de l'œil ; ce qui permet à l'Opérateur de faire les incisions de la cornée & de la capsule, avec facilité. La largeur de l'instrument présente le même avantage que celui de Mr. Palluci, dont je ne sais pas trop le distinguer ; mais j'ai un scrupule sur la façon de fixer l'œil, au moyen d'une hérine qui pique la conjonctive, y cause un tiraillement, une inflammation toujours dangereuse, sur-tout dans la circonstance où la cornée est ouverte.

Mr. Martin qui a préconisé cette façon d'opérer, & qui lui donne la préférence sur toutes les méthodes connues jusqu'alors, prévient l'objection & dit: “ peut-être que l'on craindra „ que le déchirement de la conjonc- „ tive n'occasionne une inflammation „ dangereuse „. Mais je ne crois pas qu'il soit venu à bout d'y répondre,

plus grande habitude, m'a paru d'une assez forte conséquence pour m'engager à chercher un instrument plus commode & plus exact dans ses mouvements.

Celui que je propose est composé de deux tiges A B qui portent l'une la pointe C qui doit servir de point fixe, & l'autre la lame D qui doit faire la section. Ces deux tiges vont à l'encontre l'une de l'autre; elles y sont déterminées par un ressort commun renfermé dans la plaque E. Ces deux tiges portent un demi anneau F G qui est l'endroit par où l'on saisit l'instrument quand on veut s'en servir. Il est légérement recourbé depuis H jusqu'à C, & depuis I jusqu'à D.

On place le pouce & l'index de la main gauche (on suppose que l'on doit opérer l'œil droit) sur le demi anneau qui se trouve du côté de la lame, le pouce du côté de la cavité de la branche qui porte la lame, & l'index du côté de sa convexité. On ne sauroit saisir de la même façon l'anneau qui répond à la pique; le dos du nez ne le permet pas. La main droite tournée comme la gauche, seroit embarrassée & n'auroit point assez de jeu pour conduire l'instrument: c'est pour cette raison que l'on est obligé de porter le pouce de cette main sur la convexité

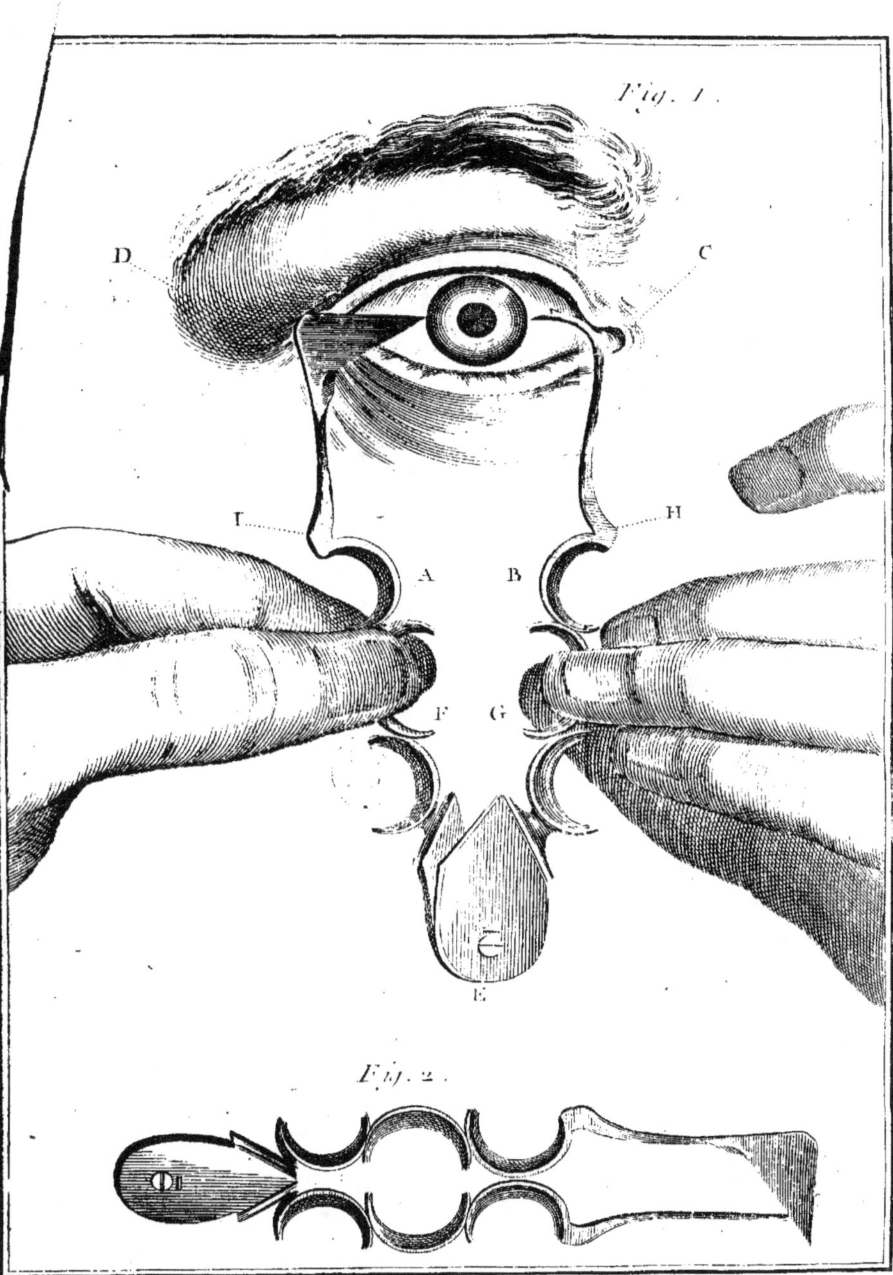

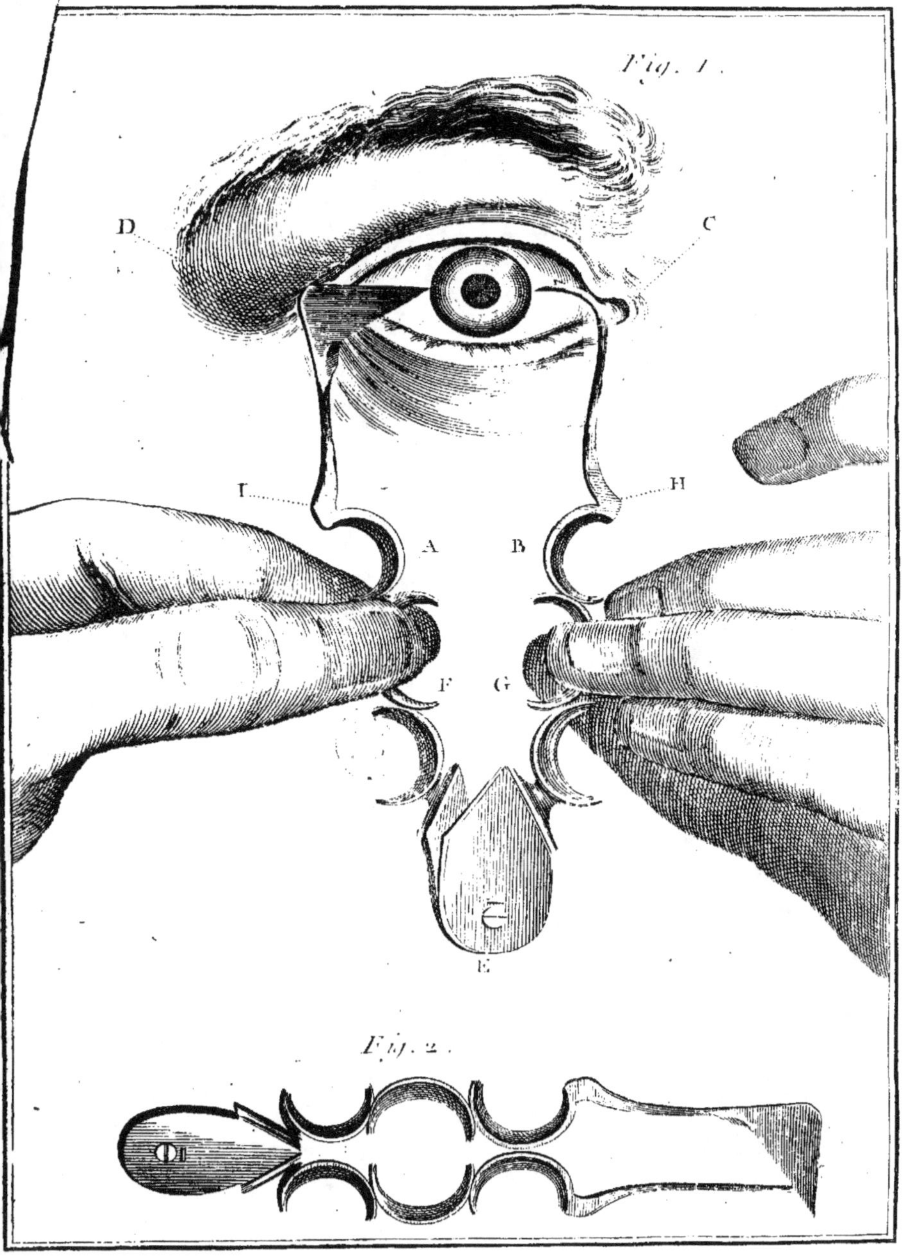
Fig. 1.
D
C
I
H
A
B
F
G
E
Fig. 2.

de l'anneau qui se trouve du côté de la pique, & le doigt du milieu ou l'indicateur du côté de la concavité de ce même anneau : voyez la planche.

Quand on aura saisi l'instrument de cette maniere, on le portera contre l'œil, les deux pointes écartées ; le plat de la lame doit être horisontal au plan de l'iris ; & dès que l'œil est en repos, on plonge ces deux pointes dans la cornée transparente, assez près du cercle ciliaire un peu au-dessus d'une ligne qui traverseroit l'œil dans son milieu, & on conduit le tranchant de la lame, en haussant plus ou moins la partie de l'instrument qui contient le ressort, afin de diriger la section plus ou moins près du cercle ciliaire; sans cette précaution, le bas de la cornée seroit coupé en languette.

Cette précaution de tourner la lame de l'instrument au moment sur-tout où l'on finit la section de la cornée, pour éviter la languette dont je viens de parler, est celle que l'on prend avec tous les instruments qui opérent la section de la cornée en la traversant; en effet, la cornée, comme partie sphérique, pourroit bien être coupée complétement par une lame plate qui la traverseroit : mais si l'on considere que la cornée transparente, coupée en grande partie, n'a plus la forme qui dépendoit de son intégrité, & qu'elle est susceptible de celle que lui donne l'instrument qui la pénétre, & qu'en effet elle s'allonge & cherche à fuir devant son tranchant, on conviendra que la coupe seroit irréguliere & en languette, si l'on ne tournoit pas le tranchant de l'instrument en dehors, & s'il continuoit son action en bas.

La section doit être achevée & la cornée entiérement coupée lorsque l'instrument est parvenu à son état de repos *: il n'est plus question alors que de dégager sa pointe, en supposant qu'elle ait pénétré dans la cornée, ce qui arrive très-rarement; pour cela il suffit de pousser l'instrument du côté du nez, par un mouvement qui ne paroisse pas distingué de celui qui avoit été donné à la lame pour lui faire traverser la cornée.

Je suppose que les paupieres sont tenues écartées par un aide, placé de côté, qui les tient fixées avec les doigts sur le bord osseux de l'orbite.

* La figure seconde représente l'instrument parvenu à cet état.

Les avantages de cet instrument composé, sont de fixer l'œil solidement & sans compression, & de faire une section à la cornée, avec précision & exactitude.

1°. L'œil est saisi & fixé solidement, puisqu'il l'est par deux parties de cet instrument qui viennent de deux points opposés, & qui tiennent ensemble d'une façon à ne pouvoir varier : l'œil est saisi sans être comprimé, puisque l'une des deux parties qui saisissent est une lame tranchante. La compression doit être rélative à la résistance que la cornée oppose au tranchant de cette lame, la résistance étant nulle ou supposée nulle, la compression doit être nulle ou supposée nulle.

2°. La section de la cornée se fait avec précision & exactitude, puisqu'on est sûr de tous les points que parcourt le tranchant de la lame : n'est-on pas sûr en effet du lieu où entre la pointe de cette lame ? N'est-on pas sûr de celui par où elle sort, puisque c'est toujours dans le point le plus voisin de celui où a été fixé la pique ? Ces deux limites étant données, il est constant que toute la partie inférieure de la cornée d'un de ces points à l'autre, est cette partie qui doit être divisée.

Cette démonſtration paroît évidente : tout ce qui pourroit en diminuer la force viendroit de la difficulté de plonger les pointes de ce double inſtrument dans des points donnés & convenables, & qui doivent être regardés comme les limites de l'inciſion : voyons à quoi nous réduirons cette difficulté.

Cette difficulté peut venir du mouvement des yeux avant qu'il ſoit ſaiſi : je réponds à cela que l'on peut premierement le ralentir beaucoup & le réduire à peu de choſe, en comprimant un peu ſolidement l'œil gauche, en ſuppoſant toujours que c'eſt à l'œil droit que l'on doit faire l'opération; l'habitude qu'ont les yeux de ſe mouvoir par un mouvement commun, fait que quand un œil eſt fixé, l'autre l'eſt preſque auſſi ſolidement. On ſe procure par là bien des inſtants où l'œil à opérer eſt immobile ; il eſt queſtion de ſaiſir l'occaſion favorable, & de plonger alors les pointes de cet inſtrument dans l'œil, qui dès qu'il eſt ſaiſi, n'eſt plus ſuſceptible d'aucun mouvement.

On peut m'objecter que l'œil peut ſe mouvoir au moment où l'Opérateur lâche l'inſtrument, & qu'il en peut réſulter un inconvénient, puiſque l'étendue l'étendue & les dimensions de la section dépendent des points où elle commence.

Je réponds que cet inconvénient doit bien moins arriver avec cet instrument qu'avec aucun autre : le ressort commun qui détermine dans le même temps les deux pointes de cet instrument à se porter contre l'œil dont elles sont fort voisines, ne permet guere de concevoir deux instants : celui où l'instrument part, & dont l'action est déterminée par la volonté de l'Opérateur qui profite du moment où il est en repos, & celui où l'œil se meut : j'ai déjà fait & vu faire plusieurs opérations avec cet instrument, & je ne l'ai point encore trouvé en défaut dans ce point de l'opération.

Mais pour faire reste de droit, si l'œil par un mouvement subit, vient à changer de situation, & qu'il soit mal saisi par l'instrument, il est alors de la prudence du Chirurgien de remettre l'opération à un autre jour, sur-tout s'il s'apperçoit que l'effusion de l'humeur aqueuse soit considérable, & que la cornée ait perdu sa tension naturelle.

Je crois qu'il est nécessaire de faire observer 1°. que cet instrument essayé sur le cadavre n'a jamais réussi comme ſur le vivant, parce que dans ce dernier l'œil étant plein, la cornée eſt tendue, & la ſection en eſt par-là plus nette.

2°. Que ſon avantage eſſentiel étant de fixer l'œil, il n'eſt pas poſſible de l'apprécier ſur le cadavre.

3°. Qu'il faut que l'inſtrument ſoit en bon état, crainte qu'il ne gliſſe ſur la cornée au lieu de la pénétrer, & que ſa lame ſoit aſſez large pour couper totalement la cornée; c'eſt une condition eſſentielle, ſans quoi il ſeroit pénible & très-difficile de finir cette ſection, & l'on s'expoſeroit à des tiraillements nuiſibles qui pourroient procurer l'évacuation des humeurs.

Je penſe que l'on comptera pour rien la ponction de l'œil faite dans la cornée tranſparente. Si mon inſtrument ne m'avoit pas fourni juſqu'à préſent aſſez de preuves pour me convaincre que cette ponction eſt de nulle conſéquence & n'eſt jamais le principe d'aucune inflammation, je me ſervirois de celle que m'a fourni la pique de Mr. Pamard; je m'en ſuis ſervi nombre de fois depuis pluſieurs années, & je n'ai jamais été en droit de jeter le moindre ſoupçon déſavantageux ſur ſon uſage.

Enfin la liberté de mouvoir cet inſtrument, en hauſſant ou baiſſant ſon extrêmité qui contient le reſſort, donne à ſa lame tout le jeu & l'action que le Chirurgien juge néceſſaire.

L'expérience a répondu juſqu'à préſent à tout ce que j'ai pu dire d'avantageux de cet inſtrument, & ceux qui en ont vu faire les épreuves jugent en ſa faveur.

Par quelqu'inſtrument que ce ſoit, dès que l'on eſt venu à bout de couper la cornée, il faut s'occuper du ſoin de ſortir le cryſtallin de ſon chaton; il eſt enveloppé dans une membrane qu'il faut ouvrir pour faciliter la ſortie de ce corps lenticulaire devenu nuiſible par ſon opacité.

Je me ſers pour fendre cette membrane du kiſtitôme de Mr. Lafaye; on ſouleve avec l'extrêmité de la gaîne de cet inſtrument la portion de la cornée qui a été diviſée; l'on paſſe par le trou de la prunelle, & l'on va fendre la membrane du cryſtallin avec l'extrêmité de la lancette, qui juſqu'alors a été cachée dans la gaîne; on l'en fait ſortir en pouſſant le reſſort comme je l'ai dit, dans l'expoſé de la méthode de Mr. Lafaye.

Auſſi-tôt que cette capſule eſt fendue, le cryſtallin en ſort, s'avance vers la pupille; celle-ci ſe dilate, &

bientôt lui livre passage, sur-tout si l'on favorise son issue par de légeres compressions sur le globe de l'œil. Les compressions, comme je le dis, doivent être légeres, si l'on veut éviter la rupture de la membrane postérieure du crystallin qui sert de digue à l'humeur vitrée.

Il reste après la sortie du crystallin à enlever avec une curette les accompagnements ; on est quelquefois obligé de se servir d'injections, lorsqu'ils sont bourbeux & adhérents ; on replace l'iris ; on lui donne, au moyen de la même curette, son étendue & la forme qui lui est propre, & on place l'extrêmité de la cornée coupée dans sa situation naturelle.

Il est d'une grande conséquence de bien ajuster la cornée ; Jean Ferlat fut opéré par l'extraction ; les premiers moments après l'opération furent sans douleur, mais bientôt ils devinrent orageux ; la douleur dans l'œil, les maux de tête, la fievre, tous les accidents augmentoient malgré les saignées & les autres remedes indiqués. Je pris le parti d'examiner ce qui se passoit dans l'œil ; je le fis avec une scrupuleuse attention. Après avoir écarté les paupieres, j'apperçus que la portion flottante de la cornée étoit rentrée par son extrêmité en dedans, que cette portion touchoit & irritoit l'iris, & causoit évidemment tous les symptomes que j'avois cherché à combattre. Je vins à bout avec quelques compressions sur le globe de l'œil, de replacer la cornée, & les accidents ne tarderent pas à tomber.

Le fait est peut-être plus commun qu'on ne pense; les inflammations indomptables qui sont quelquefois la suite de cette opération, ne viendroient-elles pas quelquefois du peu de soin que l'on se donne d'ajuster la portion de la cornée, en laissant tomber d'abord la paupiere supérieure qui étend ce voile flottant, & ensuite en abandonnant l'inférieure qui ne fait qu'affermir cette situation; le jour que cet accident arriva, le malade se retira tout-à-coup par un mouvement involontaire, & j'abandonnois à la fois les deux paupieres : sans doute que l'inférieure rencontra l'extrêmité de la cornée, & l'obligea de rentrer dans l'œil, ce qui causa tant de maux.

On applique sur les paupieres fermées des compresses mollettes trempées dans un mêlange d'un quinzieme d'esprit de vin sur quatorze d'eau commune ; on les maintient humectées, & on soutient le tout avec un bandeau fort légérement attaché, pour éviter la compreission bien dangereuse dans cette circonstance.

On se comporte pour prévenir ou arrêter les progrès de l'inflammation, selon les regles connues. Les saignées du bras, du pied, les boissons humectantes, délayantes, un régime sévere sont les ressources qu'on emploie.

Les compresses placées sur l'œil au moment de l'opération, ne doivent en être levées qu'avec beaucoup de précaution, & à dessein de les remplacer par d'autres également trempées dans un mêlange d'esprit de vin & d'eau commune; ce changement doit se faire une fois le jour, & on doit les humecter toutes les heures sans les déranger.

Si au bout de douze à quinze jours, & si jusqu'alors il n'a paru aucun accident qui puisse faire suspecter le bon état de l'œil, il faut mettre l'œil en liberté. Pour le faire avec précaution, on place le malade dans une chambre obscure, crainte qu'une lumiere ordinaire, trop vive pour un œil que l'on fait ouvrir pour la premiere fois, ne cause une sensation douloureuse. On attache pour la même fin une piece de taffetas noir au bonnet du malade, qui rabat en cas de besoin les rayons lumineux. Le malade s'habitue peu à peu à la lumiere ; & au bout de dix jours plus ou moins, en date de la levée du bandeau & des compresses, il peut être exposé au grand jour ; c'est sur-tout la sensibilité de l'œil qui doit régler ce temps.

§. V. Le crystallin est sujet aux abcès, aux pustules : ils sont sensibles au Chirurgien qui les examine : il apperçoit un point obscur & quelquefois enflammé qui intercepte le passage de quelques rayons lumineux. Le traitement de ces pustules suit l'indication que présente l'état de ces abcès ; il faut sur-tout combattre l'inflammation & la douleur.

De quelque façon que se terminent ces petites tumeurs, elles laissent après elles des taches qui ne causent d'autres altérations au crystallin que celle du lieu qu'elles occupent. Elles ne sauroient augmenter que par une nouvelle fluxion.

J'ai dit que l'épaississement de l'humeur de Morgagni fournissoit une autre espece de cataracte.

Quoiqu'il paroiſſe que l'on ſoit en droit de conclure que l'épaiſſiſſement de cette humeur ſuppoſe celui du cryſtallin, puiſqu'elle lui ſert de nourriture; l'expérience à laquelle on doit s'en rapporter nous a démontré que l'épaiſſiſſement de l'humeur de Morgagni pouvoit avoir lieu ſans la moindre altération de la part de cette lentille oculaire.

François Pinet portoit depuis quelques jours une apparence de cataracte: l'obſcurciſſement que l'on appercevoit à la place qu'occupe le cryſtallin, fut jugé tel. Il fut opéré d'après la méthode de l'extraction : lorſqu'il fut queſtion d'ouvrir la capſule du cryſtallin, il en ſortit une matiere blanche en petite quantité, qui s'écoula en fuſée; l'œil dans le moment recouvra ſa tranſparence naturelle, & le malade vit diſtinctement.

Il faut craindre de ſe laiſſer abuſer ſur le compte de cette eſpece de cataracte, & de ſe livrer au plaiſir ſéducteur de rencontrer des choſes rares. Il peut en effet arriver que le cryſtallin fondu & rendu liquide, s'écoule au premier coup que l'on donne à la membrane du cryſtallin, ſous la forme d'une humeur que l'on pourroit prendre pour celle de Morgagni. Cette erreur pourroit multiplier cette espece de cataracte qui doit être peu commune, mais il sera facile de distinguer avec un peu d'attention, si c'est seulement l'humeur de Morgagni qui s'écoule, ou si c'est le crystallin sous la forme d'une liqueur semblable. Premierement, le crystallin liquéfié sera toujours plus volumineux que ne peut l'être l'humeur de Morgagni ; secondement, le crystallin servant à la perfection de la vue, son absence devra faire un changement défavorable dans la vision ; si c'est lui qui s'est échappé, la vue en sera altérée.

C'est à ces signes que je demeurai convaincu que l'écoulement de la matiere blanchâtre qui sortit au moment de l'opération que l'on fit à François Pinet, étoit seulement l'humeur de Morgagni ; l'écoulement fut peu considérable, & le malade vit dans la suite, sans le secours d'aucune lunette, avec une precision qui suppose l'usage & la présence d'un crystallin.

Il n'y a pas de signe qui puisse faire distinguer avant l'opération, si l'humeur de Morgagni s'est seule épaissie & altérée. Elle enveloppe le crystallin en tout ſens, il n'eſt pas à portée d'être apperçu.

Mais ſi l'on vouloit ſe tenir en garde contre l'inconvénient qu'il y auroit de confondre cette cataracte avec celle du cryſtallin, il faut n'ouvrir la capſule que par une petite inciſion : elle ſuffira pour laiſſer évacuer l'humeur de Morgagni, en cas qu'elle fût ſeule épaiſſie ; & cette même inciſion étant trop petite & peu proportionnée au volume du cryſtallin, celui-ci ſera conſervé dans ſa capſule.

Il ſemble qu'on ne doit point être en peine de ce que doit devenir le cryſtallin privé de l'humeur de Morgagni, que j'ai regardé comme la matiere de ſa nourriture, parce qu'il ſera plongé & baignera dans l'humeur aqueuſe qui paſſera juſqu'à lui, au moyen de l'inciſion que je ſuppoſe avoir été pratiquée pour la ſortie de celle de Morgagni, & qui deviendra ſa matiere alimentaire.

Cependant ſi l'on conſidere que le cryſtallin ne baignera pas auſſi librement dans l'humeur aqueuſe qu'il le faiſoit dans celle de Morgagni, que les membranes de ſa capſule le toucheront de plus près, on craindra qu'il ne puiſſe s'altérer.

Telles furent mes craintes jusqu'à ce que l'expérience vint les dissiper : j'ai vu François Pinet, deux ans après, jouir d'une précision dans la vue de l'œil opéré qui la disputoit à celui du côté droit qui avoit été toujours fort sain.

J'ajouterai que s'il faut apporter des précautions particulieres au moment de l'extraction du crystallin pour éviter que les membranes délicates du chaton qui s'opposent seules à la sortie de l'humeur vitrée, ne crevent & n'éclatent ; il faut redoubler ces précautions dans le cas où l'on veut conserver le crystallin dans son chaton, après avoir incisé ces membranes pour évacuer l'humeur de Morgagni ; car ces membranes une fois entamées, quand ce ne seroit que dans un seul point, auront une disposition particuliere à éclater tout-à-fait.

Après l'opération de François Pinet, je mis en effet tout en usage & du côté du bandage qui fut toujours fort lâche, & du côté des précautions que je pris pour diminuer les mouvements que pouvoit se donner le malade, pour éviter jusqu'au moindre effort qui eût pu directement ou indirectement porter sur le globe de l'œil.

SECTION TROISIEME.

MALADIES

DE L'HUMEUR VITRÉE.

LA troisieme humeur de l'œil est la vitrée ; son nom est tiré de sa ressemblance avec du crystal ; les rayons lumineux doivent la traverser, ce qui suppose de sa part une transparence parfaite.

Cette humeur qui a plus de consistance que l'aqueuse, est renfermée dans des cellules multipliées qui sont également transparentes : elle occupe la plus grande partie de l'œil, puisqu'elle est plus étendue que l'humeur aqueuse & le crystallin pris ensemble * : elle occupe presque toute la cavité que forme la sclérotique ; elle est placée derriere le crystallin qu'elle reçoit dans sa partie antérieure comme un chaton reçoit un diamant.

---

* Selon Mr. Demours, elle remplit beaucoup plus des trois quarts de la capacité du globe de l'œil.

L'humeur vitrée est sujette à plusieurs maladies ; elle peut perdre sa transparence ; elle peut être en trop grande & en trop petite quantité

§. I. La plus à craindre des maladies de l'œil est peut-être l'épaississement & la perte de transparence de l'humeur vitrée : cette maladie est connue sous le nom de glaucome *.

Le symptome le plus sensible de cette maladie est l'aveuglement ; un autre non moins sûr est une blancheur au trou de la pupille de couleur plombee : ce blanc n'est point couronne comme dans le cas de cataracte crystalline, d'un cercle noir. Le glaucome a des dégrés ; dans le commencement ce n'est qu'un

* Quelques Auteurs ont mal à propos confondu ce que nous entendons aujourd'hui par Glaucome avec l'épaississement du crystallin, nommé cataracte. Les disputes ont été nombreuses ; elles sont consignées la plupart dans l'histoire de l'Académie des Sciences, année 1706, 1707, 1708, dans plusieurs journaux & ouvrages particuliers. Les Chirurgiens & Médecins qui sont entrés en lice étoient des hommes de réputation, tels que les Mery, les Antoine, les Lahire, les Littre, les Brisseau, les Tribault, les Rohault, les Woolhouse, &c.

obſcurciſſement incommode ; la blancheur n'eſt pas bien ſenſible ; peu à peu l'obſcurciſſement augmente ainſi que la blancheur.

Sil étoit un temps où l'on pût eſpérer de guérir le glaucome, ce ſeroit dans ſon principe, & lorſqu'il ne fait que commencer ; mais l'on ſait combien il eſt difficile, dans le temps même, de combattre victorieuſement cette indiſpoſition.

Cependant, ſi la cauſe qui a produit le glaucome eſt connue, & ſi l'on peut eſpérer de la détruire, il faut s'occuper à la combattre ; ſi c'étoit une humeur fluxionnaire qui eût donné lieu à cette indiſpoſition, les véſicatoires, les cauteres, les ſetons peuvent être mis en uſage, quoiqu'ils ne préſentent que de foibles reſſources.

§. II. L'humeur vitrée dont le volume doit être proportionné à la cavité de l'œil, deſtinée à le contenir, abonde quelquefois au point de faire effort pour franchir les limites que lui préſente la ſclérotique ; d'autrefois cette humeur eſt réduite à un volume au-deſſous du naturel ; je traiterai de l'une de ces maladies à l'article hydropiſie de l'œil, & de l'autre à celui de ſon atrophie.

ARTICLE TROISIEME.

MALADIES

Qui attaquent tout le globe de l'œil.

LES maladies qui attaquent plus particulierement tout le globe, quoiqu'elles n'intéressent souvent que quelques-unes des parties qui entrent dans sa composition, sont la convulsion, le strabisme, l'hydropisie, l'atrophie, & les maladies particulieres qui peuvent exiger son extirpation, comme un carcinome, un abcès, un staphilome, une forte contusion, comme celles que peuvent occasionner des coups violents, capables de chasser l'œil de son orbite *, ou de le crever.

* Hartman rapporte dans le journal d'Allemagne, déc. 2, obs. 37, pag. 78, avoir trouvé l'œil d'un pinçon dur comme un caillou : cet état est moins une maladie que l'effet d'une maladie ; aussi cette observation ne sauroit fournir un genre nouveau de maladie du globe.

§. I. La convulſion du globe de l'œil peut être maladie & ſymptome de maladie * : elle eſt maladie lorſqu'elle dépend de l'affection de quelques nerfs de l'œil : elle eſt ſymptome de maladie comme dans quelques maladies hiſtériques, dans quelques affections du ſens intérieur, &c.

Il eſt preſqu'impoſſible de deviner la nature de la cauſe qui agit immédiatement ſur les nerfs de l'œil, & qui donne lieu aux mouvements convulſifs de cet organe; auſſi regardons-nous cette indiſpoſition comme incurable. Que ne peut-on pratiquer la ſection de ces nerfs affectés ! On viendroit par ce moyen à bout de détruire la convulſion, mais on s'expoſeroit à occaſionner une paralyſie, pour peu que le nerf fût conſidérable, pire que la convulſion qu'on cherche à détruire. En général, tous les remedes antiſpaſmodiques, choiſis ſelon la cauſe qui peut avoir déterminé la convulſion, peuvent être mis en uſage. Je connois un particulier qui a fait inutilement beaucoup de remedes, & en qui cette

* Elle eſt connue ſous le nom de ſouris & de hyppos.

indisposition est plutôt regardée comme une mauvaise habitude que comme une maladie.

Si la convulsion est symptome de maladie, on doit s'occuper uniquement à détruire la maladie dont elle n'est que l'effet. Il n'est point surprenant que la convulsion des yeux soit un symptome de beaucoup d'indispositions ; leur détail qui n'est point du ressort de la matiere que je traite, seroit fort intéressant.

En général, l'état des yeux annonce assez souvent l'état de l'ame & du corps. Toutes les passions se peignent dans les yeux : l'amour est-il jamais mieux exprimé que par le langage des yeux ? La crainte est peinte dans les yeux de celui qui a peur : la colere, cette passion formidable & si funeste pour celui qui en est l'objet, se trouve toujours exprimée dans les yeux de celui qui est en fureur. La basse jalousie est peinte par un regard faux & équivoque ; on ne s'y trompe guere.

Il n'est plus étonnant qu'un coup d'œil embrase le cœur le plus glacé, ou éteigne la passion la mieux allumée. Il n'est pas étonnant qu'un coup d'œil intimide ou rassure : le commerce de l'ame avec les yeux est intime ; ceux-ci en sont les interpretes les plus fideles.

“ On vit dernierement chez moi, ” dit Montagne, un chat guettant un ” oiseau du haut d'un arbre ; & s'étant ” fiché la vue ferme l'un contre l'autre, ” quelque espace de temps, l'oiseau ” se laissa choir comme entre les pattes ” du chat.

Il est assez facile d'expliquer ce fait singulier : l'oiseau qui voit dans les yeux de son ennemi le danger qui le menace, est saisi de peur ; la tête lui tourne, & il tombe dans les pattes de celui qui l'attend, & qu'il voudroit éviter.

On trouve dans le Journal de Verdun * des conjectures physiques sur la vue que l'Auteur nomme meurtriere : on pense qu'il est des bergers dont le regard est assez dangereux pour amaigrir un troupeau. Virgile fait tenir un langage au berger Menalque, qui prouve que cette opinion étoit accréditée de son temps. A peine, dit le berger, mes tendres agneaux peuvent-ils se soutenir, ils n'ont plus que la peau & les os ; je ne sais quel œil jaloux les fascine & les ensorcelle.

* 1735, Novembre, pag. 346.

Wierus * fait mention des maléfices opérés par le moyen des yeux & des regards.

Borel a été plus loin ** : il dit avoir connu plusieurs personnes dont les regards, ou pour mieux dire les esprits étoient si corrosifs qu'ils rongeoient tout ce qu'ils touchoient. On prendroit cette idée pour celle d'un malade qui est en délire. Pourquoi les opinions des hommes sont-elles presque toujours extrêmes ? c'est que le merveilleux plaît & séduit, c'est que nous cherchons moins l'utile que le neuf ***.

L'état des yeux annonce également celui du corps, comme il annonce celui

---

* *Præstig. Dæm. lib.* 2, *cap.* 44, pag. 276.

** Dans ses obs. 1 & 67, cent. 3.

*** Il est constant que la plupart des Auteurs favorisent cet abus, en décorant les sciences qu'ils cultivent d'un dehors brillant, pour attirer sur elles l'attention ; ils soupçonnent que sans cet éclat on ne daigneroit pas les honorer du moindre regard. Mais ce qui surprend le plus n'est pas toujours ce qui nous instruit davantage, ni ce qui nous conduit plus sûrement aux principes les plus féconds, en conséquence utiles ; c'est souvent dans les choses les plus communes, que l'on découvre l'utile & le neuf.

de l'ame : Mr. de St. André * qui dit qu'il eſt des gens dont le regard eſt ſi affreux, qu'on ne peut le ſupporter ſans ſe troubler, attribue de pareils effets à la mauvaiſe diſpoſition du corps.

Proſper Alpin prétend que les pronoſtics que l'on tire des yeux des perſonnes malades, ſont les plus conſidérables, parce que ces organes fourniſſent aux Médecins plus que toutes les autres parties du corps.

Hyppocrate dit dans ſon aphoriſme vingt-huitieme, que l'état du corps eſt toujours conforme à celui des yeux, & que la couleur de ceux-ci ſe reſſent de la bonne ou mauvaiſe diſpoſition de l'autre.

Les regards féroces annoncent par exemple un délire prochain ou actuel.

Les yeux éteints & qui ont perdu leur brillant, déſignent une douleur vive dans quelque partie du corps, s'ils ſont fixes ; mais ſi leurs mouvements ſont incertains & languiſſants, ils annoncent une mort prochaine.

La perte du brillant des yeux, & même la formation de la toile glaireuſe, ne ſont point, ſelon Mr. Louis,

---

* Dans ſa troiſieme lettre ſur les Maléfices.

des ſignes certains de la mort * : tant que le globe de l'œil conſerve ſa fermeté naturelle, on ne peut pas prononcer, ſelon cet Académicien, que la perſonne ſoit morte, mais ſeulement quand ils ſont mols & flaſques ; il étaie ſon ſyſtême, comme il a coutume de le faire, des preuves fortes & convaincantes.

Le plus utile des traités ſeroit celui des ſignes que fournit l'inſpection des yeux pour la connoiſſance des maladies en général.

§. II. Le ſtrabiſme conſiſte dans la ſituation dépravée d'un des globes des yeux ou des deux à la fois.

Les yeux peuvent être tournés du côté du nez ; ce ſtrabiſme eſt appellé connivent ; il eſt nommé récédent, lorſqu'ils s'éloignent l'un de l'autre, & d'inégale hauteur lorſque l'un des deux yeux ſe porte du côté d'en haut ou d'en bas.

Les cauſes du ſtrabiſme ſont aſſez multipliées : la plus commune, ſelon Mr. de Buffon ¶ eſt l'inégalité de force dans les yeux d'un même indi-

---

* Certitudes des ſignes de la mort, p. 155.

¶ Mémoires de l'Académie royale des Sciences, année 1743, pag. 231.

vidu : lorſque l'un des deux yeux ſe trouve être beaucoup plus fort que l'autre, il eſt, ſelon lui, ſeul dirigé vers l'objet, tandis que l'œil foible en eſt écarté. Il fonde ſon ſyſtême ſur ce que l'image qui ſe forme dans le bon œil, étant plus forte que celle qui ſe forme dans l'œil foible, & la ſenſation commune qui réſulte de cette viſion, n'étant pas auſſi nette que ſi l'on n'avoit employé que le bon œil, il doit être avantageux d'écarter l'œil foible de l'objet regardé.

Il eſt bien d'autres cauſes de ſtrabiſme que celle que reconnoît Mr. de Buffon.

Pour qu'un objet regardé ſoit peint comme il convient, il faut que les rayons qui partent de ſes differentes parties, aillent ſe peindre ſur des points correſpondants des deux rétines ; c'eſt par cette loi que les deux yeux voient un objet ſimple ; je prouve cette vérité par une expérience bien ſimple : que l'on fixe un objet à travers deux verres, dont l'un jaune & l'autre bleu ſoient adaptés à chaque œil, on appercevra l'objet verd qui eſt une couleur formée par la réunion du blanc avec le jaune. Ainſi, par quelque cauſe que ce puiſſe être, dès que la pointe du cône des rayons lumineux qui partent d'un objet, ira se peindre dans un point différent sur l'une & l'autre rétine, les objets paroîtront doubles, ou l'incommodité d'appercevoir deux objets, obligera machinalement la personne à détourner un œil de l'objet, vu double, pour qu'il ne soit apperçu que d'un seul.

Cherchons à présent les causes qui peuvent changer la direction des axes visuels qui doivent, comme je l'ai dit, être égaux. J'en trouve dans les différentes conformations viciées de la cornée : celle-ci mal conforme peut changer la direction des rayons qui, ne gardant plus leur parallélisme dans les deux yeux, les yeux sont obligés alors de changer leur axe, soit pour faire tomber, sur des points correspondants des deux rétines, la pointe du cône lumineux, soit pour éloigner l'un des deux yeux de l'objet regardé.

L'on peut en dire de même de la situation dépravée du crystallin, par quelque cause que ce soit, dès que la position des deux crystallins dans une même personne, ne sera pas la même ; il faudra que les yeux se tournent de façon à faire tomber sur des parties correspondant des deux cornées, l'objet regardé, d'où il en résultera un strabisme.

L'habitude de regarder d'un seul œil peut être cause de strabisme; cette habitude peut avoir lieu chez les myopes, & chez les enfants.

Les Myopes, soit qu'ils lisent en ne présentant le livre qu'à un seul œil, soit qu'avec une lunette, ils cherchent à distinguer des objets éloignés, un œil est en exercice pendant que l'autre est en repos. Cette habitude se contracte, & il arrive que l'œil dont les Myopes ont coutume de servir, est le seul qui pointe vers l'objet regardé, tandis que l'autre est tourné de tout autre côté.

Les enfants au berceau, & qui sont dans l'impossibilité de diriger leur vue à leur gré, sont forcés quelquefois de n'appercevoir l'objet qu'ils cherchent à voir, que d'un seul œil; ce qui arrive lorsque cet objet est placé de côté: alors l'œil qui est du côté de l'objet regardé est le seul qui soit en action, parce que je suppose que le dos du nez cache ce même objet à l'autre œil. Les enfants peuvent conserver l'habitude de ne voir que d'un œil; ainsi l'œil dont ils se servent, sera seul dirigé comme il convient.

Il est

Il eſt d'autres cauſes de ſtrabiſmes qui agiſſent d'une façon bien ſimple : les unes portent leur effet ſur le globe lui-même ; telles ſont les tumeurs dans le voiſinage de cet organe qui l'obligent de ſe tourner de quelque côté, indépendamment de la volonté du malade ; les autres agiſſent ſur les muſcles deſtinés aux mouvements de l'œil : ſi en effet les muſcles d'un œil ſont contractés par tout autre principe que par l'envie de voir un objet, cette contraction ſera irréguliere, & l'un des deux yeux ſera tourné d'un côté & l'autre de l'autre, ce qui arrive chez les hyſtériques & dans quelques autres cas ſemblables *.

C'eſt de la cauſe du ſtrabiſme qu'il faut tirer le pronoſtic, & l'indication des moyens curatifs qui doit

* Le fils de Mr. de Latour, Procureur à Argenton, âgé de trois ans, tomba ſur le viſage, & ſe rompit deux dents inciſives à chaque mâchoire ; & quoiqu'il ne ſe fît point d'autre mal, il devint louche à cette époque, ce qui dura juſqu'au ſixieme jour, que ſes yeux reprirent leur premier état. Il fut attaqué à différentes repriſes de cette indiſpoſition, & enfin a reſté louche. Je crois que ce ſtrabiſme étoit ſympathique.

être aussi variée qu'il a de causes différentes.

Mr. de Buffon, en donnant pour cause du strabisme l'inégalité des deux yeux, ne doit trouver de raisonnable à proposer, que de raccourcir la vue de l'œil le plus fort, afin que les yeux, étant à peu près égaux, il fussent en état de se diriger vers le même objet. Il propose de couvrir le bon œil pendant quelque temps avec un bandeau noir, afin de rendre par l'exercice, à l'œil foible, toute la force que le défaut d'habitude à s'en servir, peut lui avoir ôté.

Ce dernier moyen de cacher l'œil sain en est un qui réussit toujours lorsque le strabisme dépend de la mauvaise habitude comme chez les enfants & chez les Myopes ; on force par là l'œil mal tourné, de se redresser & de pointer vers l'objet : l'habitude s'en contracte, & le strabisme disparoît. Il faut tenir l'œil sain sous le bandeau, plus ou moins de temps, selon l'ancienneté du strabisme.

Lorsque quelques tumeurs dans le voisinage d'un œil l'oblige par sa présence à tourner de tout autre côté que de celui où l'on voudroit le diriger, il s'ensuit un strabisme, parce qu'un des yeux est tourné, vers l'objet regardé, par la volonté de la personne, tandis que la direction de l'autre est déterminée par la présence de la tumeur. Le moyen de remédier au strabisme occasionné par la présence d'une tumeur, se réduit à résoudre la tumeur ou à l'extirper ; c'est la nature de cette tumeur, son volume, ses adhérences, qui décideront pour l'un ou pour l'autre de ces moyens.

Le strabisme qui dépend de la contraction involontaire de quelqu'un des muscles de l'œil, disparoît, en détruisant la cause de la contraction. Madame *** s'étoit servi imprudemment d'une pommade pour dessécher une dartre ; la pommade n'eut que trop l'effet qu'elle en attendoit ; la dartre disparut. A cette époque, Madame *** fut attaquée d'un strabisme ; rien ne fut plus effrayant pour elle ; les objets lui paroissoient doubles, & un de ses yeux étoit tourné d'un côté, l'autre de l'autre. Un simple emplâtre vésicant, appliqué sur le lieu qu'occupoit la dartre, y rappella l'humeur que je prévoyois s'être portée sur un des muscles des yeux, & le strabisme disparut.

Cette contraction est assez commune chez les Hystériques ; Madlle. ***, d'un tempérament délicat, étoit sujette aux vapeurs depuis long-temps. Elle s'étoit faite un genre de philosophie sur la nature de sa maladie, ce qui la mettoit à l'abri des moindres inquiétudes. Elle vivoit dans cet état de sécurité, lorsque la maladie qui faisoit sourdement des progrès, se présenta avec de nouveaux symptomes. Mademoiselle devint louche tout-à-coup, & les objets lui parurent doubles. La Philosophie fut alors en défaut ; l'amour propre éleva la voix, & Mademoiselle chercha des secours. Je prévis, que pour guérir le strabisme, il falloit combattre les vapeurs. Je lui conseillois l'usage des humectants ; elle buvoit par jour deux pintes d'eau de poulet, & une pinte de petit lait ; les lavements froids étoient souvent répétés ; les vapeurs quitterent un peu de leur férocité par l'usage de ces remedes ; le strabisme n'étoit que momentané ; enfin je lui conseillois de prendre des bains froids ; au vingt-cinquieme, le strabisme disparut ; c'étoit sans doute tout ce qu'en vouloit la malade ; à cette époque, elle cessa tout remede, excepté l'usage du petit lait.

Il n'est pas douteux que les humectants ne soient d'une grande ressource dans certaines maladies hystériques: Mr. Pamard, fils, nous rapporte l'observation de Madame Bagnoly, qui fut guérie par l'usage des humectants *. Celle de Mr. Boin qui avoit également un strabisme hypochondriaque, & qui ne put guérir que par les humectants **. En général, il faut guérir les vapeurs pour détruire le strabisme qui en provient; mais si la contraction d'un des muscles d'un œil, d'où dépendroit le strabisme, étoit l'effet de la foiblesse de son antagoniste; alors les humectants seroient nuisibles ***.

* Journal de Médecine, Oct. 1766.

** Journal de Médecine, Juillet 1765.

*** Forestus traita à Paris un soldat qui voyoit les objets doubles. Les saignées & les purgations furent inutilement mis en usage. Forestus, soupçonnant que quelques parties trop foibles ne pouvoient plus soutenir l'équilibre, & que de-là l'œil tournoit involontairement, employa les céphaliques, les desséchants, & le soldat fut guéri.

Borrichius parle dans les actes de Copenhague, tom. II, obs. 80, d'un malade qui, peu de temps avant de mourir, se plaignoit de voir les objets doubles. Ce strabisme qui dépendoit de la défaillance des esprits dont le cours n'étoit plus soutenu, ne paroît pas exiger l'usage des humectants.

§. III. Le volume des yeux eſt aſſez arbitraire ; les uns les ont petits, les autres grands ; ceux-ci ſont même plus eſtimés. Tant que nous les conſervons comme nous les avons reçus, grands ou petits, nous n'avons pas à nous plaindre ; mais il arrive quelquefois qu'un œil, dont le volume paroiſſoit décidé, en acquiert un conſidérable. C'eſt un état de maladie auquel il faut chercher à remédier ; on lui donne le nom d'hydropiſie ou d'exophtalmie.

Les humeurs de l'œil ſouvent concourent toutes enſemble à former cette hydropiſie ; quelquefois l'humeur vitrée péche ſeule par ſon abondance exceſſive ; d'autrefois ce ſera l'humeur aqueuſe, dont le volume augmenté, occaſionnera cette maladie.

Lorſque l'humeur vitrée abonde trop, la pupille eſt dilatée outre meſure, & a preſque perdu ſon reſſort ; l'un & l'autre de ces ſymptomes dépendent de la préſence du cryſtallin qui bombe en devant, parce qu'il eſt pouſſé par l'humeur vitrée, les malades ſe plaignent d'une douleur ſourde au fond de l'œil, & qui s'étend quelquefois au devant de la tête, parce que le volume du corps vitré comprime & dilate la rétine, expanſion du nerf optique; la vue ſe trouble parce que la rétine eſt léſée, & enfin le volume de l'œil eſt augmenté dans ſa partie poſtérieure.

La cauſe de cette maladie eſt un amas d'humeur aſſez fluide, qui aborde à cette partie, à l'occaſion d'une diſpoſition fluxionnaire, ou par quelque évacuation ſupprimée.

Il faut combattre les cauſes, rétablir les évacuations ſupprimées, rendre aux humeurs leur fluidité naturelle & néceſſaire pour une libre circulation, & chercher à détourner l'humeur par des évacuations voiſines de l'œil. C'eſt pour remplir ces vues, que l'on met en uſage, ſelon le beſoin, les purgatifs, les diurétiques, les hydragogues, les apéritifs, les fondants, les eaux thermales, les ferrugineuſes, enfin les ſetons, les véſicatoires, &c. Il ne faut pas négliger les collyres; ils ſont appliqués près du mal; ils doivent être réſolutifs, ſpiritueux, diſcuſſifs ſelon le cas.

Si tous ces remedes ſont ſans ſuccès, on en vient à la ponction de l'œil dans la ſclérotique ou cornée opaque *.

---

* On lit dans les éphémerides des curieux de la nature, que le Docteur Weſem,

Cette ponction doit être simple & sans beaucoup d'appareil; il n'est question pour l'exécuter que d'une aiguille à cataracte un peu large; l'effort que fait sans cesse la sclérotique trop dilatée pour revenir à son état naturel, suffit pour expulser peu à peu le superflu de l'humeur, ce qui me fait regarder comme inutile l'instrument inventé par Woolouse, qui n'est qu'un trois-quart avec sa cannule appropriée à la petitesse de l'organe *.

Cette ponction faite avec prudence ne peut être d'aucune conséquence funeste; Mr. Tourbervil, Oculiste Anglois, pratiquoit souvent la ponction de l'œil; il regardoit même ce moyen comme capable de prévenir la cataracte, en débarrassant les yeux des matériaux capables de la former.

Praticien de Francfort, ayant résolu d'extirper un œil malade d'une hydrophtalmie; essaya de le percer avec une aiguille pour évacuer l'humeur qui y étoit contenue; ce qui fut suivi d'un succès heureux, au moyen des remedes & de la diete que l'on prescrivit au malade.

* Journal des Savants, an. 1696, page 682, édit. Amst.

L'humeur aqueuſe peut être trop abondante, & cauſer l'hydropiſie ; alors l'œil bombe en devant. La pupille conſerve ſon étendue naturelle, & l'œil n'a que quelque douleur.

Les cauſes de cette grande abondance d'humeur aqueuſe, ſont les mêmes que celles qui peuvent donner lieu à une trop grande quantité de l'humeur vitrée, & que j'ai rapportées ; les moyens de les combattre ſont les mêmes ; on peut auſſi en pratiquer la ponction, quand leur uſage a été inutile; elle ſe fait au bas de l'œil dans la cornée tranſparente, avec la pointe d'une lancette : on peut même répéter cette ponction pluſieurs fois ; les collyres réſolutifs, diſcuſſifs, appliqués immédiatement ſur la cornée, en deviendront plus efficaces.

§. IV. L'œil peut pécher, comme nous venons de le voir, par un volume exceſſif ; il peut être vicieux par le défaut contraire. La diminution de l'œil ou ſon atrophie eſt une maladie dangereuſe ; dans cet état, les membranes ſe rident, la cornée ſe flétrit, le cryſtallin s'altere, l'humeur vitrée ſe conſomme, ainſi que l'aqueuſe, & l'iris perd ſa couleur naturelle. Cette dégradation ne s'opere pas sans douleur *.

L'humeur vitrée joue le plus grand rolle dans l'atrophie de l'œil ; si cette humeur, par quelque cause que ce puisse être, se trouve consommée & détruite, soit par une humeur âcre, soit qu'elle ait été évacuée par une blessure, ou au moment de l'extraction du crystallin, elle ne se reproduit jamais. Quoique Hovius prétende que cette opération ait lieu, & qu'il ait fait un traité exprès pour nous le prouver, quoique l'humeur aqueuse se régénere,

---

* En général, la douleur dans les yeux est une maladie à laquelle il faut avoir égard ; il n'est point d'Auteurs qui n'en fassent mention ; Isaac Houllier, Duret, Rasis, Zapata, Gallien, & d'autres Médecins que cite Marc-Aurele Severin, & Severin lui-même, s'appliquent à donner des moyens pour dissiper la douleur des yeux ; ils conseillent l'artériotomie sur-tout. On lit dans les actes de Copenhague, qu'une Demoiselle ne put être délivrée d'une violente douleur qu'elle avoit à un œil, que par l'ouverture de l'artere temporal. En un mot la douleur étant plutôt symptome de maladie que maladie même, il faut combattre la cause dont elle n'est que l'effet.

quoiqu'il nous paroiſſe que le même méchaniſme doit avoir lieu pour entretenir l'une & l'autre de ces humeurs dans leur état naturel de tranſparence, l'expérience vient contredire toutes ces probabilités, & j'ai toujours vu que les yeux qui avoient perdu ſenſiblement de leur volume par la perte de l'humeur vitrée, ont reſtés dans leur état d'atrophie.

Mais l'atrophie de l'œil peut avoir d'autre cauſe que celle de la perte de l'humeur vitrée : une diminution en général du ſuc qui doit ſervir de nourriture à cet organe & à l'entretenir, ou une dépravation de ce même ſuc de quelque virus qu'elle dépende, doit occaſionner l'atrophie ; une inflammation des parties internes de l'œil, ſuivie de ſuppuration qui aura détruit l'organiſation de ces parties délicates, ſera cauſe d'atrophie. On voit par-là que l'atrophie a pluſieurs dégrés ; la diminution du volume de l'œil peut être petite, peut être conſidérable au point que tout y eſt confondu ; il y a encore des dégrés entre ces deux extrêmes.

Si l'atrophie ne dépendoit que d'une privation du ſuc néceſſaire à ſon entretien, ou de quelques virus, elle laiſſeroit des reſſources ; ce ſeroit en combattant le virus, ce ſeroit en procurant ſuffiſamment du ſuc nourricier, que l'on pourroit tenter de rendre à l'œil ſon premier état.

§. V. Le carcinome eſt une maladie dont la férocité eſt reconnue; il peut attaquer les parties environnantes de l'œil, & l'œil lui-même. La Chirurgie efficace ne préſente d'autre reſſource contre cette maladie formidable, que ſon extirpation. Nos ſoins ſe ſont portés juſqu'à-préſent à conſerver l'œil, cet organe ſi néceſſaire, & qui contribue ſi fort à nous décorer. Nous avons été occupés juſqu'à-préſent des moyens de le conſerver dans l'ordre de ſes fonctions, mais nous ſommes obligés d'avouer qu'il eſt des circonſtances malheureuſes qui nous obligent à en faire l'extirpation, comme lorſqu'il eſt carcinomateux.

Je diſtingue deux ſortes d'extirpations; celle de tout le globe, & celle d'une partie du globe ſeulement : c'eſt le genre de la maladie & l'étendue de ſes progrès qui doit décider pour l'une ou pour l'autre.

L'extirpation d'une partie de l'œil conſiſte à enlever la partie antérieure de l'œil, y compris l'iris; de façon que l'on coupe la cornée opaque à une demi ligne de la transparente : les humeurs se vuident, le reste des membranes se rapprochent & forment un petit globe ou moignon propre à être reçu dans la cavité d'un œil postiche. La section de la cornée faite à une demi-ligne, est fondée sur ce que l'on cherche à conserver l'attache des muscles qui doivent donner le mouvement au petit moignon que forment ces membranes. L'avantage de conserver le mouvement à l'œil postiche au moyen de ce moignon, doit faire préférer cette extirpation partiale à l'extirpation de tout le globe, toutes les fois qu'elle suffira pour enlever la maladie.

L'extirpation d'une partie de l'œil me paroît assez facile à exécuter ; on plongera une lancette à abcès du côté du grand angle ; le plat de cette lancette sera horisontal au plat de l'iris ; on aggrandit l'incision par en haut, en retirant la lancette, & l'on continue la section de la cornée dans toute sa circonférence avec des ciseaux courbes.

Les mouvements de l'œil peuvent être arrêtés au moyen d'un speculum, pour donner le premier coup de lancette, mais il faut se servir pour le reste de la section, à dessein d'arrêter ces mêmes mouvements, de pinces à disséquer, avec lesquelles on saisit la portion de la cornée qui vient d'être ouverte.

Le pansement est simple : on remplit la cavité de l'œil & de l'orbite de charpie brute ; on couvre le tout d'un plumaceau, de compresse & d'un bandeau.

L'extirpation de tout le globe est plus embarrassante ; elle exige plus de soins ; elle a été décrite successivement par plusieurs Auteurs : Bartisch publia en 1583 un traité Allemand, avec figures. Il y propose un instrument en forme de cuiller tranchante à son bec, capable de cerner l'œil, & de le tirer de l'orbite.

Fabrice de Hilden, qui ne s'en est jamais trop rapporté à l'expérience des autres, voulut avant de se servir de cette cuiller tranchante, en faire l'essai sur des animaux : il se convainquit que sa largeur ne lui permettoit point de pénétrer jusqu'au fond de l'œil pour y couper les muscles & le nerf optique. Ce défaut ne fut pas le seul que Fabrice rencontra dans cet instrument ; il se méfioit encore de sa pointe tranchante parce que, selon lui, elle pouvoit blesser l'intérieur de l'orbite ; il substitua à cette cuiller un biſtourit courbe dont la pointe étoit mouſſe ; il en prit le modele en plomb ſur des têtes de ſquelette. Fabrice , après avoir ſaiſi ſolidement dans une bourſe, la tumeur carcinomateuſe , détruit les attaches de l'œil avec les paupieres , porte ſon inſtrument au fond de l'œil , y coupe le nerf optique & les muſcles ; dès-lors l'œil ne tient à rien , & il détruit le reſte des attaches avec le même inſtrument.

Nous ne trouvons point juſqu'à Mr. Louis de deſcription exacte de cette opération ; c'eſt lui à qui nous ſommes redevables d'une méthode éclairée de l'expérience , & fondée ſur la ſtructure des parties. Mr. Louis , qu'il ſuffit de nommer , pourroit ſeul nous répondre de ſa bonté , mais nous ſavons encore que cette méthode préſentée à la célebre Académie dont il eſt le Secretaire perpétuel , en fut accueillie. Voici ſes propres termes : " il faut d'abord inciſer les attaches de l'œil avec les paupieres , comme Hildanus l'a fort bien » remarqué. Il ne faut pas d'inſtrument » particulier pour cela ; mais cette inci» ſion peut être faite avec plus ou » moins de méthode. Inférieurement » il ſuffit de couper dans l'angle ou

» replis que font la conjonctive & la
» membrane interne de la paupiere ; on
» doit passer en même temps à l'attache
» fixe du muscle petit oblique, sur le
» bord inférieur de l'orbite, du côté
» du grand angle : supérieurement il
» faut diriger la pointe de l'instru-
» ment pour couper le muscle rele-
» veur de la paupiere supérieure avec
» la membrane qui le double ; & en
» faisant glisser un peu le bistourit de
» haut en bas du côté de l'angle
» interne, on coupera le tendon du
» grand oblique. Dès-lors l'œil ne tient
» plus à la circonférence antérieure de
» l'orbite : il ne s'agit plus que de
» couper dans le fond de cette cavité
» le nerf optique & les muscles qui
» l'environnent : cela se fera d'un seul
» coup de ciseau approprié à cette sec-
» tion ; les lames en sont courbes du
» côté du plat. Il paroît assez indiffé-
» rent de quel côté on porte la pointe
» des ciseaux dans le fond de l'orbite.
» Dans l'état naturel, l'obliquité du
» plan de l'orbite, & la situation de
» l'œil près de la parois interne, pres-
» crivent de pénétrer dans l'orbite du
» côté du petit angle, en portant la
» concavité des lames sur la partie laté-
» rale externe du globe ; mais comme

» la protubérance de l'œil & sa tumé-
» faction contre nature ne gardent
» aucunes mesures, & que les végéta-
» tions fongueuses se font vers les en-
» droits où il y a naturellement le
» moins de résistance; c'est le côté du
» petit angle qui se trouve ordinaire-
» ment le plus embarrassé. Il sera donc
» au choix du Chirurgien d'entrer dans
» l'orbite avec ses ciseaux courbes, du
» côté qui lui paroît le plus commode.
» Les muscles & le nerf optique étant
» coupés, les ciseaux fermés servent
» comme d'une curette pour soulever
» l'œil en dehors; c'est ce que Bar-
» tisch prétendoit faire avec sa cuil-
» lier tranchante. L'opération est fort
» simple de la façon dont je viens de
» la décrire; & l'on sent assez qu'ayant
» pris de la main gauche l'œil, qui
» tient encore par des graisses mollasses
» & extensibles, il faut les couper avec
» des ciseaux qu'on a dans la droite. «

Qu'il me soit permis d'ajoûter quelques réflexions: l'usage de cette méthode sera borné aux cas simples, lorsque les désordres n'auront pas changé considérablement la nature des parties; les variations dans la forme & le volume des végétations carcinomateuses, qui obligeront à faire l'extirpation, étant variées, les moyens de les extirper doivent être également variés. Il est même des cas où les paupieres sont comprises dans la tumeur carcinomateuse. Il est évident qu'alors les paupieres & le globe doivent être également extirpés. J'emportai à un malade de l'Hôtel-Dieu un œil carcinomateux dont le volume excédoit celui d'un pain d'une demi-livre; les paupieres n'avoient pu suivre la tumeur, & s'étoient retirées sur elles-mêmes; elles étoient également carcinomateuses; je n'eus d'autre parti à prendre que celui de me servir d'un bistourit fort long, & d'aller en coupant les paupieres, à la découverte de l'orbite avec la pointe du bistourit que guidoit l'indicateur de la main gauche; ce fut en tâtonnant ainsi & à l'aveugle, que j'enlevai cette tumeur énorme.

Il est assez difficile dans ces cas particuliers où les tumeurs sont d'un volume considérable, d'extirper parfaitement toutes leurs parties carcinomateuses; elles contractent souvent des adhérences avec les os même de l'orbite; il faut alors détruire ce qui peut en rester avec la poudre de sabine: sans cette précaution, on les verroit se reproduire avec autant, & même plus de malignité qu'auparavant.

C'est par ces procédés que je suis venu à bout d'assurer la guérison de trois malades chez qui il avoit été impossible d'enlever avec l'instrument toutes les parties du carcinome.

§. VI. Outre les petits abcès de la cornée, il en est d'autres qui peuvent se former dans l'intérieur même de l'œil, & causer une confusion de toutes ses humeurs.

Pour l'ordinaire, il suffit d'ouvrir la cornée, soit opaque, soit transparente, afin de donner issue à la matiere.

Mais si le désordre a été considérable, si les douleurs, après la simple ouverture de l'abcès, se soutiennent ou augmentent, ce qui annonce quelque tiraillement; il ne reste dans ce cas d'autre parti à prendre que celui de l'extirpation de l'œil totale ou partiale, selon l'étendue des désordres & la nature des accidents.

§. VII. Le staphilome peut être dans une circonstance favorable; il peut être susceptible d'une cure radicale; mais lorsqu'il est volumineux au point d'occuper une partie de la cornée transparente, lorsqu'il est accompagné d'une inflammation vive & douloureuse, lorsqu'il occaſionne des maux de tête & des douleurs à la tempe, il convient de faire l'extirpation partiale de l'œil. Je pourrois rapporter ici pluſieurs obſervations bien capables d'encourager les Chirurgiens à faire cette opération, & les malades à s'y déterminer. Il n'eſt pas douteux que l'uſage d'un œil de verre entraîne avec lui moins d'incommodité que la préſence d'un ſtaphilome volumineux.

§. VIII. La contuſion * dont il doit être ici queſtion, eſt ſuppoſée telle qu'elle a porté le déſordre dans tout l'organe, qu'elle a été combattue ſans ſuccès, & que la ruine de l'œil menace évidemment ; alors, pour éviter de plus grands maux, l'on ſe détermine à l'extirpation.

Mr. ... reçut un coup dans l'œil, qui occaſionna une contuſion très-conſidérable ; les douleurs furent toujours en augmentant, malgré les ſecours les plus prompts & les mieux adminiſtrés ; la fievre qui ſuivit, fut bientôt accom-

* Par quelque cauſe que ce puiſſe être, dès qu'il y a du ſang épanché peu ou beaucoup, aux environs du globe, les Grecs nomment cet épanchement hypoſphagma ; les Arabes, tarſen ; & nous, œil poché.

pagnée de délire. Il fut décidé dans une consultation, d'extirper l'œil ; à l'époque de l'opération, tous ces accidents qui faisoient craindre pour la vie du malade, tomberent presque tout-à-coup.

§. IX. Les coups portés contre l'œil peuvent occasionner d'autres désordres que ceux d'une contusion ; le globe de l'œil peut être jeté hors de l'orbite par un coup porté avec violence; peut être crevé ou rompu * ; il en peut résulter une** confusion générale des humeurs; les accidents qui accompagnent des maux de cette nature, sont toujours considérables, & exigent souvent son extirpation.

L'œil peut être sensiblement hors de l'orbite, quoiqu'il tienne encore aux muscles, aux membranes qui l'environnent : il peut bien n'être poussé ainsi que par le relâchement des parties des-

---

* Les coups portés sur l'œil peuvent rompre & déchirer la cornée, de telle sorte que toutes les humeurs s'échappent de l'œil ; alors cet état est nommé rhexis ou œil crevé.

** Lorsqu'il y a simplement confusion dans les humeurs, cette confusion est nommée synchisis.

tinées à le contenir, & par le gonflement de celles qui sont situées à sa partie postérieure, & qui le poussent en dehors: ce cas ne sauroit exiger l'extirpation; il suffira de repousser l'œil légérement, après que les symptomes de douleur & de contusion auront sensiblement diminués, que l'on aura eu soin de combattre par les saignées & les applications convenables.

Si nous en croyons les observations de quelques Auteurs, l'œil chassé hors de l'orbite présente des ressources dans les cas les plus désespérés: on lit dans le Traité des Opérations de Couillard, le fait suivant; c'est lui qui parle. « Le » sieur Guilleaume Vincent, Orfevre » de cette ville de Montelimard, reçut » à l'œil un coup de balle de raquette » si fort, qu'il lui sépara toute la circon- » férence de l'œil de son orbite. Je fus » appellé pour le traiter, & trouvai un » sien cousin ayant les ciseaux à la main » pour couper les nerfs, par le moyen » desquels il restoit attaché. Je m'oppo- » sai à cette action; & ayant remis » l'œil à sa place le plus promptement » qu'il me fut possible, je poursuivis » la cure, & mes soins réussirent si » bien, qu'il guérit sans que sa vue » ait été aucunement diminuée.

On ſait que l'on peut combattre une obſervation, en infirmant l'autorité de celui qui la rapporte, ou en découvrant ce qui en a impoſé à l'obſervateur de bonne foi, & en tirant des circonſtances qui accompagnent l'obſervation, des raiſons de doute *.

Quelle eſt l'autorité d'un Auteur qui rapporte ſa propre obſervation? N'eſt-on pas en droit de la révoquer lorſqu'elle annonce des faits extraordinaires, & contraires à l'ordre des choſes? telle eſt celle de Couillard. Peut-on concevoir en effet, qu'un œil qui ne tient plus que par quelques nerfs, puiſſe être remis avantageuſement à ſa place ſans la moindre leſion de cet organe dont on connoît toute la délicateſſe & la complication du méchaniſme? Com-

---

* Combien d'obſervations ſuppoſées, conſignées dans les écrits? On connoît aſſez la prétendue dent d'or dont l'Hiſtoire a été célébrée par des plumes ſavantes; les Médecins du Nord nous ont laiſſés beaucoup de guériſons miraculeuſes opérées par ſympathie, par magie. La Champenoiſe qui a prétendu vivre dans la plus parfaite abſtinence, en a impoſé pendant onze ans à d'habiles Médecins. Barrolin nous rapporte une fourberie ſemblable dont on reconnut le faux, &c.

ment les muscles rompus & déchirés pourront-ils être remis bout à bout, & se consolider assez sûrement pour rendre au globe ses mouvements accoutumés? Comment concevoir que le nerf optique, après un allongement tel que le suppose l'observation, puisse rester dans son intégrité, & conserver l'usage de ses fonctions?

Mais, en supposant Couillard de bonne foi, qu'est-ce qui peut lui en avoir imposé? Quelles sont les circonstances qui ont pu le tromper? Les voici à ce que je pense: la balle aura porté tout son effort sur la crête circulaire osseuse, qui forme l'entrée de l'orbite, aura coupé la peau & la conjonctive, qui par leur propre poids se sont rabattues sur la partie antérieure du globe. Les muscles ont été par là à découvert; Couillard les a pris pour des nerfs; l'œil dans cette circonstance a dû lui paroître hors de l'orbite. Ce Chirurgien remit les parties dans leur état naturel, c'est-à-dire, replaça la paupiere & la conjonctive qui se consoliderent, & l'œil conserva toute l'intégrité de ses fonctions.

Il paroît donc que l'observation de Couillard est fausse, & que l'on ne sauroit espérer, à son exemple, de replacer

replacer avantageusement le globe de l'œil, lorsqu'il ne tient plus qu'à quelques nerfs.

L'art qui nous indique les cas où il faut enlever un œil dont l'extirpation est devenue nécessaire, qui nous donne les regles & les préceptes pour le faire avec adresse & succès, nous apprend à suppléer à cet organe que nous tenions des mains du Créateur par un œil artificiel.

Cette invention paroît assez simple & naturelle : un vieux Singe, sans doute à prétention, avoit, n'importe pas comment, perdu un de ses yeux; il avoit rempli le vuide de son orbite avec un mêlange de terre glaise & de plantes de différentes couleurs; le tout formoit un globe d'une composition à peu près de la couleur de l'œil naturel qui lui restoit: la supercherie ne fut reconnue qu'après sa mort. Le Naturaliste, digne de foi, qui m'a rapporté ce fait, comme témoin, m'a assuré que rien ne l'avoit surpris dans le cours de ses voyages comme ce trait qui marquoit toute la sagacité que l'on reconnoît assez à cet animal.

Nous avons des matériaux plus propres à la fabrication des yeux artificiels que ceux qui tomberent ſous la patte du Singe.

Ces yeux ſont de métal ou de verre ; ces derniers ſont préférés ; nos Ouvriers ont imité la nature au point de faire illuſion : la couleur de l'iris, la blancheur de la ſclérotique, la tortuoſité & la délicateſſe des vaiſſeaux qui y rampent, tout eſt copié parfaitement.

La forme poſtérieure que l'on doit donner à ces yeux, dépend de la cavité qui reſte dans l'orbite : ſi le globe n'a été emporté qu'à moitié, ſi les membranes reſtantes forment un moignon, les yeux ſont creux poſtérieurement pour recevoir ce moignon, & ils participent à ſes mouvements. Si l'extirpation a été totale, ſi le vuide eſt grand, il faut que l'œil artificiel porte poſtérieurement une éminence capable de remplir cette cavité, de façon qu'il vienne au bord des paupieres figurer avec l'œil naturel.

La raiſon de propreté veut que l'on ôte, pendant la nuit, l'œil artificiel, & qu'on le lave le lendemain avant de le replacer.

Si l'œil ne pouvoit être contenu dans l'orbite, on l'y aſſujettiroit avec un fil de quelque métal, applati & couvert d'un ruban qui passeroit par-dessus l'oreille ou autour de la tête.

Je ne doute pas que l'art ne nous prête encore des secours utiles, lorsque une dure nécessité aura obligé d'enlever les paupieres, & qu'il n'imite ces voiles naturels, de façon à en imposer.

FIN.

TABLE

DES MATIERES.

A

B

C

N

O

P

R

S

T

Fin de la Table des Matieres.

FAUTES A CORRIGER.

P*Age* 5. *ligne* 20. extérieurs, *lisez* extérieures.

P. 8. *l.* 6. précépité, *lis.* précipité.

P. 11. *l.* 16. quelques-uns, *lis.* quelques-unes.

P. 13. *l.* 22. prouve, *lis.* prouvent.

P. 17. *l.* 27. *après le mot* présentée, *ajoutez un point.*

Idem, *l.* 28. *après le mot* chirurgicale, *il ne faut qu'une virgule.*

P. 18. *l.* 1. d'un, *lis.* d'une.

P. 30. *l.* 5. un, *lis.* une.

P. 42. *l.* 21. l'orbité, *lis.* l'orbite.

P. 59. *l.* 29. cause, *lis.* causent.

P. 70. *l.* 4. divers, *lis.* diverses.

P. 97. *l.* 26. cause, *lis.* causent.

P. 102. *l.* 7. présentent, *lis.* présente.

P. 105. *l.* 18. une comparaison, *lis.* une compression.

P. 113. *l.* 7. présente, *lis.* présentent.

P. 122. *l.* 3. reumis, *lis.* réunis.

P. 123. *l.* 9. petite, *lis.* petit.

P. 132. *l.* 17. gênale, *lis.* générale.

Idem, *l.* 21 reçus, *lis.* récents.

P. 133. *l.* 12. d'obstacles, *lis.* des obstacles.

P. 135. *l.* 12. l'un, *lis.* l'une.

P. 139. *l.* 17. changeai, *lis.* chargeai.

P. 151. *l.* 5. ne soient, *lis.* ne se soient.

P. 160. *l.* 21. *après le mot* larmes, *ajoutez deux points* :

Idem. *l.* 22. *après le mot* avantageuse, *il ne faut qu'une virgule.*

P. 168. *l.* 16. cet, *lis.* cette.
P. 172. *l.* 4. remplissoit, *lis.* remplissoient.
P. 175. *ligne pénult.* on peut y, *supprimez* *l'y.*
P. 176. *à la note, l.* 6. un, *lis.* une.
P. 177. *note, l.* 3. un humeur, *lis.* une.
P. 179. *note, l.* 6. ma rer, *lis.* macérer.
P. 180. *l.* 8. placer, *lis.* déplacer.
P. 193. *l.* 14. par la liberté, *lis.* par-là la liberté.
P. 222. *l.* 1. la choroïde, *lis.* §. III. la choroïde.
P. 228. *l.* 9. heureux autrefois, *lis.* heureux quelqu'autrefois.
P. 236. *l.* 25. un sensible, *lis.* un semblable.
P. 248. *l.* choroïde, *lis.* la choroïde.
P. 251, *l.* 15. les motifs, *lis.* les raisons.
P. 270. *l.* 17. ou débarrasser, *lis.* on débarrasse.
P. 286. *l.* 9. la produite, *lis.* la produit.
Idem, l. 29. ai proposé, *lis.* ai proposée.
P. 295. *l.* 28. lors ces, *lis.* lorsque ces.
P. 220. *l.* 12. mysptomes, *lis.* symptomes.
P. 231. *l.* 13. miops, *lis.* miopes.
P. 333. *l.* 13. volumineux, *lis.* lumineux.
P. 341. *l.* 11. il conserve, *lis.* conserve.
P. 360. *l.* 18. s'il en est contracté, *lis.* s'il en a contracté.

AVIS AU RELIEUR.

La Planche doit ſe mettre à la page 381.

APPROBATION.

J'Ai lu un Manuſcrit intitulé : *Eſſai ſur les Maladies des Yeux*, *par Mr. Guerin*, &c. cet ouvrage clair & précis m'a paru devoir être très-utile quant à la partie pratique, par les choſes nouvelles qu'il renferme, & digne de la réputation que l'Auteur s'eſt acquiſe dans cette partie eſſentielle de la Chirurgie. A Lyon, le 29 Décembre 1768.

Signé, FLURANT,

Chirurgien, Gradué, & de l'Académie Royale de Chirurgie de Paris.

SECONDE APPROBATION.

J'Ai lu par ordre de Monſeigneur le Chancelier, un Manuſcrit intitulé : *Eſſai ſur les Maladies des Yeux*, par Mr. Guerin : & je n'y ai rien vu qui m'ait paru devoir en empêcher l'impreſſion. A Lyon, le 31 Décembre 1768.

Signé, PULLIGNIEU.

PRIVILEGE GÉNÉRAL.

Nº. 414.

LOUIS, par la grace de Dieu, Roi de France & de Navarre : A nos Amés & féaux Conseillers, les Gens tenant nos Cours de Parlement, Maîtres des Requêtes ordinaires de notre Hôtel, grand Conseil, Prévôt de Paris, Baillifs, Sénéchaux, leurs Lieutenants Civils, & autres nos Justiciers qu'il appartiendra : SALUT. Notre amé Sr. GUERIN, Chirurgien à Lyon, Nous a fait exposer qu'il desireroit faire imprimer & donner au Public un Ouvrage qui a pour titre : *Essai sur la maladie des Yeux, par M. GUERIN*, s'il Nous plaisoit lui accorder nos Lettres de Privilege pour ce nécessaires. A CES CAUSES, voulant favorablement traiter l'Exposant, Nous lui avons permis & permettons par ces Présentes, de faire imprimer ledit Ouvrage autant de fois que bon lui semblera, & de le vendre, faire vendre & débiter par tout notre Royaume pendant le temps de *six années* consécutives, à compter du jour de la date des Présentes. Faisons défenses à tous Imprimeurs, Libraires, & autres personnes, de quelque qualité & condition qu'elles soient, d'en introduire d'impression étrangere dans aucun lieu de notre obéissance ; comme aussi d'imprimer, ou de faire imprimer, vendre, faire vendre, débiter, ni contrefaire ledit Ouvrage, ni d'en faire aucun extrait, sous quelque prétexte que ce puisse être, sans la permission expresse & par écrit dudit Exposant, ou de ceux qui auront droit de lui, à peine de confiscation des Exemplaires contrefaits, de trois mille livres d'amende contre chacun des contrevenants, dont un tiers à nous, un tiers à l'Hôtel Dieu de Paris, & l'autre tiers audit Exposant, ou à celui qui aura droit de lui, & de tous dépens, dommages & intérêts ; à la charge que ces Présentes seront enrégistrées tout au long sur le Registre de la Communauté des Imprimeurs & Libraires de Paris, dans trois mois de la date d'icelles : que l'impression dudit Ouvrage sera faite dans notre Royaume & non ailleurs, en bon papier & beaux caracteres, conformément aux Réglements de la Librairie, & notamment à celui du 10 Avril 1725; à peine de déchéance du présent Privilége; qu'avant de l'exposer en vente, le manuscrit qui aura servi de copie à l'impression dudit Ouvrage, sera remis dans le même état où l'Approbation y aura été donnée, ès mains de notre très-cher & féal Chevalier, Chancelier Garde des Sceaux des France, le Sr. DE MAUPEOU; qu'il en sera ensuite remis deux exemplaires dans notre Bibliotheque publique, un dans celle de notre Château du Louvre, & un dans celle dudit Sieur DE MAUPEOU : le tout à peine de nullité des Présentes : Du contenu desquelles vous mandons & enjoignons de faire jouir ledit Exposant & ses ayant causes, pleinement & paisiblement, sans souffrir qu'il leur soit fait aucun trouble ou empêchement. Voulons que la copie des Présentes, qui sera imprimée tout au long au commencement ou à la fin dudit Ouvrage, soit tenue pour duement signifiée, & qu'aux copies collationnées par l'un de nos amés & féaux Conseillers, Secrétaires, foi soit ajoutée comme à l'Original. Commandons au premier notre Huissier, ou Sergent sur ce requis, de faire pour l'exécution d'icelles tous actes requis & nécessaires, sans demander autre permission, & nonobstant clameur de Haro, Charte Normande & Lettres à ce contraires : CAR tel est notre plaisir. DONNÉ à Paris, le quinzieme jour du mois de Février, l'an de Grace mil sept cent soixante-neuf, & de notre Regne le cinquante-quatrieme. Par le Roi en son Conseil.

Signé LE BEGUE.

Registré sur le Registre XVII de la Chambre Royale & Syndicale des Libraires & Imprimeurs de Paris, N°. 414. fol. 675. conformément au Reglement de 1723, qui fait défenses, art. 41, à toutes personnes de quelque qualité & condition qu'elles soient, autres que les Libraires & Imprimeurs, de vendre, débiter, faire afficher aucuns Livres pour les vendre en leurs noms, soit qu'ils s'en disent les Auteurs ou autrement, & à la charge de fournir à la susdite Chambre neuf exemplaires prescrits par l'article 108. du même Reglement. A Paris, le 23 Mai 1769.

Signé BRIASSON, *Syndic.*